手法

矫治骨伤难症

修订本

曹玉文◎编著

全国百佳图书出版单位

中国中医药出版社

·北 京·

图书在版编目（CIP）数据

手法矫治骨伤难症 / 曹玉文编著 . —修订本 . —北京：中国中医药出版社，2021.7
ISBN 978-7-5132-6161-6

Ⅰ . ①手… Ⅱ . ①曹… Ⅲ . ①骨损伤 – 正骨手法 Ⅳ . ① R274

中国版本图书馆 CIP 数据核字 (2020) 第 041259 号

中国中医药出版社出版

北京经济技术开发区科创十三街 31 号院二区 8 号楼

邮政编码　100176

传真　010–64405721

河北品睿印刷有限公司印刷

各地新华书店经销

开本 787×1092　1/16　印张 21.5　字数 418 千字

2021 年 7 月第 1 版　2021 年 7 月第 1 次印刷

书号　ISBN 978-7-5132-6161-6

定价　79.00 元

网址　www.cptcm.com

服 务 热 线　010–64405720

购 书 热 线　010–89535836

侵 权 打 假　010–64405753

微信服务号　zgzyycbs

微商城网址　https://kdt.im/LIdUGr

官 方 微 博　http://e.weibo.com/cptcm

天猫旗舰店网址　https://zgzyycbs.tmall.com

如有印装质量问题请与本社出版部联系（010–64405510）

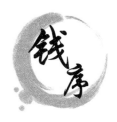

　　《手法矫治骨伤难症（修订本）》为曹玉文医师所著，本书是作者几十年临床研究、亲手治疗的经验总结。

　　由于骨伤科治疗对象和治疗病种与类型较多且较复杂，因而要求医生必须掌握正常人体生理解剖学、病因病理学、生物力学、运动医学等基本知识，同时具备中医学、西医学的骨伤科基础知识和熟练精湛的临床操作技术。

　　曹医师为解决颈、胸、腰椎与骨关节损伤中的疑难重症，在总结手术治疗原理和传统手法治疗理论的基础上，创立了"手法矫治法"。该法对颈椎急性外伤造成的椎体错位、椎间盘脱出，脊柱损伤所致的椎管变形狭窄压迫脊神经造成的肢体瘫痪，脊神经受压与交感神经受累造成的心律失常、呼吸抑制、皮肤过敏疼痛，脊柱侧弯、颈椎反弓造成的脑供血不足，陈旧性外伤造成的脊柱僵直，颈、胸、腰椎手术后遗的椎体错位、脊椎变形等，治愈率在90%以上。

　　在骨伤科临床治疗中，只有掌握了治疗技术，才能对不同类型的颈、胸、腰椎病与骨关节伤病进行针对性的治疗，使重症、难症患者获得康复，有效减少伤残率，提高生活情趣和生存质量，减少社会、家庭负担，利国利民。

　　该书以正常人体生理解剖学为标准，以中西医检查结果为依据，以手法矫治为主要治法，治疗颈腰椎骨伤难症，疗效满意。不仅扩大了手法治疗的适应证，而且探索了手法治疗的新领域。书中还列举了相关医案，并附有治疗前后的X线片，可供参考。

　　《手法矫治骨伤难症（修订本）》一书是曹玉文医师的个人临床经验总结，其局限性和不足，还望读者批评与指正，以期今后不断完善。

　　特为此序。

钱信忠

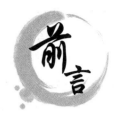

　　脊柱急慢性损伤中出现的颈、胸、腰、骶椎伤病，和损伤所造成的疑难重症及四肢关节伤重症，是危害人体健康的常见病、多发症。在临床上，无论在骨伤科基础研究方面，还是在诊断与治疗方面，仍是医学中的一个重大难题。笔者在骨科老前辈们的关心和支持下，以一位骨伤科医生的使命感与责任感，从事着临床研究与治疗工作。面对不同伤因机制所致不同类型的重症患者，面对不同难题与阻力，以中西医理论为依据，以求真务实、救死扶伤、精益求精的精神为指导，坚持用实践检验真理的新医疗观念来认识脊柱伤病，并从事临床诊断与治疗工作。在几十年实践中，我冒着各种风险攻克了一道道难关，解决了阻碍手法治疗的一个个难题，使众多患者得以康复，重新走上健康之路。

　　笔者在对临床上所见的多种类型的颈、胸、腰、骶椎伤病与骨关节伤病的治疗中，根据手术方法治疗原理，在传统手法治疗的基础上，结合人体生理解剖学、病因病理学、生物力学、运动医学的理论，以及中医学局部与整体相统一的辨证施治的理论，坚持以人为本的原则，创立了"手法矫治法"，以手法为主，解决了脊柱骨性结构和软组织在伤因机制作用下产生的变异及相继出现的组织退行性变。同时运用中医药治法相辅助，进行程序化的转化性治疗，从而成功救治了一些面临终生伤残的重症患者，使他们获得痊愈。

　　笔者将几十年的临床实践经验编写成册，以期为临床研究和治疗提供真实的资料，同时也为广大患者认识和了解自己所患的颈、胸、腰、骶椎伤病及骨关节伤病，以及如何选择正确的治疗方法、进行正确的保健，提供参考资料，具有重要的理论意义和使用价值。

　　本书分上、中、下三篇。上篇为脊柱的应用解剖、脊柱伤病检查，介绍了"手法矫治法"的理论、研究和临床应用，以及中医药辅助治疗方法、脊柱伤急诊救治等；中篇为颈椎伤病的临床诊断与治疗，列举了各类典型医案，并加以详细论述；下篇为胸、腰、骶椎伤病和四肢骨关节伤病，以及相关医案，阐述了临床治疗中的重要经验和教训，并介绍了有关疾病预防知识、如何正确而科学地进行自身保健养生等。医案中附有患者治疗前后X线检查对照资料，可供临床研究参考。

本书此次再版，增加了颈腰椎难症的疾病类型，体现了运用手法矫治法的科学性和正确、安全、可靠的优越性能。

于本书出版之际，衷心感谢第四军医大学、首都医科大学（北京第二医学院）、北京积水潭医院、北京军区总医院的老师们，以及总字215部队、后字411部队张福田、邱峰首长们对笔者的教育和培养；感谢曹监、牟德昌、杨宝华老师的帮助。由于笔者水平有限，书中内容不足之处，敬请老师们和同仁们指正。

曹玉文

2021年5月

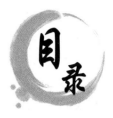

目录

上篇

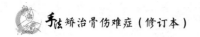

第一章 脊柱的应用解剖

人体脊柱是由椎骨、椎间盘、韧带连接并构成，成为人体支柱，在中枢神经支配作用下，通过肌肉组织的收缩牵拉完成自由运动的功能。肌肉组织对脊柱除有保护、驱动作用外，还有制约作用。脊柱共由26块脊椎骨组成，即颈椎7块、胸椎12块、腰椎5块、骶椎1块（小儿为5块，成人融合成1块）、尾椎1块（小儿为3～5块，成人融合成1块）。从正面观，脊柱正常应是正直的；从侧面观，正常颈脊柱向前弓、胸脊柱向后弓、腰脊柱向前弓、骶椎向后弓，形成"S"形状，具有良好的生物力学性能（图1-1-1、图1-1-2、图1-1-3、图1-1-4、图1-1-5、图1-1-6）。

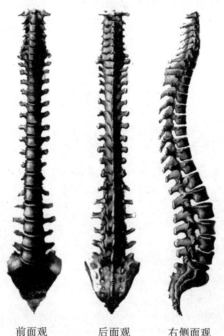

前面观　　　　后面观　　　　右侧面观

图1-1-1　脊柱全貌

一、脊柱连接

人体脊柱由椎体上下排列，靠其特殊结构相连接，在上方有C_1与枕骨相连、C_1与C_2具有椎体间不同类型的连接。C_2-T_1、T_1-T_{12}、T_{12}-L_1-S_1椎间连接由两部分组成：前部椎体间由纤维环、椎间盘及前、后纵韧带连接，后部椎弓间由关节突关节、黄韧带、棘间韧带与椎旁肌肉组织连接。

（一）椎间连接

1.椎间盘

（1）纤维环：纤维环由纤维软骨构成，多层纤维软骨呈同心圆排列，相邻的板层中纤维呈相互交叉斜度（30°~60°）排列，具有特殊性功能。纤维环周边部纤维穿入椎体骺环的骨质中，深部纤维附着于透明软骨板，中心部纤维与髓核的纤维相融合。纤维环有连接上下椎体并有相对稳定髓核的作用。

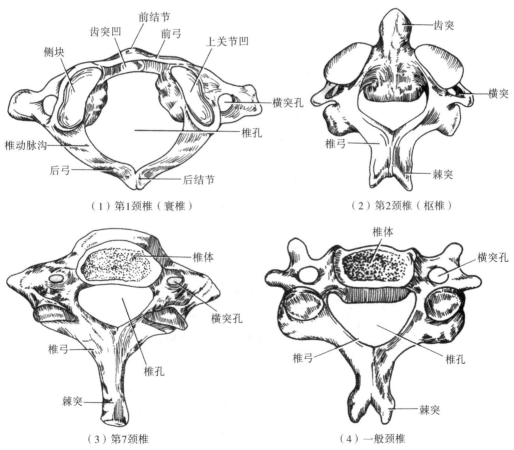

（1）第1颈椎（寰椎）

（2）第2颈椎（枢椎）

（3）第7颈椎

（4）一般颈椎

图1-1-2

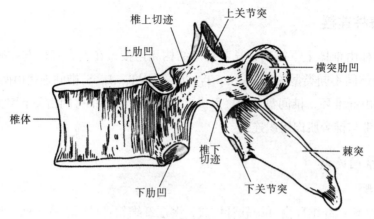

图 1-1-3 胸椎（左侧面）

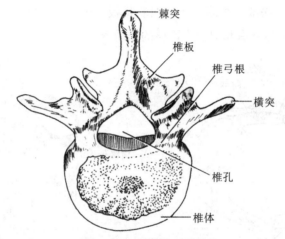

图 1-1-4 腰椎（上面观）

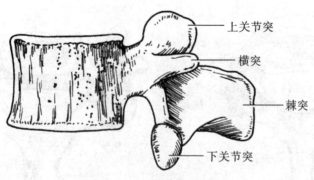

图 1-1-5 腰椎（左侧面）

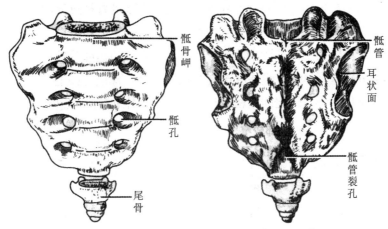

图1-1-6　骶骨和尾骨（左：前面；右：后面）

（2）髓核：位于纤维环中间，偏于椎间盘后部，处在脊柱的运动轴位。髓核由一种富有弹性的胶原物质构成，可随压力而改变形状和位置。髓核中大部分为水分，并随着人们年龄和体质状况的变化而变化。有纤维环和软骨板固定着髓核，使整个椎间盘呈密封水袋状，髓核在其中自由运动，并将所受压力传递到纤维环和椎体软骨板。

髓核周围纤维环组织上下附着于软骨板，并斜行进入其深部，形成较坚固的连接组织。经实验观察，在人平卧时，腰部髓核内部的压力可达2～2.3kg/cm²或以上；在人直立时，压力可达2.4kg/cm²。当人体在运动或承受负荷时，其压力甚至可增至100kg以上。

（3）软骨板：覆盖在椎体端上、下面骺环中间的骨面。成人髓核的代谢在一定程度上取决于软骨板的通透性。髓核靠软骨、软骨板与纤维环完整性的密封保护与做功。因此，当外伤、劳损、退变或因疾患等机制累及时，会因软骨板和纤维环损伤，髓核在椎间盘的内环境被破坏，造成椎间盘组织损伤。

血管分布在纤维环周边，与神经分布相随。

椎间盘与其周围组织结构在其功能上相互制约，为脊柱组织中的一部分，当由伤因机制所致某一结构组织出现损伤与异常变化时，容易相继影响脊柱系列与各系统组织；又因其生物化学原理，髓核的渗透性有赖其化学组织的完整性，当人体遭受损伤或组织退变时，椎间盘组织会因此出现变化。脊柱压力增大时，髓核可被压扁变平而冲击纤维环和软骨板，当损伤机制严重超过其负荷性能时，即可造成椎间盘组织损伤或脱出，产生椎间盘脱出症。

2. **前纵韧带和后纵韧带**　前纵韧带上起枕骨底部和寰椎前结节，走行在脊柱椎体前正中，下至骶骨上半部。在颈椎、腰椎段，前纵韧带由3层并列的纵向纤维组成，浅层纤维连接3～4节椎体，中层纤维连接2～3节椎体，深层纤维连接于相邻的两节椎体间。前纵韧带与椎体和椎间盘前部紧密相连，有限制脊柱过伸功能，当脊柱受伤而损害时，可造成前纵韧带损伤或完全性撕裂。后纵韧带上起枢椎，与覆膜相接，下至骶骨，走行于椎体正中部，颈椎、胸椎上部和处在椎间盘部分较宽，胸椎下部与腰部及各椎体部分较窄，其纤维浅层可连接3～4个椎体，深层连接上下两椎体。正常情况下，韧带与椎体上、下缘之间紧密相连，有制约椎体和椎间盘组织的作用，其内有椎静脉丛穿过。

（二）椎弓间连接

1.**关节突关节**　由上下相邻椎体关节突构成。关节突的关节面覆有透明软骨，并包有关节囊。在颈椎段，关节囊较松弛。颈椎上关节突朝向后上，下关节突朝向前下，关节面的水平角自上而下逐渐增加。在胸椎段，关节囊比较紧张，关节突呈额状位。在腰椎段，关节囊较厚，关节突近矢状位，其前方有黄韧带，后方有部分棘间韧带组织连接。

关节突关节的神经由脊神经后支分布，后支又分为后内侧支与后外侧支，两支又有分支到关节突的关节囊，当关节突和关节囊受到损伤时可刺激神经而引起疼痛。

2.**韧带**

黄韧带：又称椎弓间韧带，连接相邻两椎体椎弓之间，呈膜状，由弹力纤维组成，上方起自上位椎弓板下缘和前面，向下止于下位椎体椎弓板的上缘与前面。有连接与制约椎体关节突关节的作用。

横突间韧带：连接于相邻两椎体横突之间，在颈椎少见，在胸椎间呈索状，在腰椎间呈膜状，一般较强。有制约椎体横突的作用。

棘间韧带：连接于上下相邻椎体棘突间，前方与弓间韧带相连接，后方连接棘上韧带。有制约脊柱棘突的作用。

棘上韧带：上方起自第7颈椎棘突尖部，并连接项韧带，向下止于骶中嵴，沿脊柱各椎棘突正中走行，并和棘间韧带后缘紧密相连接。棘上韧带的纤维组织分3层，浅层连接3～4个棘突，中层连接2～3个棘突，深层连接相邻椎体两棘突。有制约脊柱椎体棘突的作用。

项韧带：呈三角形，其底部附着于枕外嵴梁和枕外隆凸部，前缘附着于寰椎后结节和C_2-C_7棘突。后缘游离，有斜方肌附其上，成为两侧项肌部纤维隔。有制约与保护颈部的作用。

（三）寰枕关节与寰枢关节

1.**寰枕关节**　由寰椎上关节窝与枕骨髁构成一对关节，有关节囊包裹。关节前方有寰枕前膜，后方有寰枕后膜，外侧有寰枕外侧韧带组织，有连接和制约、保护头颈部的作用。在寰枕后膜外侧与寰椎后弓的椎动脉沟之间，围成一管形通道，有椎动脉和枕下神经丛通过。如果由于伤因机制受损害，则易导致椎–基底动脉缺血或枕神经受刺激，引起脑供血不足症和疼痛症。

2.寰枢关节 为寰椎两外侧关节，中央的寰齿关节，寰齿后关节。

寰枢外侧关节：由寰椎侧块的下关节面与枢椎上关节面构成，周围有关节囊包裹。

寰齿前关节：由寰椎前弓后面的齿凹与枢椎齿状突组成关节，具有关节囊，并形成关节腔。

寰齿后关节：由下方枢椎齿状突后方的关节面与寰椎横韧带构成。寰椎横韧带前面中部由纤维软骨构成。

韧带：寰椎的前膜与后膜，分别位于寰枢椎的前后部。

寰枕横韧带：位于寰椎左右侧块的内面，中部较宽且较强韧，有一由纤维软骨构成的关节面。椎孔被寰椎横韧带分为前小、后大的两部分，前小部分由枢椎齿突占据，后大部分为脊髓及其被膜。由寰椎横韧带中部向上、下分出纤维束，向上附着于枕骨大孔的前缘，向下附着于枢椎体的后面，该纤维束与寰椎横韧带构成寰椎十字韧带。

翼状韧带和齿突尖韧带：翼状韧带有两条，起自齿突尖的两侧。齿突尖韧带起自齿尖部，3条韧带向上，前者止于枕部两侧枕骨髁，后者止于枕骨大孔的前缘。有制约与保护头颈椎的作用。

覆膜：位于寰椎横韧带、翼状韧带和齿突尖韧带后面。上方起于枕骨斜坡，下至枢椎后面。有保护上颈部的作用。

（四）钩椎关节

由颈部相邻上椎体下面侧方的斜坡与侧方面的钩突形成钩椎关节。此关节后部有脊髓组织；后外侧部构成椎间孔的前壁与颈神经或后根神经相邻；外侧有椎静脉、椎动脉和围绕在椎动脉表面的交感神经丛；在钩椎关节后面紧贴有脊神经脊膜支和椎体的营养动脉，二者均以分支分布于钩椎关节。因此当钩椎关节受损伤或出现骨性增生改变时，必然会影响椎动脉、神经根和交感神经，导致颈椎病的发生与发展。

二、脊髓

（一）脊髓外形结构

1.脊髓基本构成 脊髓上端起自脑桥、延髓，位于枕骨大孔内，平齐C_1神经根，由此而分，上方是延髓，下方为脊髓。脊髓位于脊柱椎管内，走行于颈、胸、腰椎，在腰椎上段椎管内形成脊髓圆锥，向下在腰骶椎管呈马尾状，最末端呈丝状附着于尾骨脊背侧骨膜部。在颈、腰椎段较膨大，横径1.2～1.3cm，前后径约0.9cm；胸髓节横径约1.0cm，前后径约0.8cm；在骶尾髓节呈圆锥状，以终丝状附着在尾骨脊侧骨膜。两侧和性功能的低级中枢位于S_2-S_4髓节（图1-1-7）。

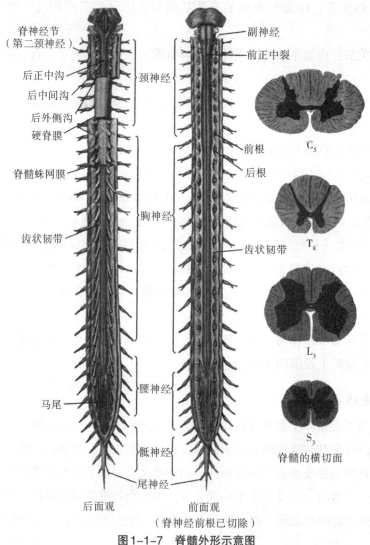

图1-1-7　脊髓外形示意图

2.**脊髓沟与裂**　脊髓从表面看有5条纵行的沟或裂隙。

前正中沟：即前正中裂，为脊髓腹侧面正中线上表现出的纵裂，较深，将脊髓分成左、右两部，并有脊髓前正中动脉相随行。

后正中沟：脊髓背侧正中线上表现出的纵裂，将脊髓背侧面分成左、右两部分。

前外侧沟：在前正中裂左、右各有一沟纹线，是脊神经前根出脊髓的部位。

后外侧沟：在左与右各有一沟纹线，是脊神经后根出脊髓的部位，并有脊髓后动脉相伴随。

后中间沟：位于正中沟与后外侧沟之间，将薄束和楔束分开。

3.脊髓节段　脊髓颈段分为8节，胸段分12节，腰段分5节，骶段分5节，尾段分1节，共31个节段，每一节段又各分出1对前神经根、1对后神经根，支配人身躯体与器官。

（二）脊髓内部结构

1.脊髓组织　有脊髓灰质、白质及脊髓中央管。

脊髓灰质：处于中间，由神经元、神经胶质细胞和毛细血管组成致密脊髓结构，从横切面观呈"H"形，纵向观呈立柱状。在两侧部位形成前角、后角和中间带。

脊髓白质：处于灰质周围，白质内有联系脊髓内部的固有束，以及联系大脑的上、下纵行纤维束。每侧白质均以前外侧沟与后外侧沟为界，分为3个白质柱，即前索、侧索、后索。

脊髓中央管：处于脊髓连合部中央，脊髓中央管上方继第4脑室，下方至圆锥，终室外称为盲管，内有脑脊液循环。

2.脊髓的核团（细胞柱）　脊髓灰质从后至前分为9层，中央管列为第10层。1~4层是脊髓外层感觉接受区，是上行传导束的始区；5~6层为接受本体感觉的传入，对肢体运动的精细调节起着支配的重要作用；7层与中脑、小脑联系，为调节人体姿势和运动的反射中枢，并参与支配内脏的反射活动；8层主要是联络同侧和对侧的脊髓活动及调节两侧前角运动元的活动；9层是脊髓的主要运动区。板层构筑理论对于研究轴突溃变的定位、电生理与促进形态、功能的精细联系，有着重要作用。

3.脊髓传导束　脊髓白质主要由上、下纵行神经纤维构成。脊髓传导束分为上行感觉性传导束、下行运动性传导束及固有束。

（三）脊髓的血液循环

1.脊髓动脉　来源于节段动脉、脊髓前动脉和脊髓后动脉。

脊髓动脉供血的临床意义，一是脊髓的动脉供血来源于多条节段动脉，但是最后形成两个主要供应脊髓血液的通路，即脊髓前正中动脉和脊髓后动脉。脊髓前正中动脉为1条，供应脊髓前2/3的血液，该动脉受损伤或出现闭塞时可发生脊髓前动脉综合征。二是第4胸髓节为颈髓和上胸髓与中胸髓供应的交界区，是动脉供应的薄弱部位，易发生缺血性脊髓损伤。三是下部胸髓和腰髓，其主要由粗大的前髓动脉供应，此动脉缺血易造成相应节段脊髓的缺血性损伤。

2.脊髓静脉 脊髓的静脉分布多与动脉相伴行。脊髓实质内的静脉血被沟静脉引流到椎静脉丛和节段静脉。脊髓前静脉位于同名动脉深部，脊髓后静脉位于后正中沟处。脊髓前、后外侧静脉分别位于前、后根部的后方。脊髓表面的静脉经前后静脉导入椎内静脉丛，再经椎外静脉丛与节段性静脉和胸腔、腹腔、盆腔静脉相交通，并可通过脊髓纵静脉干和椎静脉丛与颅内静脉相交通。

总之，脊髓的生理功能活动的维持，要依靠正常的血液循环。因此，当脊柱受到损伤，累及脊髓和脊髓动脉血管时，必然会影响脊髓的正常生理功能，产生脊髓受累综合征。

（四）脊髓的功能

1.传导功能 来自外界或内环境的刺激作用于感受器，产生神经冲动，沿着感觉神经传入脊髓，再经脊髓传至脑干、小脑至大脑。另一方面由脑发出的有意识或无意识的兴奋冲动，通过脊髓传至效应器，使其做出相应反应。因此，必须通过脊髓内的各种上、下行传导束的传导，才能把脑和躯干与四肢联系起来，实现各种感觉和运动功能。

2.反射功能 反射是神经活动的基本形式。脊髓反射是通过脊髓传入和传出神经传导相结合的一种形式，使机体对内、外环境的各种刺激产生一定的相应反应。脊髓反射活动的结构基础是具有完整的反射弧。一般性反射弧由两个或两个以上的神经元构成。一个典型的反射弧包括5个主要成分：①外周感受器；②感觉神经元，即脊神经节细胞；③中枢神经元，即脊髓反射中枢或称脊髓反射的节段中枢；④运动神经元，即前角运动神经元、中间外侧核和副交感核；⑤效应器，即骨骼肌、平滑肌、心脏或腺体。

注：本书主要是论述脊柱损伤，简要叙述脊髓功能，目的是提示在脊柱损伤中，对合并脊髓神经受累出现临床症状、体征者予以重视，认真检查，准确判断脊髓神经受累的性质和程度，以免在医疗设备不能满足临床医生需要时，出现检查和认识方面的差错，导致误诊现象的发生，影响患者的生命与生存质量。

三、脊膜

脊髓的表面有3层膜包裹着，外层为硬脊膜，内面为脊髓蛛网膜和软脊膜，起着保护脊髓的作用。

1.硬脊膜 是包裹脊髓与神经根的外层硬膜组织，上方紧密附着于枕骨干大孔，随脊髓在椎管内下行，至包裹脊髓终丝，与终丝一同附着于尾骨背侧部。硬脊膜又分为脊髓硬膜和神经根硬膜。硬膜与椎管内面骨膜之间有一定的间隙，称硬膜外腔，其间有结缔组织、脂肪、淋巴管、静脉丛等，呈负压状。硬脊膜血管分布较少，为节段性分布的小动脉分支。硬脊膜神经为脊神经分布的脊膜支。

注：在脊柱急慢性损伤中，硬脊膜常常被损伤，硬脊膜被挤压与受挫伤后会出现硬脊膜炎性肿胀、增厚，导致脊髓因硬脊膜内管腔狭窄而受压。在临床上，颈、胸、腰段均为常见。因此对脊柱损伤早期治疗，应尽可能了解脊髓和硬脊膜受压状况，防止发生不易逆转的脊髓损伤。

2.**脊髓蛛网膜** 是一层薄的半透明膜，附着于软脊膜表面，蛛网膜内外及小梁的表面有一层扁平间皮，当有异物或病原体入侵时，间皮细胞产生吞噬作用，起着特殊的保护作用。脊髓蛛网膜在上方枕大孔周围与脑蛛网膜相连接，脊髓蛛网膜下腔与脑蛛网膜下腔相通。蛛网膜包裹脊髓、马尾神经和脊神经根。

3.**软脊膜** 是一层薄而有血管、神经分布的被膜，贴附在脊髓表面，与脊髓实质紧密相连，外与蛛网膜小梁相连接。软脊膜从上至下包裹着脊髓、马尾神经和终丝，有固定脊髓的作用，可有效防止脊髓的震荡与移位。

四、椎动脉

颈椎动脉是参与脑部供血的动脉之一，在临床上具有特殊重要的意义。该动脉多数来自锁骨下动脉，少数来自无名动脉或主动脉弓。左右椎动脉不对称，有大有小。椎动脉一般分为4段，分别是颈段、椎骨段、枕段、颅内段。

1.**颈段** 自动脉分出后沿颈长肌和前斜角肌的间隙内上行，其前方有椎静脉，后方与C_7横突、C_7-C_8神经前支、颈交感神经干及星状神经节相邻。由此神经节发出的交感神经纤维与椎动脉伴行，构成椎动脉神经丛。从椎动脉解剖学可了解到，当颈前斜角肌受伤害或出现痉挛、炎症时可挤压椎动脉，导致椎动脉血流不畅。从交感神经与椎动脉伴行这一特点讲，当临床上出现椎动脉型颈椎病时，易与交感型颈椎病合并发生。

2.**椎骨段** 是椎动脉处在C_6-C_1横突孔段的部分。椎动脉在横突孔段间上行中发出分支，经椎间孔进椎管，又分为前支、后支、中间支，中间支又分成前后根动脉，为脊髓与被膜供应血氧。此段椎动脉最易因颈脊柱损伤变形或椎体移位而被牵拉或挤压，导致椎动脉血流受阻，或上行的供血被完全阻断。

3.**枕段** 从寰椎横突孔穿出后，绕过寰椎的侧块到寰椎后弓上面外侧椎动脉沟，即从后方转向前方，穿过寰枕后膜向外上行，进入枕大孔，入颅内。此段椎动脉在其间又分出肌支和后颅凹的脑膜支，并形成迂曲状。当头颈段受损伤或头颅转动时，此段颈椎易被牵拉，致使血流受阻。

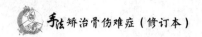

4.颅内段　自枕骨大孔进入至延髓，达脑桥，两侧椎动脉汇合组成基底动脉。在此段又分支为：脊髓前动脉、小脑后下动脉、脊髓后动脉、内听动脉（迷路动脉），为脊髓、小脑、内耳供应血氧。

注：从颈椎动脉解剖学上看，要深刻认识椎动脉对脑部、脊髓及相关组织血供的重要性。同样，要清楚地认识和关注椎动脉型颈椎病。

五、肌肉

脊柱伤病中，肌肉的作用和反作用对脊柱的影响十分重要，相互间关系密切。肌肉有保护脊柱和驱动脊柱运动的功能，也有限制或制约脊柱的功能。因此，临床上研究和认识脊柱急慢性损伤，必须认识脊柱骨性结构与系列连接组织和脊柱周围肌肉组织。从人体生理解剖学方面了解脊柱与肌肉的相互关系，以脊柱为中轴，有前与后、左与右肌群，可直接或间接运动脊柱肌肉。直接者，肌肉一端均附着于脊柱；间接者，起止点均不附着于脊柱，但对脊柱有影响作用。

第二章　脊柱伤病检查

脊柱急慢性损伤是常见病、多发病，不仅可使人体形态发生改变，而且可使人体的五脏六腑受到影响，也是引起疼痛和肢体功能障碍的主要原因之一。

中医学应用四诊，即望、闻、问、切进行检查，其中望诊和触诊都很重要。西医学则以现代手段进行检查。在检查中，要全面、细致，并根据患者的伤情与生命体征选择相关的检查方法，防止因强调某项检查而造成脊柱伤的加重或脊髓神经、血管等组织的损伤，并应在确保脊柱损伤相对稳定和患者安全的前提下进行相关检查。此外，要视具体伤因机制，患者性别、年龄、先天发育状况及病理因素，认真观察伤后生命体征和全身情况，如脊柱形态、软组织伤情、躯干和四肢自主活动与运动功能、深浅感觉、血运情况及大小便功能，并要做真实详细的记录，为临床诊断提供客观的诊断依据，并作为原始资料和医疗病历的凭证。

第一节　病史采集

病史采集应尽量听取病人自诉，并按时间顺序记录；在病人描述不清楚时，可加以引导；对重伤昏迷病人或儿童，可听取家属或知情人的讲述。详细采集病史，以正确诊断和正确评价脊柱损伤患者的局部和全身情况：脊柱变形和发生疼痛的时间，伤因，受伤时的姿势，伤后情况的变化，脊柱变形的部位对全身脏腑、器官和相关组织系统功能的影响，有无呼吸困难，有无心悸胸闷、胸痛，出现的症状与躯体活动的关系。大小便情况，有无疼痛及放射性麻痛，肢体能否自主运动，肌肉的力量、张力、弹性与伤情。躯干与四肢、会阴部皮肤感觉有无减弱或消失、过敏异常。是否有呼吸道感染和呼吸障碍史，有无反复骨折史，有无腹痛、腹胀史，血压和神志情况，还要对症状的真伪虚实进行观察和科学验证。

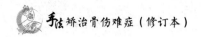

一、主诉

对病史的采集首先要明确主诉，主要是明确患者伤病的症状、部位及发病时间、伤因机制等。

1.伤后出现疼痛的部位、时间和性质。

2.出现变形的部位和程度，脊柱骨性结构的骨折、错位情况，肌肉、神经、血管等组织的局部变化。

3.头颈、躯干、四肢运动功能障碍的程度，感知觉情况。

二、现病史

1.脊柱受伤害的情况是急性、慢性还是反复性损伤，伤因机制，早期症状与伤后演变情况，伤后检查和治疗方法与过程，以及对各种治疗的反应及效果。

2.疼痛的性质。疼痛是很重要的症状，皮肤损伤出现疼痛通常是局限的，韧带、肌肉、骨性结构等深层组织损伤，疼痛范围多较广泛，疼痛及麻痛能导致肢体运动功能障碍，均要详细观察、检查。

如①上颈椎损伤（C_1–C_3）可影响上颈段神经根或枕部大、小枕神经，从而引起头痛、偏头痛，眼、耳部痛等。②下颈椎损伤（C_4–C_8），神经根受累，则可引起颈、肩、背部与双上肢至手指麻痛。③颈脊柱损伤出现侧弯或后弓变形，则可引起颈部痛，严重者会影响脊髓、神经根、椎动脉、交感神经或颈部副神经、迷走神经及肌肉软组织，出现不同性质、程度及部位的疼痛，以及相关症状、体征。④颈椎损伤、骨折、移位可引起局部疼痛，因椎管变形与狭窄而影响到脊髓、神经根、椎动脉、交感神经和韧带、肌肉软组织，产生颈部疼痛，出现相关症状、体征。⑤胸椎损伤可因肋间神经受刺激出现胸痛等相关症状、体征。严重者可因胸椎骨折、错位压迫脊髓而影响胸椎至胸段交感神经，引起相关部位的疼痛及相关症状、体征。⑥腰骶椎损伤，因部位和损伤性质与程度的不同，可引起腰骶疼痛或下肢麻痛，影响到会阴部与二便功能则出现相关的症状和体征。

还要对疼痛与此脊柱损伤的关系、时间、部位、性质，以及可诱发疼痛或可使疼痛加重的因素，进行详细询问。

三、既往史

1.患者出生与常住地区，分析与地方性骨病有无关系。

2.患者有无先天性脊柱畸形，出生时是否受过损伤或以往有无受伤的情况，以及治疗的情况和效果。

3.职业与一些疾病关系密切，特别是脊柱慢性损伤或脊柱变形，往往与所从事的职业劳损有关。

四、家族史

了解其家族中近亲人员有无颈、胸、腰、骶椎及骨关节病症。分析遗传因素与病因机制。

五、个人史

了解患者的工作、职业、身体状况、心理素质、精神状况。对女性要询问月经、妊娠、产后劳累与受风寒等情况。

第二节　脊柱的物理检查

在急性或慢性损伤中，脊柱骨性结构多因不同程度的损伤而出现骨折、错位，或不同程度的变形。脊柱椎体间连接组织常常会与骨性结构一同受到损害，如椎间关节囊、黄韧带、前后纵韧带、棘间韧带、棘上韧带、椎间盘、纤维环，以及椎旁肌肉与血管、神经及相邻器官，均可能同时受伤，产生疼痛及相关的症状、体征。脊柱的物理检查是非常必要的，应尽量做详细检查，以进一步认识疾病。

一、颈部检查

颈椎7节，颈部损伤一般较复杂多变，在检查时要与颈部疾患相区别。颈部检查主要对颈椎脊柱骨性结构、椎间连接组织、脊柱周围组织和颈椎与头颅部，特别是对上方与颅底的连接组织、下方与胸背部的连接组织、颈内脊髓神经组织、椎动脉血管组织、交感与副交感神经、副神经、迷走神经和密切相关联的肌肉、韧带进行检查。

（一）望诊

1.观察头颅与颈椎的自然形态是否端正，有无强迫性歪斜与前屈、后伸性失常变异，以及有无头颈向一侧倾斜旋转变异。颈脊柱正常情况下有向前弓的正常弧度，从正位观察应端正，从侧位观察应自然前弓。

2.观察颈部与肩胛的关系，正常情况下，左右两侧应一致，颈部在两肩胛间正中，两肩应处同一水平线上。

3.观察颈部肌肉组织，颈部左右两侧正常情况下应对称，如果出现两侧不对称，

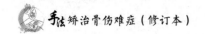

即表明不正常，可能存在软组织损伤或其他疾患，或存在先天性变形。

（二）触诊

1. 触诊检查是必要的，要求要精细、用力适度。首先触诊检查颈椎与颅底的连接部，对触按疼痛部位和相关浅部、深部组织要用不同的触诊手法仔细检查与鉴别。对触痛点及其深浅及范围要详细测量，对各组织炎症反应的性质与程度要清楚认识。

2. 触诊检查颈椎，一般从颅底正中沿颈脊柱中线，向下逐椎节棘突触诊检查。一是观察脊柱前弓形状，椎体排列有无偏移或前后左右移位或旋转改变；二是观察脊柱前后与两侧组织有无炎症、肿物，肌肉张力、弹性情况，以及粘连、挛缩与退行性变情况；三是触诊痛点及反射情况，观察神经根、交感神经、副神经、迷走神经的反应。四是颈椎运动检查。正常情况下，颈脊柱前后屈伸35°～45°，左右侧屈45°，左右旋转60°。正常颈部前屈时，下颌部可触及胸骨柄。后伸时，颈、胸椎部皮肤皱襞与枕骨结节部相贴，双眼可直视上空，旋转时可使下颌贴肩并能看到侧方。侧屈时耳可贴肩部。寰枕关节和寰枢关节的功能最重要，但也同样易被损伤，若该部关节被损伤或受固定时，颈部伸屈及左右旋转功能可减少50%以上。

颈脊柱骨性结构的损伤和脊柱与椎体间连接组织损伤、椎间盘组织损伤、韧带肌肉损伤，均会引起颈脊柱活动度减少，运动功能受限。特别是在颈椎存在陈旧性外伤时，严重者在颈脊柱变形的基础上，脊柱和颈周围组织可出现僵直，颈椎运动功能丧失。

在临床上对颈椎损伤进行检查时，一般以患者的自主活动度为参考，不做强制性运动检查，以防止发生更严重的组织损伤。

（三）颈椎神经系统检查

1. 检查枕大神经、枕小神经，当上段颈椎损伤时，因神经根支配的解剖学特点，会引起头颈部疼痛与麻木。当下段颈椎损伤时，检查上肢触觉、痛觉、温度觉，肱二头肌及肱三头肌肌腱反射与病理反射，并进行左右两侧比较。

2. 检查左右两侧肌力和肌肉发育情况，检查肌张力，并做对比。

3. 检查躯干和下肢肌肉力量与肌张力。

4. 颈段脊髓有损伤可从以下体征定位。

（1）第3颈椎脊髓节段平面损伤：膈肌、肋间肌可出现麻痹，自主呼吸困难。

（2）第5颈椎脊髓节段平面损伤：全上肢自主活动功能丧失。

（3）第6颈椎脊髓节段平面损伤：肩部能活动，可屈肘，但不能伸肘、伸腕、屈腕及屈指。

（4）第7颈椎脊髓节段平面损伤：能伸肘、伸腕，不能屈肘、屈指和对掌。

（5）第8颈脊髓节段平面损伤：能屈腕，但不能屈第4、5指。

（6）颈交感神经受累：可出现霍纳综合征，即上眼睑下垂及瞳孔缩小，同侧颜面部出汗减少，颈交感神经受累还可引起心跳过速或过缓，使心前区疼痛，出现类似冠心病症状。另外，可引起气短、憋气、胸闷、呼吸不畅受阻综合征等。

（7）颈段脊髓损伤：可引起躯干与下肢瘫痪，可出现高位截瘫体征。

注：颈椎病神经检查原则，应根据解剖学、脊髓神经支配部位和临床上出现的症状、体征进行详细观察。经临床观察，因脊髓神经与交感神经损伤的节段平面不一致，和损伤的性质有真性与假性之区别，以及有损伤程度的不同等，临床表现常复杂多变，目前的医学检查设备还不能完全满足临床需求，和人们对颈椎损伤在认识上还有一定的差别，所以还存在误诊、误治现象。因此用新的医学科学观念认识颈椎损伤，检查和医治颈椎疾病，已成为临床广泛关注的课题。另外，在检查中要注意鉴别诊断。

二、胸腰骶椎检查

包括胸椎（12节）、腰椎（5节）、骶椎（1节，小儿为5块）、尾椎（1节，小儿3～5块）的检查。

（一）望诊

胸、腰、骶椎呈有序的从上至下排列。从正面观，与颈椎至胸椎、腰椎正常应是正直的；从侧面观，胸脊柱向后有自然弧度，腰脊柱向前有自然弧度，骶椎向后有自然弧度；从前后观，胸、腰、骶脊柱两侧，正常应是左右对称的，如果不对称，除有先天性畸形外，即为后天性脊柱损伤所致或其他疾患所致。特殊类型的有因颈椎病影响到脊髓神经的损伤，除引起胸、腰、骶两侧肌肉强弱有明显差别，功能出现变异外，还会引起胸、腰、骶脊柱的侧弯与旋转变形。临床上应注意观察和进一步做相关检查。

（二）触诊

脊柱的触诊检查，原则上应从枕后结节至颈椎、颈与胸椎连接端触起，到胸椎和胸腰连接段，腰椎和腰与骶椎连接段，即从上至下沿脊柱棘突，于棘突两侧进行有序的触诊检查。临床观察，出问题最多而又常常较严重的节段，多发生在头颈连接部、颈胸连接部、胸腰连接部、腰骶连接部段。

在触诊检查时，注意棘突和椎体两侧的疼痛反应，观察棘突上下排列情况和脊柱两侧椎间隙反应情况，以及肌肉组织损伤与炎症情况，以便检查脊柱损伤椎体的前后左右移位情况与旋转改变情况，胸、腰脊柱变形情况，以及椎间盘、肌肉、韧带损伤情况和程度，并与脊柱骨病相鉴别。

（三）脊柱运动功能检查

检查时应注意端正立直，全身自然放松，并注意髋关节的代偿性前屈活动（图1-2-1）。

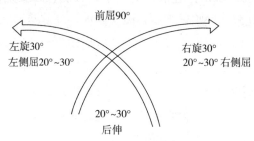

图1-2-1　正常脊柱运动范围记录方法

（四）神经系统检查

根据脊髓生理、解剖学知识，进行周围神经及肌肉肌力的检查，对确定脊髓损伤或病变的部位和水平是必要的。脊髓传导束来自大脑皮质运动区的神经纤维，与延髓锥体交叉后，越过中线，汇集于皮质脊髓侧束（锥体束），此束沿脊髓后外侧下行，止于同侧前角灰质中，并由此发出前根。有少数未交叉的运动纤维则沿皮质脊髓前束下行，经前白连合交叉至脊髓对侧，至中胸段以下此束即基本消失。重要的感觉是后柱（薄束及楔束）及脊髓丘脑侧束。震动觉及关节位置觉的本体感觉纤维和传导触觉纤维的半数，经后根入脊髓后在同侧上行，形成后柱。在后柱中，来自身体下部的纤维位于来自上部纤维的内侧，这些纤维直到脑干水平，也即在薄束和楔束核发出二级纤维后才交叉。传导痛觉、温度觉的纤维和传导触觉的另一半纤维同样经后根进入脊髓，但当上行数节并经后角细胞发出二级纤维后，立即跨过中线进入对侧脊髓丘脑侧束，此束位于脊髓前外侧，紧靠齿状韧带附着部的前方，来自身体下部的纤维位于此束的后外侧，而来自上部的纤维则位于中部及前部。

在临床进行神经系统检查时，可根据人体皮肤感觉部位的脊髓节段分布，对臂丛神经、骶丛神经、股神经和闭孔神经、坐骨神经和下肢神经分部位进行检查（表1-2-1、表1-2-2、表1-2-3、表1-2-4）。

表1-2-1 临床常用感觉节段定位的体表标志

体表平面	脊髓节段
胸骨角	T_2
乳头	T_4
剑突	T_6
肋下	T_8
脐部	T_{10}
腹股沟	L_1
下肢前面	L_{1-5}
下肢后面	S_{1-3}
会阴、肛门、生殖器	S_{4-5}

表1-2-2 颈丛和臂丛神经

丛名	主要神经	走行要点	分布范围
颈丛 （C_1-C_4前支）	膈神经 （C_3-C_4前支）	经前斜角肌前方→心包两侧→膈	膈肌、胸膜、心包、腹膜肝胆区
	腋神经 （C_5-C_7前支）	沿肱骨外髁颈内侧向后行	三角肌 臂外侧皮肤
	肌皮神经 （C_5-C_7前支）	肱二头肌深面	臂前群肌 前臂外侧皮肤
臂丛 （C_5-C_8前支，T_1前支）	正中神经（C_5-C_8前支，T_1前支）	经肱二头肌内侧缘→肘前面正中→桡侧屈腕肌腱与掌长肌腱之间	臂前屈肌群（除尺侧屈腕肌、屈指肌尺侧一小部分外），大鱼际肌大部分，第1、2蚓状肌 手掌面桡侧3个半指皮肤
	尺神经（C_8、T_1前支）	在臂部经正中神经内侧→肘后部尺神经沟→尺侧屈腕肌腱桡侧→手掌	前臂尺侧屈腕肌、屈指肌尺侧一小部分，手小鱼际肌、内收拇肌、第3～4蚓状肌、骨间肌 手掌面尺侧1个半指皮肤，手背面尺侧半皮肤
	桡神经（C_5-C_8前支）	沿肱骨桡神经沟下降→肘前外侧→前臂外侧到手背	臂和前臂后面的肌肉 前臂后面皮肤，手背桡侧半皮肤

表1-2-3 腰丛神经

丛名	主要神经	走行要点	分布范围
腰丛 （L_1-L_4前支）	股神经 （L_2-L_4前支）	由腹股沟韧带外侧半后面穿出	股前部肌肉、皮肤、小腿内侧皮肤
	闭孔神经（L_2-L_4前支）	由闭孔穿出	股内收肌群、股内侧皮肤
	股外侧皮神经（L_2-L_3前支）	由髂前下棘下方穿出	股外侧皮肤

表1-2-4　骶丛神经

丛名	主要神经	走行要点	分布范围
骶丛（L_4-L_5，S_1-S_5，尾神经前支）	坐骨神经（L_4-L_5、S_1-S_3前支）	从坐骨大孔出盆腔→臀大肌深面→股后部肌肉之间下行→腘窝上方分为：胫和腓神经	股后部肌
	胫神经	小腿三头肌深面→内踝后方→足底	小腿后群肌、足底侧、小腿后面、足底皮肤
	腓总神经	绕腓骨小头→小腿前群肌，外侧群肌→足背	小腿前群、外侧群肌、小腿前外侧、足背皮肤
	阴部神经（S_2-尾神经前支）	出坐骨大孔→会阴	肛门外括约肌肛门入生殖器皮肤

（五）肌力检查

临床常用肌力测定标准如下：

0级：肌力完全消失，无收缩。

1级：肌肉能收缩，但不能使关节活动。

2级：肌肉能收缩，关节有些活动，但不能对抗肢体重力。

3级：能对抗肢体重力，但不能对抗阻力。

4级：能对抗阻力使关节活动，但力量较弱。

5级：肌力正常。

（六）反射检查

包括浅反射、深反射和病理反射检查（表1-2-5、表1-2-6、表1-2-7）。

表1-2-5　浅反射

反射	检查法	反应	肌肉	神经	节段定位
上腹壁反射	划上腹部皮肤	上腹壁收缩	腹横肌	肋间神经	T_7-T_8
中腹壁反射	划中腹部皮肤	中腹壁收缩	腹斜肌	肋间神经	T_9-T_{10}
下腹壁反射	划下腹部皮肤	下腹壁收缩	腹直肌	肋间神经	T_{11}-T_{12}
提睾反射	划大腿上内侧皮肤	睾丸上举	提睾肌	生殖股神经	L_1-L_2
正常跖（足底）反射	划足底外侧	足趾向跖面屈	屈趾肌等	坐骨神经	S_1-S_2
病理跖（足底）反射（巴宾斯基征）	划足底外侧	蹬趾向足背伸，四足趾呈扇形分开	屈趾肌等	坐骨神经	锥体束
肛门反射	刺划肛周皮肤	括约肌收缩	肛门括约肌	尾神经	S_4-S_5

表1-2-6　深反射

反射	检查法	反应	肌肉	神经	节段定位
肱二头肌反射	叩击肱二头肌肌腱	肘关节屈曲	肱二头肌	肌皮神经	C_5-C_6
肱三头肌反射	叩击肱三头肌肌腱	肘关节伸直	肱三头肌	桡神经	C_6-C_7
膝反射	叩击髌腱	膝关节伸直	股四头肌	股神经	L_2-L_4
跟腱反射	叩击跟腱	足向跖面屈	腓肠肌	坐骨神经	S_1-S_2

表1-2-7 病理反射（锥体束）

名称	检查法	反应
巴宾斯基征	用针划足底外缘从后向前	踇趾背伸，其余四趾呈扇形分开
奥本海姆征	用拇指沿胫骨从上而下擦过	踇趾背伸
夏道克征	用针划过足部外踝处	踇趾背伸
戈登征	用手捏压腓肠肌	踇趾背伸
罗索里摩征	快速叩击趾的跖面	踇趾跖屈

附　脊柱的触诊检查要点

脊柱的触诊检查，原则上应从枕后结节至颈椎、颈与胸椎连接端触起，到胸椎和胸腰连接段、腰椎和腰与骶椎连接段，即从上至下沿脊柱棘突与棘突两侧，有序地进行触诊检查。从临床实际观察，出问题最多而又常常较严重的部段，多在头颈连接部、颈胸连接部、胸腰连接部、腰骶连接部段。

在触诊检查时，注意棘突和椎体两侧的疼痛反应，观察棘突上下排列情况和脊柱两侧椎间隙反应情况，以及肌肉组织损伤与炎症情况，以便检查脊柱损伤的椎体前后、左右移位情况与旋转改变情况，以及胸、腰脊柱变形情况及椎间盘组织、肌肉韧带组织损伤情况和程度，并与脊柱骨病相鉴别。

1.首先触诊检查颈椎与颅底的连接部，对触按疼痛部位和相关浅部与深部组织要用不同的触诊手技细细检查与鉴别。对触痛点及其深浅、范围要详细测量，对各组织炎症反应的性质与程度要认识清楚。

2.触诊检查脊椎，一般从颅底正中沿颈脊柱中线，向下逐椎节棘突触诊检查。一是观察脊柱前弓形状，椎体排列有无偏移或前后左右移位、旋转改变；二是观察脊柱前后与两侧组织有无炎症、肿物，肌肉张力、弹性情况，以及粘连、挛缩与退行性变情况；三是触诊痛点及反射情况，观察神经根、交感神经、副神经、迷走神经的反应。

第四节　影像学检查

1.X线检查

颈椎部：正侧位，双斜位，过伸、过屈位，开口位片（C_1-C_2）。

胸椎部：正侧位。

腰椎部：正侧位、双斜位。

骶部：正侧位。

四肢骨关节部：正侧位。

2.脊髓造影检查　适用于考虑有脊髓、马尾神经、神经根压迫等病变时。

3.CT和MRI检查　X线片对骨性结构变形、骨质情况、椎间隙改变，上下关节突关节、钩椎关节、椎板、棘突、横突、椎间孔，以及椎体骨折、椎体滑脱、骶髂部骨与关节的变化等均能较好显示。而CT则能显示骨组织的病变，如骨质破坏情况、椎旁软组织情况、纵韧带钙化、黄韧带增厚、小关节增生及椎管侧隐窝是否狭窄，以及椎管矢状径、横径，黄韧带的厚度、椎间盘脱出的程度、椎间盘组织硬化或骨化程度等。MRI检查对软组织的病变及脊髓本身的病变，如椎间盘脱出、肿瘤、脊髓空洞症、脊髓神经炎、脊髓鞘膜炎，以及脊髓损伤的性质和程度，都具有较高的分辨效果；还可从冠状面、矢状面及横切面上了解椎管的情况和变化程度，对显示局部炎症病变亦有帮助。应该强调指出，脊髓造影既可靠又经济，应作为椎管狭窄及椎间盘脱出症的首选检查方法。普通平片及断层摄影是解决脊柱病变诊断的基础，但这些检查都有一定的局限性，临床要综合考虑。

第三章　手法矫治法

第一节　手法矫治法的临床研究

一、手法矫治法的理论根据

（一）解剖学特征

1.枕、寰、枢椎关节　枕、寰、枢三者组成的两个关节在矢状面参与屈伸活动的范围基本相同。侧屈活动发生在枕寰关节，而轴向旋转主要发生在寰枢关节。寰枕关节的解剖结构限制了轴向旋转，它们作为一个单元在Y轴上运动。枕骨的拱形关节面与寰椎的杯型关节面在矢状面形成了一个拱状或杯状结构。在临床上可以利用寰枕关节缺乏轴向旋转的特征，进行枕–寰–枢椎复合体损伤的X线影像学检查。将X线片置于头的一侧，用这种方法可以不考虑颈和肩的位置，照一张真正的寰椎侧位片，因为这种位置下，头和寰椎之间除非有脱位，否则就会有旋转。寰枢之间的轴向旋转范围很大，大约有47°。颈部50%的旋转均由寰枢椎之间完成，其次是下位颈椎参与旋转。寰枢椎之间的广泛旋转可引起头晕、恶心、耳鸣、视力障碍等症状。当头向一侧倾斜的同时，再在相反的方向做轴向旋转时，寰椎向枢椎的侧前方移动，穿行于这两个椎体之间的动脉被牵拉变窄。总之，头在三维空间的旋转是通过枕–寰–枢三个运动单位完成的。寰枢椎之间实际上存在耦合力，即当寰椎旋转时，伴随着韧带、肌肉组织牵动下的椎骨的位移。枕寰运动的水平轴通过乳突的中心，矢状轴位于齿状突上端（寰齿关节处），轴向旋转的轴心位于齿状突的中心部位。

枕寰关节的屈伸运动可通过检查齿状突与椎管前缘的接触来确定，伸直则受覆膜的限制，轴向旋转则受寰枢椎的黄韧带限制。

由古至今，在武术打斗中，有人施杀手，即用双手于头部两侧，迫使头向一侧产生带有猛烈性的旋转，轻则使人失去战斗力，重则会使对方毙命。其原因就在于枕、寰、枢三关节有灵活的可旋转度，但其限度不可忽视，超过其限度就必然会造成骨关节损伤，以及韧带、肌肉、血管、脊髓、神经的损伤，损伤的程度与伤因机制有密切关系。

治疗方法：可运用正牵扶正手法矫治。在开始轻缓地正牵同时，顺其旋转的方位渐渐回到正直的位置。在操作时，应先顺（顺移位）方向渐渐转变为正直，并顺势逐步位矫正，到了正直位再顺其正位调整骨关节、韧带、肌肉与骨髓、神经、血管组织。当矫正成功后，实施制动（四周），使骨与韧带（重点）良性修复。待骨愈合后，渐渐轻缓地进行功能练习，加强体质保健（补充钙等营养物质）。可活血化瘀，以促进组织新陈代谢，使相关组织同时得到良性修复，并使其完善生理功能。

2.**第1、2颈椎解剖结构特征** 第1颈椎无椎体、无棘突，形态呈环状，因此称寰椎。寰椎由前后椎弓和两侧块组成。前弓较短，前面中部有前结节，是两侧颈长肌的附着处。寰椎的正中后面有一齿突凹，与齿状突组合成关节。后弓较长，其后方向上有一结节，为棘突基，是颈带和头部直肌的附着处，侧块上面有一对关节凹与枕骨构成枕寰关节。头颅在此关节上可做前屈、后伸和左右侧屈伸、旋转运动。侧块下方有一沟，称椎动脉沟，侧块的内侧面有一粗糙的结节，为寰椎横韧带附着处。

第2颈椎椎体上方有一向上的骨性突起叫齿状突，它伸入寰椎内，与寰椎前弓后面的关节面相吻合，构成寰枢关节。齿状突与寰椎横韧带相连，起着制约与固定作用，寰椎连同头部可围绕齿状突进行左右旋转运动，所以第2颈椎又称枢椎。枢椎上关节面较大而向前倾斜，由椎体向外扩展至横突上面。棘突长而粗大，是用于触诊检查或X线定位的明确标志。横突较小而向下外方下垂，当头部侧屈或左右旋转运动时，常常因其旋转过大而牵拉致伤与其相连的肌肉组织，继而又使脊神经、副神经等受累而引起头痛、恶心、呕吐、目眩、颈部疼等综合征。

3.**脊柱解剖学相关内容** 脊柱具有支撑与保护内脏器官组织和持重与灵活的运动功能。

脊柱的活动度与相邻两椎骨间的运动范围及多椎间的共同联合运动相关。

人在保持站立、行走姿势时，或从事做功时，头、颈、胸、腰、骶椎、骶髂关节与下肢髋、膝、踝关节，均通过身体所引的垂直重力线，经过颈椎体的前后或侧方，落在第7颈椎和第1、2胸椎上，因此C_7、T_1、T_2可视为头颈部重量与运动之坐基部，当头颈受伤害时，除伤及头颈部至胸椎间的椎体连接组织外，多累及C_7和T_1、T_2、T_3。如因出现代偿性损伤，可导致C_7与T_1或累及T_1、T_2、T_3，使之移位、损伤、变形，变形以向一侧移位、旋转移位为常见或多发。可出现陈旧性骨与椎间盘、韧带、肌肉、神经损伤所致退行性改变，其临床症状多较严重，可影响肩、背、上肢和脊神经及肢体功能，可影响胸或颈交感神经节，导致呼吸困难、气管炎、哮喘或心脏生理节律的改变，常引起心跳与呼吸节律被干扰的症状。

来自头颈的重力经胸椎前、后或侧方下降，经过胸、腰结合部，此部在临床上常

见有 T_{11}、T_{12}、L_1、L_2 的压缩骨折，或出现多部位的椎体与椎间盘组织损伤及韧带、肌肉组织损伤。颈夹肌在头夹肌的外侧和下方，止于上位3个椎的横突，一侧夹肌收缩使头转向同侧，两侧夹肌收缩使头颈后仰，由 C_{2-5} 神经后支的外侧支支配。

上、下后锯肌：上后锯肌位于菱形肌深面，起于颈韧带下部，第6-7颈椎和第1、2胸椎棘突，止于第2-5肋骨肋角的外侧角，作用为上提肋骨以助吸气。下后锯肌位于背阔肌中部的深面，借腱膜起自下位两个胸椎棘突及上位两个腰椎棘突，止于下四肋骨肋角外侧，作用是下拉肋骨向后，协助膈的呼吸运动，由肋间神经支配。

竖脊肌为脊柱后面的长肌，下起于骶骨背面，上达枕骨后方，行于棘突与肋角之间的沟内，以总腱起自骶骨背面、腰椎棘突、髂嵴后部和胸腰筋膜，向上分为三部分：外侧为髂肋肌，止于肋角；中间为最长肌，止于横突及附近肋骨；内侧为脊肌，止于棘突。竖脊肌两侧同时收缩，使脊柱向后伸展（称竖躯干肌），由脊神经后支支配。

横突棘肌，位于由骶骨至枕骨的整个脊柱背面，起于下位椎骨的横突，斜向上方，跨越1~6个椎骨不等，止于棘突。如脊柱单侧形式不同程度的椎体损伤、椎间盘与软组织损伤、椎体移位、脊柱变形均会伤及横突棘肌，伤后会导致左、右两侧的横突棘肌退行性变，从而负面制约椎体。

来自头、颈、胸的力经胸腰联合部向腰椎传递。因腰椎形成的腰脊柱形态的不同，或伤因机制的不同，脊柱先天发育的不同，因此从上方传下来的力的作用，可落在 L_4、L_{4-5} 间隙，L_5 或 L_5–S 间隙，正常者一般应该落在骶椎前部，经骶髂关节传到髋、膝、踝关节。

脊柱骨与软组织的损伤（包括椎间盘的损伤）决定脊柱的先天发育，椎骨与肌肉、韧带的强韧性，损伤力与人的应变接受能力，化解方法与能力等。

脊柱后部肌肉由浅至深可分为四层。

第一层有斜方肌和背阔肌。

第二层颈部有夹肌、肩胛提肌，背部有菱形肌，上、下后锯肌。

第三层有竖脊肌、横突棘肌、横突间肌。

第四层有颈部的椎枕肌群，腰背部深层的一些小肌。

夹肌：夹肌起自韧带下部和上位胸椎棘突，分为两部分，头夹肌在胸锁乳突肌上端的深面，止于乳突下端和上颈线的外侧，收缩（或短缩）可使躯干向同侧屈（制约椎体向同侧移位并有旋转性牵拉和制约）。由脊神经后支支配。

深层短肌：在颈、胸、腰部深层有一些短小的肌肉，位于邻位的椎骨之间，有棘突间肌、横突间肌，在颈、腰部比较发达，以适应颈、腰运动功能，但也是严重负面制约椎体回原位的限制力。在矫治椎体移位与矫治脊柱变形（侧弯、旋转变位）中，

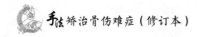

常是需要进行矫治和松解的肌肉组织。

（二）理论基础

手法矫治法，是根据中医学、西医学治疗脊柱、骨关节、肌肉软组织损伤的理论和原则，进行手法正骨矫形的治疗方法。本手法主要用于脊柱急慢性损伤、四肢骨关节损伤，肌肉、韧带挛缩性损伤等的治疗。其优点是安全、稳妥、准确，作用可靠，方便灵活，不受环境、地点、设备等条件的制约，可因人、因损伤情况进行手法治疗。手法治疗过程中要求严格操作，灵活应用。手法矫治，是以西医学理论为基础，以中医整体与局部、生命与伤病相统一的理论为指导，运用于临床治病的一种方法。

手：指人的双手。

法：法门、法术、法式、法则、法治、法度之意。

矫：矫治、矫形、矫正之意。

治：治疗、治理、治病救人之意。

手法：指手技与技能、技巧、技法。

手法矫治：指用手和将相关的方式方法运用在矫治、矫正、矫形等实际操作中的治疗方法。

矫治：临床中主要运用双手治疗，以及在双手治疗中进行手感测试骨关节和相关联韧带、肌肉组织损伤情况、粘连和挛缩情况、退变情况、失平衡情况、炎症情况及不良制约情况等，以细致观察和做出诊断。同时对治疗中和治疗后的情况给予准确科学的判断，并指导再次矫治方法的实施。

（三）临床要求

人体脊柱、四肢、骨关节及与其密切相关的韧带、关节囊、纤维环、椎间盘、肌肉、筋膜等软组织的损伤，以及因此而导致的脊髓神经、血管、脏腑器官受累引起的疾病，如骨性结构、形态和位置变异出现的疑难症，在临床上均可应用不同的矫治方法进行治疗。

另外，无论从理论根据，还是临床治疗方法及标准，西医学的人体解剖学、生理学、病理学、生物力学、生物化学、运动医学及手术治疗学、手术矫形学等均为手法矫治治疗提供了科学的依据，使手法矫治更加科学，更加规范。

（四）研究与探索

手法矫治法是来源于中医的治疗手法，但又不同于按摩与推拿，其主要强调手法矫治这一理论与概念。临床上不但用于矫治脊柱骨架结构的变异，而且还可矫治脊柱急慢性损伤对头颅大脑中枢神经、对心脏与血管、对呼吸系统、对人体各系统的不良影响。尤其重要的是对脑干、脊髓、神经及椎动静脉血管的影响，对交感神经、自主神经的影响，对迷走神经、副神经的影响，对软组织的影响。总之，是对人体生命安全和运动功能的不良影响。手法矫治，可使脊柱急慢性损伤患者的身体与脊柱形态恢复正常，使各组织系统得到正常的保护、获得良好的改善；使患者的生理和运动功能得到提高。手法矫治法适用于多种类型脊柱急慢性损伤的治疗，可对脊柱多种形式的变形进行矫治，如用于椎间盘脱出的整复治疗，用于骶髂关节损伤和骨盆损伤综合征的治疗，均效果满意。而治疗效果和治疗标准除与具体的伤情有关外，还与患者的年龄、体质、治疗时间及经济状况密切相关。

从手法矫治本身来讲，此法适用于各年龄段的脊柱损伤患者，安全、可靠、有效。另外提示：对每一位患者，在治疗前或治疗后，均应以X线检查资料为依据，不可盲目地动手治疗，以免造成不良后果。

二、手法矫治的作用机制

1.**对神经系统的作用** 手法矫治可以激发神经传导系统，激惹大脑中枢产生反应，调整自主神经的功能活动，改善伤部疼痛状况，促进微循环的改善，通过调整体内抗疼痛系统中的一些神经递质，如β-内啡肽、乙酰胆碱、5-羟色胺、去甲肾上腺素等量的变化，来加强镇痛效应。

2.**对循环系统的作用** 改善局部血液循环，加强供血，促进新陈代谢。使用手法矫治，可促进局部毛细血管扩张，使血管壁的通透性增加，血流速度加快，加速局部组织炎性和代谢物质的吸收，使组织水肿、充血、淤血等炎性反应物质消除，从而缓解疼痛等症状，促进功能恢复。

3.**松解组织制约** 在脊柱急慢性损伤以后，特别是脊柱损伤后、长时间变形及逐渐加重的情况，因疼痛自我保护性机制的作用，可造成肌肉、韧带损伤，或继发性挛缩、粘连，牢固制约脊柱骨关节的活动，致肌肉的形状、长度和肌纤维组织均产生退行性变，致使脊柱变形逐渐加重。使用手法矫治治疗，目的是使肌肉纤维组织间，各肌束间和肌肉与神经、血管、骨关节组织同时松解。此外，可促进胶原纤维的合成，使其排列规整致密，组织得到良性修复，恢复其应有的张力和弹力，健全肌肉组织对脊柱的协调运动功能。

4.**矫正骨关节** 前期的治疗为辅助治疗，椎间关节的移位、关节与韧带的粘连、椎体的移位或滑脱，椎体、椎板、椎间关节的骨折，椎间盘损伤脱出等，都可运用正确的手法进行矫治。有条件者可以在X线观察下实施矫治，通过治疗前后的X线对比，验证矫治后的脊柱骨关节改善程度，并指导下一步矫治。通过一次次矫治，一步步获得良性进展，同时又根据患者的年龄、整体状况、条件和要求，使急慢性脊柱损伤得到及时而有效的治疗，使脊柱形态重新恢复正常或接近正常。

5.**维持脊柱内外平衡**　治疗的目的是使肌肉、韧带、筋膜等组织恢复其正常的张力、弹性和长度，使脊柱内外保持平衡。因此矫治中的调整治疗也特别重要和关键，相对难度、风险也大。此外，患者的心理因素、耐受力等也是临床治疗中应关注的。在各项条件均支持的情况下，进行有序矫治，使损伤、变形的脊柱和椎体间隙接近或达到正常状态。只有解决椎管变形与狭窄，才能真正解除椎管内脊髓、神经根、椎动静脉血管的压迫，使脊柱恢复正常生理和运动功能，消除临床病理体征及疼痛。

人体骨架的相互协调和平衡、肌肉韧带的平衡，对保持和维护脊柱的平衡都是非常重要的因素，故在治疗脊柱急慢性损伤时还要关注四肢，特别是双下肢的情况。对双下肢不能平衡用力，或倾斜旋转导致的颈脊柱和胸腰脊柱的变形，特别是颈胸段和胸中段的牵拉伤，因其可引起椎间关节、椎肋关节错位，甚至引起椎体旋转移位和胸脊柱侧弯及"S"形变，故应予以特别关注。

6.**增强机体免疫力**　手法矫治、中药内服与外用、手法理筋、点穴治疗、针灸治疗、牵引疗法可使脊柱急慢性损伤患者从局部到整体均得到治疗和调理，从而增强机体免疫力。如可增强白细胞的噬菌能力，增加血液补体效价，降低嗜酸性粒细胞计数。这样，既调整和增强了人体的免疫功能，也利于伤病的修复和整体性康复。

7.**解除颈椎动静脉压迫**　颈脊柱侧弯、旋转、反弓、椎体左右移位或旋转移位等，牵拉、挤压颈椎两侧动静脉血管，使血流部分或完全受阻，引起脑供血不足的症状在临床上非常多见，无论是青年学生还是中老年人都可发生，只是在临床上不易明确诊断，即使早期或明确诊断也无理想的治疗方法，为临床一大难症。青少年颈脊柱侧弯、反弓变形而椎动静脉受累者，头昏、头晕症状常因年轻而被忽视；中老年则常因合并心脑血管硬化、血液黏稠度增高等，也易忽视椎动静脉受阻因素。本症发病人群不分年龄、性别、职业，故应引起足够的重视。

8.**解除神经根压迫**　手法矫治和整复，可使脊柱、椎体、椎间盘回复到正常的位置，解除椎间孔的狭窄变形，松解受压迫的神经根。手法矫治是松解神经根最理想的治疗方法之一，对多处神经根不同程度受压症状效果均佳。但脊柱急慢性损伤病情较重、时间过长，神经根挤压程度严重，并已导致神经根局部血液循环障碍者，临床上除有神经根性疼痛外，还会因神经根不良性退行性变逐渐加重而出现神经性水肿、炎症和神经变性，在此种情况下，虽然有效地松解了神经根的压迫，临床疼痛明显缓解，但神经根本身的病理性改变和肌肉软组织受累症状作为神经根挤压伤后遗症还需进行单独治疗，可用加强神经营养类药物、活血化瘀类药物。应在临床症状出现的同时治疗，如出现相关肢体的麻木，皮肤、皮下组织、肌肉的肿胀、疼痛、积液，感觉障碍和运动功能失常时进行治疗。

一些学者对神经根和根性症状进行观察和研究，发现脊神经根缺乏有效的神经外膜和神经束膜的保护，脊柱骨性结构的改变、椎间盘的脱出，常易造成椎间孔变窄，挤压神经根，或椎间盘脱出直接压迫神经根，这种机械性的挤压对神经根血液循环的损害、对神经传导束的损伤及其所产生的负面影响显著，亦可导致静脉损伤，出现神经水肿、充血，神经内液压的增高和神经营养障碍。在使用正确有效的手法矫治后，脊柱变形所产生的多椎体骨性结构的改变恢复正常解剖学形态，并同时使脱出的椎间盘回纳，解除神经根压迫，神经传导功能即有可能部分或全部恢复。通过运用手法矫治前后的综合性辅助治疗，又加强了活血化瘀作用，促进了血液循环，增强了免疫功能。在神经根机械挤压被解除的同时，继续活血化瘀治疗，可促进炎性物质吸收和有关化学物质的代谢，有效解决神经性水肿及炎性物质的刺激，使神经组织在良好的血液循环情况下得以修复，从而有效防治因神经挤压较重、时间较长所引起的神经内膜水肿，或神经组织的纤维化变性。

9.**解除脊髓受压**　临床观察，脊髓受压程度与类型较多而且复杂。从伤因机制而论，分急性外伤和慢性损伤。但无论急性外伤或慢性损伤造成的脊髓压迫，在临床都应首先详细检查，清楚认识病因机制，明确诊断后再进行治疗。手法矫治可解决颈椎脊柱骨性结构出现的变异，整复椎间盘，调整椎间关节、韧带和肌肉组织，即在解决椎管变形的基础上，解除椎管狭窄和脊髓压迫。同时，辅助治法可改善局部血液循环，使脊柱椎管内脊髓、硬膜和韧带等组织在良好血供的情况下，进入良性转变与修复。

第二节　手法矫治的临床应用

一、治疗方法

手术治疗与手法治疗及综合性治疗，其目的是一致的，均是使脊柱变形得到纠正，解除对脊髓、神经、血管的压迫，稳定脊柱并使其恢复正常生理和运动功能，消除临床症状、体征，使患者康复。手术和手法及综合性治疗的区别在于依据伤情的需要和特点，进行综合分析论证，由患者的得失多少、利弊关系和医生的技术技能来决定。手术和手法治疗都需要医生的临床技术操作水平和实践经验，其次才是固定材料的质量和患者术后的自我保护，这是成功的关键。如何采用具体方法，应依据脊柱的伤情决定。同样一类伤，又往往因时间的变化而产生变化，因此每一次治疗都要根据变化的伤情决定治疗的方法。

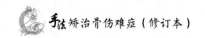

治法的选择和应用：①救治原则为先救命、后治伤；②中医特色为局部与整体、脊柱骨与肌肉软组织兼治；③治疗标准以正常人体解剖为标准。

手法即用手的力量作用在人体部位，产生整治作用的治疗方法，其作用如下：

1.治疗肌肉软组织炎症，解除肌肉粘连、痉挛、挛缩，使肌肉恢复其原有的长度、张力和良好的弹性，消除疼痛，调整脊柱两侧的对称性平衡，使人体脊柱恢复正常的肌肉保护性功能。

2.矫治脊柱侧弯、旋转及椎体移位，使椎间盘回纳，脊柱恢复正常。同时解除脊柱椎管内脊髓、神经和颈椎动静脉的挤压，使脊髓、神经恢复其正常传导功能，使扭曲、挤压的椎动静脉恢复正常的血供和循环。

3.矫治骶髂关节因外伤造成的上下移位、侧方移位，以及骨盆损伤综合征。

4.矫治骶尾椎骨折、脱位。

总之，手法矫治技术不但能治疗因急性外伤造成的脊柱不同程度的损伤变形，而且能治疗因慢性损伤造成的脊柱多节段复杂变形和多椎体交错移位与旋转移位。此外，还可治疗肌肉软组织并发性伤病（包括局部和全身的）。例如对颈、胸、腰、骶椎伤病可同时联合治疗，不仅治疗部位广、疗效迅速且利于患者整体康复。另外，还可治疗脊柱伤病术后的"遗留症"和并发症，以及与脊柱相关的内科疾病。

二、临床应用

1.适应证

（1）脊柱损伤，椎体损伤移位，脊柱变形，椎间盘损伤脱出，椎间盘损伤，椎间关节移位，关节囊损伤，黄韧带、后纵韧带、前纵韧带、棘间韧带、棘上韧带损伤，脊柱的横突间肌、横突棘肌、头半棘肌、颈半棘肌、骶棘肌、多裂肌损伤，脊柱两侧前后长肌、筋膜组织损伤，脊髓神经根、椎动脉、交感神经、副交感神经、副神经、迷走神经、周围血管、软组织损伤，脊柱骨性结构与椎间盘、韧带、肌肉组织退行性改变。

临床对以上疾病准确、稳妥、安全地进行手法矫治，可解除脊柱、椎体产生的负面制约机制、损伤病因机制，以及综合征的病因机制，使脊柱组织各复其位，重新建立起良好的功能。

（2）四肢骨关节、关节囊、韧带、肌肉、肌腱、神经、血管损伤和伤后相继产生的退行性变。

对以上病变进行手法矫治，可使骨、关节、韧带、肌肉软组织各复其位，正常修复，建立良好的功能。

2.操作方法

（1）对颈、胸、腰、骶椎病，用顺脊柱骨性结构和脊柱内外与周围组织正牵方式，将其因伤因或病因机制所致脊柱、椎体的负面制约机制清除，统一理顺，使脊柱恢复到正常或接近正常解剖学的形态，解除其椎动脉、脊髓神经、交感神经、副交感神经和副神经、迷走神经的刺激、挤压、牵拉、扭曲性损伤，使其恢复正常功能。

（2）对四肢骨关节病，顺肢体正牵，对四肢骨、关节、关节囊、韧带、肌肉、肌腱组织的损伤及骨关节、关节囊、韧带、肌肉、肌腱与腱鞘组织相继产生的退行性变或产生的不良制约机制等进行调整，使骨关节恢复正常或接近正常解剖学形态，恢复正常功能。

3.治疗标准　以正常生理解剖学为依据，以符合生物力学为原则，以适应运动医学要求的性能为目的，在改善和增强患者生活能力的同时，提高患者的生存质量。即通过治疗，使受损伤的局部甚至整体均获得康复。

三、治疗程序

（一）急性损伤

患者一般情况较稳定，生命体征较平稳，已行X线影像学检查及相关检查，诊断明确时，根据患者的要求和相关条件决定治疗方案。一般先进行手法矫治，后进行辅助性治疗。如中医药内治法、外治热疗法、点穴法、针灸法、理筋法，以消炎止痛，促进骨性结构、脊髓、神经、血管、韧带、肌肉良性修复，尽快康复。

（二）慢性损伤（急性损伤后期）

患者一般情况均可，经X线影像学检查及相关检查，在明确诊断的情况下，根据患者的要求和相关条件决定治疗方案。因此类损伤多发生组织退行性改变，如骨质疏松、韧带与肌肉软组织炎症、变形、粘连、挛缩等，对椎体、椎间隙、椎间盘、椎管、脊柱和骨髓神经、血管组织产生负面影响与制约，即脊柱出现不同程度的病理性改变，以致影响大脑、中枢神经系统和人体脏腑器官、免疫、运动及其他系统功能。因此只有认识、认清损伤局部和全身相继产生的病理性变化，才能正确、安全、有效地进行相关治疗。

1.中医药内治法　根据辨证论治的法则进行选方用药。治法有活血化瘀、消肿化滞、活血通络、祛风散寒、生肌壮骨、补肾健脾、疏肝理气、培元固本等，以对全身调理带动受损伤的局部良性转化，又以对局部的治疗促进全身各系统功能的康复。对患者原有的和损伤后继发的合并症及并发症，同时兼治。

2.中药外治法　中药外治法较多，如外敷法、熏洗法、药袋局部热疗法等。本书中以专用热疗床治疗（详见辅助治疗内容）为主，讲解如何进行外治，即以局部促全身。通过局部和全身出汗法，加速血液循环，改善组织供血供氧，促进新陈代谢，加速排毒消肿，使受损伤的组织迅速获得改善，良性修复。西医学则认为热疗可加速局部代谢产物、化学物质、内毒素的排泄，即从汗腺直接排泄，减少对肝和肾的不利影响，并可在热疗中补充糖、盐和营养物质。

中药热疗的作用机制：①药物的治疗作用；②热能对人体和组织产生的效能。因此，中药热疗对脊柱急慢性损伤所致骨性结构的改变，对韧带、肌肉、椎间盘、脊髓、神经、血管等组织的改变，对因组织血液循环障碍出现的组织退行性变，均有很好的治疗作用。同样可通过活血化瘀、软化血管、稀释血液、改善血液成分、排出毒素，改善心、脑等脏腑器官与全身组织血供，加速其新陈代谢，发挥有效的治疗作用。

3.点穴法、针灸法　根据受伤部位所主经络病症，循经取穴治疗，可畅通经络气血、祛瘀化滞，解除病痛。

4.理筋法　理治受累部位皮肤、肌肉组织，解除组织的炎症、粘连、挛缩，促进局部血液循环，解除神经血管受压情况，起到理筋舒筋的作用。理筋手法的治疗应用在于理顺和舒展肌肉软组织，有效缓解肌肉张力，促进肌肉组织弹性和韧性的恢复，其目的是使肌肉、筋膜、肌腱、韧带良性修复，恢复其正常功能。理筋手法不可过重，以免造成不必要的出血或损伤。

5.牵引法　临床应用牵引疗法应严格选择和区别应用。对牵引方式、重量与时间应根据部位和手法矫治的需要来应用，不可盲目大重量或长时间牵引。科学地运用和掌握牵引疗法非常重要，如掌握不好或使用方法不当，则会起破坏作用或反作用。

提示：临床应用牵引疗法要注意适应证与禁忌证（参见辅助治疗）。

6.手法矫治法　手法矫治是本书治法和治疗程序中的核心，为主要治疗方法，其他治疗虽是辅助性，但都很重要。本法主要对脊柱急慢性损伤后，脊柱内外、周围组织，即骨性结构、椎间盘、韧带、肌肉组织出现的损伤与变异进行矫治或称矫形。

第三节　治疗原则

一、因人而治

脊柱伤患者中有男女不同、年龄大小、体质强弱之别。如有的患者先天性脊柱发育不良或畸形，又有外伤，此类脊柱伤多较复杂，治疗上常较困难，主要是保持和稳定脊柱的良好位置相对较困难。有的女性患者在患有颈椎与腰椎病的同时，本身又有多年的风寒病，肌肉软组织和骨关节均有较严重的病理性改变，在治疗时如果不同时将该患者的风寒病治好，则颈椎与腰椎病难以治愈。有的高龄患者常见有严重的骨质疏松症、韧带钙化，脊柱、骨关节与韧带软组织出现较严重的退行性变，又多合并血管硬化、心脑供血不足、糖尿病等，因此在进行治疗时要特别关注其生命体征，防止意外情况的发生。

有的患者常因颈椎病严重，引起颈、肩、背和双上肢神经性水肿。有的患者常因颈椎病而致交感神经、迷走神经、副神经受累，引起心律严重紊乱，或合并较重的冠心病和脑血管病、高血压病及多种伤病。有的患者因椎动脉型颈椎病，常有较重的脑供血不足的"黑眼病"（指经常出现两眼突然发黑，大脑中枢思维中断引起一过性脑缺血发作），严重者常出现呼吸停止而休克。这类患者的病因较复杂，不能完全归于椎动脉型颈椎病。但在临床治疗一定要关注患者情况，一旦出现上述休克情况时，要立即保持患者头颈良好的位置，保持呼吸道通畅，可用刺激人中穴法急救，一般会很快苏醒。

可见，人的个体差异很大，不能疏忽大意。对每一位患者都要仔细观察，认真对待，并做好自控和应急救治准备。

二、因伤而治

对每一位脊柱急慢性损伤患者都要详细观察、细致检查，进行明确诊断与鉴别诊断。对X线平片、CT片、MRI片要认真细致阅片对比，对实验室或相关资料要认真研究分析。对相关资料显示不明确或与体征不相符者，应做进一步检查。

在临床运用手法矫治中，医生的观察判断十分重要，影像学检查只能作为参考依据，如脊柱X线平片、CT片、MRI片只能显示一部分角度与方位，并不代表脊柱立体解剖所有部分。在治疗脊柱复合性损伤时，要对具体情况具体分析，并区别对待，对在矫治瞬间所产生的变化要迅速做出判断，并立即指导手法技术的应用，时间一般要在1~3秒完成。如果技术不到位，治疗效果就不理想。

三、局部与整体兼治

对脊柱急慢性损伤的患者，在检查局部伤病情况的同时，还要注重观察患者的生命体征，做到局部与整体兼治。

如观察患者的中枢神经系统、心血管系统、呼吸系统情况，注意有无颅脑、胸腹、盆腔脏器的损伤及损伤程度。还要观察脊髓神经、血管受损伤的程度和体征。对局部脊柱、软组织、椎体、椎管、椎间关节的损伤情况和程度都要做出明确的诊断，并据此决定相应治疗方案。

脊柱损伤中，上颈椎段关系到头部颅脑组织，因为脊髓最上段与中枢神经系统关系最密切，颈椎上段椎体和椎管伤情对上段脊髓的影响特别明显。颈椎下段主要关系到对肢体的影响程度。L_3 以上关系到椎管内脊髓神经，L_3 以下关系到马尾神经。脊柱的损伤对胸、腹部与盆腔脏器，以及四肢功能，均会有不同程度的影响。因此对脊柱急慢性损伤的诊断与治疗，要从局部到全身，不可忽视全身伤病对脊柱伤局部的影响。在治疗中，局部与整体并重，才可获得临床最佳治疗效果。

第四节　适应证与禁忌证

一、适应证

1.**颈椎病**　颈椎急慢性损伤所致颈椎一般性骨折和椎体左右移位、前后移位、旋转移位、上或下椎体交错移位，脊柱侧弯、"S"形变形、旋转变形、脊柱节段性与全段性脊柱反弓，椎间盘单间隙与多椎间隙突出与膨出症，颈椎椎管变形与狭窄症导致的椎动脉型、神经根型、脊髓型、交感神经型颈椎病，颈椎外伤挤压脊髓神经所致肢体瘫痪型、陈旧外伤退行变僵直型、青少年混合型、中老年混合型颈椎病，颈椎手术后遗症，齿寰与寰枕关节损伤移位型颈椎病，风寒所致颈脊椎变形，颈椎病心脏综合征，颈椎病呼吸受抑制综合征和部分先天性发育性颈椎变形等。

2.**胸椎病**　胸椎急慢性损伤所致胸椎一般性骨折和移位，或上下椎体出现左右或前后交错移位，胸脊柱侧弯、"S"形变形、胸椎向后凸变形或旋转变形，胸椎外伤手术后遗症，胸椎间盘突出症，胸椎管变形与狭窄症和所致胸脊髓、神经、交感神经受累症，胸椎综合征，板状背型及部分先天性胸脊柱变形症等。

3.**腰椎病**　腰椎急慢性损伤所致腰椎一般性骨折和椎体左右或前后移位，或上下椎体交错移位、旋转移位，腰椎单椎体滑脱或多椎体联合滑脱，腰脊椎侧弯、后弓、"S"形变与旋转变形，腰椎间盘突出与膨出症，腰椎椎管变形与狭窄症，腰椎手术后遗症，青少年、中老年和高龄老年腰椎病，腰椎陈旧性退行性变形，板状腰型和先天性发育性脊柱变形等。

4.**骶髂关节错位**　骶椎椎管狭窄症，骶髂关节损伤，骨盆损伤综合征。

5.**四肢骨、关节病**　四肢因外伤所致骨折，骨折不愈合症，关节外伤性强直症，肘关节医源性损伤僵直症，腕关节损伤综合征，髋关节、膝关节、踝关节周围组织损伤所致僵直症和功能障碍症，老年性膝关节疼痛和退变性僵直症，膝关节手术后僵直症等。

二、禁忌证

1.颈、胸、腰椎严重骨折出血，或骨折块进入椎管，严重挤压脊髓、神经，关节损伤、关节面被破坏。

2.胸、腰椎急性严重外伤，患者生命体征危急，病情不稳定者，或有出血者、休克，神志不清。

3.骨结核、骨肿瘤，或有各类骨病及脊髓神经疾病。

4.骨与软组织感染性疾病。

5.血液系统疾病、传染病、精神病。

6.心理素质不好，不能配合治疗。

7.皮肤严重疾病。

8.严重心脑血管病，或其他重病。

第五节 临床治疗效果与标准

一、颈椎病治疗效果与标准

颈椎病治疗效果与标准，见表1-3-1。

表1-3-1 颈椎病治疗效果与标准

标准	高标准治愈率	治愈率	有效率	无效率
比例	10%	80%	9%	1%

临床治疗主要针对颈椎因急慢性损伤所致者，如椎体一般骨折、移位，脊柱变形，椎间盘脱出，椎管变形与狭窄，所造成的颈型、椎动脉型、神经根型、脊髓型、交感神经型、混合型与其他颈椎病。

临床对颈椎病研究与治疗，创立了手法矫治方法，扩大了手法治疗范围，开创了手法治疗新领域，并提出了"高标准治愈率"。

要强调的是，手法矫治法治疗颈椎病如同手术方法一样应有适应证，不能包治颈椎所有伤病。特别是对颈椎病重症、难症和症状特别严重的青少年和高龄老年颈椎病患者，在临床上一定要明确诊断，掌握适应证，才可进行治疗。

颈椎病的临床表现较为复杂，因外伤所致的情况最多。人们在一生中，各种外伤所致颈椎骨与软组织的损伤常常是不可避免的，如乘公交车时，头颈常为突发外力的摇摆致伤；又如人们在儿童和青少年时期常发生头颈部摔伤，到中老年时期会出现颈

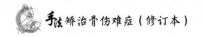

椎病不断加重的情况。

颈椎病有类型的不同，有患者年龄与体质的不同，有骨与脊柱椎体连接组织出现退行性变程度和量的不同，有使脊髓、神经、椎动脉、交感与副交感神经及其他神经、血管、肌肉、韧带受累性质与程度的不同。所以说，颈椎伤或称颈椎病，临床所见很是复杂，多数患者常有反复的、不断叠加的伤因机制。

对临床上的治疗效果与标准，决定的因素是医生的医治方法和技能技术。再就是患者对自己所患颈椎病的认识，以及与医生治疗之间的相互配合都很重要。

治愈标准，是以人体正常生理解剖学组织位置关系而定的，不是仅以减轻缓解症状与体征为标准的。只要通过手法矫形治疗，使脊柱、椎体、椎间盘等组织恢复到了正常位置，即可解决颈椎管伤后的变形与狭窄等重点病因。

临床治疗实践证明，颈椎病比较严重的类型或高龄患者，只要经过正确的矫形治疗，均可使患者获得较好的治疗效果。即使是有较严重骨质疏松与软组织退行性变的患者，也能得到较好的康复，提高人们的生活与生存质量。

（1）1%无效率：指临床所遇特殊病例，如患者只想治好，但心理素质较差，或有精神障碍者；或没有时间和条件接受正规治疗者，只是接受过1次辅助方法治疗者。

（2）9%有效率：指一部分患者颈椎病虽比较严重，但因没有时间或没有经济条件，仅在门诊间断性治疗，只有当颈椎病严重时才来治疗1次，自觉明显好转可参加正常工作，或以生活能自理为满足者；还有部分高龄老年颈椎病患者出现严重退行性变，或合并较严重其他疾病，当解决了颈椎疼痛，颈部活动得到明显改善后即终止到医院治疗者，也列入有效率中。

（3）80%治愈率：指对多种类型颈椎病，经临床正规治疗达到临床治愈标准，即颈部疼痛症状与体征解除，颈部活动功能恢复正常，可参加正常工作，生活自理。以达到颈椎局部症状消失为主要指标标准。

（4）10%高标准治愈率：指对多种颈椎病，椎体条件比较好，只是因伤因机制造成压缩骨折、错位，但颈脊柱仍可稳定住，经治疗，脊柱形态可重新恢复正常，或特别严重者可使其恢复或接近正常，临床症状、体征消失，颈部和全身均康复者，又有明显生存质量改善者，列入高标准治愈率中。

二、腰椎病治疗效果与标准

腰椎病治疗效果与标准见表1-3-2。

表1-3-2　腰椎病治疗效果与标准

标准	高标准治愈率	治愈率	有效率	无效率
比例	10%	75%	13%	2%

临床主要治疗腰椎因急慢性损伤所致一般性骨折与移位、脊柱变形、椎间盘突出症、椎管变形与狭窄症，造成脊髓、马尾神经、神经根受累，产生的腰部疼痛与下肢疼痛症状、体征。患者由于伤因机制的不同、年龄的不同、性别的不同和腰椎受伤程度的不同，与伤后腰椎骨性结构与韧带、肌肉软组织产生的退行性变程度的不同，以及患者心理素质、治疗时间和相关条件的不同与要求的不同，决定着临床治疗效果的不同。

临床治疗数百例，主要以手法矫治，加中医药内治和热疗法、点穴法、针灸法、理筋法、牵引法等辅助治疗，适用于多种类型不同性别、不同年龄和不同体质的腰椎伤病患者和腰椎手术后遗症患者。

（1）2%无效率：临床所见有$L_5 \sim S_1$严重椎间盘脱出。患者因心理素质较弱，承受能力差，不能配合临床治疗。

（2）13%有效率：腰椎伤多为陈旧性腰椎骨性结构出现骨质疏松症或骨质增生症和椎体间出现骨性融合的病例，特别是老年腰椎病患者，除有多年的腰椎伤并出现组织较严重的退行性变者，并常存在较多且严重的合并症患者；还有患者只要求疼痛症状减轻为标准，不再追求较高的治疗标准等情况。

（3）75%治愈率：指经过治疗，腰部疼痛、腿痛等症状消失，腰部活动与运动功能无明显障碍者，即达到临床治愈标准。

（4）10%高标准治愈率：指临床治疗使腰腿疼痛症状、体征消失，腰部活动与运动功能恢复正常。经X线检查，腰脊柱恢复正常或接近正常形态者。临床上指患者能生活自理，能参加正常工作和体育锻炼者，明显提高生存质量的病例。

附：四肢骨关节治疗效果

临床治疗按统一规定标准评定。本书加设高标准治愈率，指对骨关节疾病治疗后，骨关节恢复正常解剖学形态，疼痛症状与肢体功能障碍体征得到解除，肢体活动不受限，运动功能恢复正常，达到局部与全身均获得康复的标准。

书后附有颈、胸、腰椎疾病治疗前与治疗后的X线检查对照资料供参考。

第四章　辅助治疗法

第一节　中医辨证论治

一、颈椎病

（一）颈型颈椎病

症状、体征：颈部疼痛，活动受限。

X线检查：颈椎骨性结构出现错位、增生，脊柱变形、失稳。

1.气血瘀滞证

【症状】颈肩部肿痛，活动痛重。

【舌脉】舌质暗、有瘀斑，脉沉弦或涩。

【治法】活血化瘀，理气通经，祛痛。

【方药】桃红四物汤加减。桃仁10g，红花10g，当归20g，川芎15g，白芍15g，赤芍15g，葛根25g，苏木20g，桑枝20g，甘草8g，没药10g，延胡索20g。

【用法】水煎分服。

2.肝肾不足证

【症状】颈背胀痛，头部胀痛，肢体酸软无力。

【舌脉】舌质淡，脉沉细弱。

【治法】滋补肝肾，强筋壮骨。

【方药】补肾壮筋汤加减。葛根20g，熟地黄25g，当归25g，川芎15g，杜仲20g，山萸肉20g，续断20g，白芍20g，五加皮20g，狗脊20g，鸡血藤30g，骨碎补30g，丹参20g。

【用法】水煎分服。

3.外感风寒证

【症状】颈背寒痛，怕风无汗。

【舌脉】舌质淡，苔薄白，脉浮紧。

【治法】疏风祛寒，活血通络，止痛。

【方药】葛根汤加减。葛根20g，桂枝20g，白芍15g，麻黄10g，秦艽25g，羌活20g，独活10g，甘草8g，红花15g，桃仁15g，木香10g。

【用法】水煎分服。

（二）神经根型颈椎病

症状、体征：头部胀痛，颈肩背麻痛，上肢麻痛无力。

X线检查：颈脊柱变形，椎间孔狭窄，神经根受挤压。

1.气滞血瘀证

【症状】头部胀痛，偏头痛，肩背上肢麻痛无力。

【舌脉】舌质暗或紫、有瘀斑，脉细弦。

【治法】活血通络，行气止痛。

【方药】身痛逐瘀汤加减。葛根25g，秦艽20g，川芎10g，红花15g，桃仁15g，没药15g，五灵脂12g，当归20g，延胡索15g，香附15g，全蝎10g，甲珠10g。

【用法】水煎分服。

2.肝肾两虚证

【症状】颈项胀痛发僵，上肢麻痛无力，肩背痛肿，头晕倦怠。

【舌脉】舌质暗紫，脉沉细弦。

【治法】滋养肝肾，宣痹通络。

【方药】芍药甘草汤合二仙汤加减。葛根25g，白芍25g，仙茅15g，淫羊藿（仙灵脾）15g，木瓜15g，鸡血藤25g，狗脊20g，枸杞子20g，熟地黄20g，莱菔子10g，骨碎补20g，甘草6g。

【用法】水煎分服。

3.风寒湿痹证

【症状】肩背寒痛，怕风畏寒，阴天加重，上肢痛无力。

【舌脉】舌淡，苔白腻，脉浮紧。

【治法】祛风寒湿，通络活血，止痛。

【方药】羌活胜湿汤加减。葛根25g，羌活20g，独活20g，姜黄20g，当归20g，川芎20g，防风15g，熟附子12g，白芍15g，丹参10g，茯苓20g，黄芪25g，甘草8g，蜈蚣3条。

【用法】水煎分服。

（三）脊髓型颈椎病

症状、体征：颈部痛，躯体与双下肢沉重无力，二便不能自控。

X线检查：颈脊柱变形，椎管狭窄，脊髓受挤压。

1.行痹证

【症状】躯体与下肢筋肌无力，拘紧，颈部疼痛，活动加重。

【舌脉】舌质淡，苔薄白，脉细涩或弦紧。

【治法】祛瘀化痰，通络活血，养血柔筋。

【方药】薏苡仁汤（《类证治裁》）加味。薏苡仁20g，苍术20g，羌活20g，独活20g，防风15g，川乌10g，麻黄20g，当归10g，川芎10g，葛根20g，姜黄10g，全蝎10g，半夏12g，胆南星10g，茯苓20g，生姜10g，甘草6g。

【用法】水煎分服。

2.痿证

【症状】颈部僵痛，躯体与下肢肌筋萎缩，瘦弱无力。

【舌脉】舌红少苔，脉细或弦细数。

【治法】滋补肝肾，强筋壮骨。

【方药】壮骨丸（原名虎潜丸《丹溪心法》）加减。黄柏30g，熟地黄30g，龟甲20g，知母15g，白芍20g，狗骨18g，锁阳15g，干姜10g，鹿角胶（冲）25g，牛膝20g，天麻20g，杜仲20g，木香10g，没药10g，葛根20g，茯苓20g。

【用法】水煎分服。

（四）椎动脉型颈椎病

症状、体征：颈部痛，头昏头晕，耳鸣，视力弱，疲乏无力，睡眠差。

X线检查：颈脊柱变形，椎动脉受挤压，血流受阻。

1.痰浊中阻证

【症状】颈痛眩晕，眼前常常发黑，全身无力，纳差。

【舌脉】舌淡，苔白腻厚，脉濡滑。

【治法】化痰利湿，舒筋活血通络。

【方药】云茯苓20g，京半夏10g，广陈皮12g，广郁金12g，小枳实10g，青竹茹12g，石菖蒲6g，生甘草12g。

【用法】水煎分服，可连服40剂。

2.肝肾两虚证

【症状】头晕目眩，颈部痛，记忆力差，全身酸软无力。

【舌脉】舌红，脉弦细。

【治法】补益肝肾，益精定眩。

【方药】首乌藤30g，旋覆花10g，生赭石15g，生石膏30g，钩藤20g，生地黄

20g，白芍 30g，当归 20g，川芎 10g，香附 10g，木瓜 12g，佩兰 12g，藕节 20g，石斛 20g，牛膝 20g。

【用法】水煎分服，连服 30 天。

二、腰痛

1. 外伤瘀血证

【症状】腰部疼痛，痛有定处，拒按，活动痛如针刺，故不敢运动。

【舌脉】舌紫暗，有瘀斑，脉紧涩数。

【治法】活血化瘀，理气祛痛。

【方药】

①血府逐瘀汤（《医林改错》）。当归 9g，生地黄 9g，桃仁 12g，红花 9g，枳壳 6g，赤芍 6g，柴胡 3g，甘草 6g，桔梗 4.5g，川芎 4.5g，牛膝 9g。

【用法】适量，水煎分服。

【主治】血瘀气滞腰痛。

②身痛逐瘀汤（《医林改错》）。桃仁、红花、当归、炙甘草、五灵脂、制香附、炙地龙、秦艽、羌活、乳香、怀牛膝。

【用法】适量，水煎分服。

【主治】血瘀腰痛。

③乳香趁痛散（《杂病源流犀烛》）。龟甲、赤芍、没药、当归、防风、血竭、肉桂、白芷、牛膝、天麻、羌活、槟榔、乳香、狗骨、自然铜、白附子、苍耳、补骨脂、五加皮。

【用法】适量，水煎分服。

【主治】腰伤瘀血，骨伤、筋伤疼痛。

④壮筋续骨丹。当归身 60g，大川芎 30g，杭白芍 30g，熟地黄 120g，杜仲 30g，续断 90g，五加皮 60g，骨碎补 90g，川桂枝 30g，三七粉 30g，炙黄芪 30g，生狗骨 30g，菟丝子 60g，川木瓜 30g，刘寄奴 90g，大党参 60g，土鳖虫 90g，补骨脂 60g。

【用法】上药共研细末，用糖水调成水丸晾干，每服 12g，日服 2～3 次，黄酒送服。

【主治】腰部骨折，关节脱位，筋伤、骨伤肿痛，伤后气血虚弱者。

⑤骶尾骨伤药。陈皮、延胡索、附片、小茴香、乳香、没药、当归、白术、熟地黄、茯神、莪术、升麻、血竭。

【用法】适量。用黄酒煎，分服。

【主治】骶尾骨伤、骨折、坠伤。

41

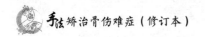

⑥通治发散。大川芎12g，当归尾15g，小防风10g，羌活10g，独活10g，炒荆芥12g，泽兰叶12g，枳壳10g，申姜10g，天葱豆3粒。

【用法】水煎分服，可用黄酒送服。

【主治】腰骶部损伤。

⑦治腰伤方。当归20g，黄芪24g，石楠藤6g，大黄24g，桃仁24g，桂枝10g，白芍12g，血竭9g。

【用法】上药加水2碗，煎取1碗，分2次服。

【主治】腰椎骨折，脊髓神经受伤。

⑧总煎十三味（《少林秘方》）。续断15g，当归15g，川芎10g，生地黄20g，苏木10g，泽兰6g，木通6g，乌药6g，桃仁15g，木香10g，生姜片6片，甘草6g。

【用法】水煎服，加童尿、黄酒各一杯冲服。

【主治】胸椎、腰骶椎、软组织损伤。

【加减】瘀血凝胸，加砂仁、瓜蒌皮；腰部损伤，加补骨脂、杜仲、肉桂、小茴香；大便不通，加大黄、当归；小便不通，加萹蓄、荆芥、杏仁；大便出血，加川黄连、侧柏叶；小便出血，加大黄、肉桂、杏仁；周身疼痛，难以转侧，加川牛膝、肉桂、杜仲；左肩伤，加青皮；右肩伤，加急性子、小茴香；臀髋部伤，加蛇床子、炒槐花；下肢伤，加牛膝、川木瓜、石斛、苏梗、五加皮；诸骨损伤，加骨碎补、苍耳子；诸伤疼痛，加野山参、附子。

2.外感风寒证

【症状】腰寒痛拘急或连及肩背疼痛，关节酸楚不适，畏冷头痛。

【舌脉】舌淡，苔薄白，脉浮紧。

【治法】疏风散寒，祛痛。

【方药】

①羌活败毒散。羌活、川芎、苍术、独活、柴胡、白芷、防风、前胡、荆芥、甘草。

【用法】适量，水煎分服。

【主治】风寒腰痛。

②防风汤。防风、川芎、附子、当归、芍药、羌活、续断、麻黄、桂枝、杜仲、牛膝、五加皮、丹参。

【用法】适量，水煎分服。

【主治】风寒腰痛。

③荆防败毒散（《摄生众妙方》）。荆芥、防风、人参、羌活、独活、柴胡、前胡、川芎、枳壳、茯苓、桔梗各5g，甘草3g。

【用法】适量，水煎分服。

【主治】外感风寒，腰部疼痛。

④乌头汤(《金匮要略》)。麻黄、白芍、黄芪、炙甘草各9g，制川乌15g，蜂蜜适量。

【用法】适量，水煎分服。

【主治】风寒腰痛。

3.寒湿痹证

【症状】腰部痛重，阴雨天疼痛加重，转侧不利，形寒畏冷。

【舌脉】舌淡，苔白腻，脉沉迟缓。

【治法】温经通脉，祛寒利湿。

【方药】

①甘姜苓术汤(《金匮要略》)。甘草、干姜、茯苓、白术。

【用法】适量，水煎分服。

【主治】腰痛酸重。

②渗湿汤(《丹溪心法》)加味。苍术、茯苓、白术、干姜、甘草、橘红、丁香、肉桂。

【用法】适量，水煎分服。

【主治】腰痛。

③麻黄苍术汤(《奇效良方》)。麻黄、泽泻、神曲、白茯苓、桂皮、半夏、桂枝、草豆蔻、猪苓、苍术、甘草、黄芪、杏仁。

【用法】适量，水煎分服。

【主治】寒湿腰痛。

④清湿散(《医学统旨》)。黄柏、苍术、杜仲、泽泻、白芍、牛膝、木瓜、威灵仙、陈皮、甘草、乳香、没药。

【用法】适量，水煎分服。

【主治】寒湿腰痛。

4.肾阳虚证

【症状】腰痛缠绵，神疲力弱，头昏耳鸣，劳后加重，肢冷畏寒，便溏。

【舌脉】舌淡苔薄，脉沉细弱。

【治法】温补肾阳，舒筋壮腰。

①补肾汤(《古今医鉴》)。补骨脂(破故纸)、茴香、延胡索、牛膝、当归、杜仲、知母、生姜。

【用法】适量，水煎，空腹服。

【主治】肾虚腰痛。

②补髓丹(《东垣十书》)。鹿茸、补骨脂(破故纸)、杜仲、没药。

【用法】共为末，胡桃肉15个，捣膏入面少许，酒为糊，作丸梧子大。适量，空腹，盐汤送服。

【主治】肾阳虚腰痛。

③加味安肾丸。胡芦巴、补骨脂(破故纸)、川楝肉、茴香、续断、桃仁、杏仁、山药、白茯苓。

【用法】共为末，蜜丸，梧子大。适量，空腹盐汤送服。

【主治】肾阳虚腰痛。

5.肾阴虚证

【症状】腰痛腿软，心悸耳鸣，咽干口苦，面色潮红，手足心热，失眠多梦，尿赤量少。

【舌脉】舌红少苔，脉弦细数。

【治法】滋肾养阴，养血柔筋。

①大补阴丸(《丹溪心法》)合二至丸(《医方集解》)。知母、黄柏、熟地黄、龟甲、女贞子、旱莲草。

【用法】适量，水煎分服。

【主治】肾阴虚腰痛。

②三才封髓丹(《卫生宝鉴》)。天冬、熟地黄、人参、黄柏、砂仁、甘草。

【用法】适量，水煎分服。

【主治】肾阴虚腰痛。

③滋肾丸(《医部全录》)。黄柏、知母、肉桂。

【用法】适量，空腹服。

【主治】肾阴不足腰痛。

6.脾虚湿注证

【症状】腰痛腿重，疲乏无力，肢体困重，纳食无味，大便溏薄。

【舌脉】舌淡，苔白腻，脉滑或濡。

【治法】温中健脾，理气化湿。

①实脾饮(《济生方》)加味。白术、厚朴、槟榔、草果、木香、木瓜、附子、干姜、茯苓、生姜、大枣、防己、桑枝、络石藤各30g，炙甘草15g。

【用法】适量，水煎分服。

【主治】脾虚腰痛无力。

②防己黄芪汤(《金匮要略》)加味。防己、黄芪、白术、甘草、生姜、大枣、海

风藤、秦艽、独活。

【用法】适量，水煎分服。

【主治】脾虚腰痛。

③清湿散(《医学统旨》)。黄柏、苍术、杜仲、泽泻、白芍、牛膝、木瓜、威灵仙、陈皮、甘草。

【用法】适量，水煎分服。

【主治】脾虚腰痛无力。

第二节　中药热疗方法

一、概述

从中医理论分析，脊柱伤主要为骨伤与筋、肌损伤，脊柱损伤后的变形、肿胀、淤血、水肿、疼痛，肢体肌肉疼痛、萎缩、功能障碍，与人体经络受阻有关，不仅影响到人体表里与阴阳平衡，而且可影响到人体脑部与脏腑，会以此伤病为主，产生人体的诸多疾病，严重者会造成脏腑功能失调，或致人体阴阳相绝而丧命。从西医分析，脊柱伤骨折、骨关节损伤，韧带、肌肉、血管、脊髓神经等损伤，对人体影响同样很大，轻者影响中枢神经系统、心血管系统，以及全身各组织的功能，严重者可造成人体瘫痪、伤残或导致死亡。

临床运用中药热疗方法，是对手法矫治治疗的辅助。同样在临床手术治疗前或治疗后，可通过中药热疗方法进行调整与康复性治疗，其临床治疗意义与价值都是很大的。中药热疗方法是药物外治的一种，是通过热疗和药物导入人体的作用来达到治疗伤病的目的。

二、中药热疗方式

临床使用的热疗方式与方法很多，从古至今广泛流传。民间常运用单味或几味中草药煎水熏洗、泡浴治疗跌打损伤，不仅方便，效果也好。笔者从20世纪80年代开始，使用古代医家内病外治的辨证施治方法，即开始对运动外伤、脊柱急慢性损伤、四肢关节损伤、运动员内伤等进行中药热疗，对运动员大运动量与损伤所致内外伤病兼治，无论局部损伤还是全身伤病，效果迅速有效。开始应用药袋敷法，后发展到运用中药热疗室、专用热疗床熏蒸法。热疗床熏蒸法与热水浴及桑拿室热疗不同，是患者躺在专用热疗床上，人在床上罩内，头部在外，呼吸自然舒适，可听音乐、看电视、接电话，并可饮水或进食，很方便，没有憋气憋闷感，还可在热疗中睡眠。

热疗室建造容易，凡具备通风及淋浴设备、防水条件即可，也可在家中热疗。

热疗床可以制造成各种类型，但要牢固，一般高60cm、宽60cm以上即可，床罩可用不锈钢板及塑料制品，一般以患者仰卧在床上能自由活动上下肢体为宜。床罩周围设出气孔，方便气体循环。床罩头一侧不封闭，用毛巾盖住患者颈部即可，既方便调节罩内温度，又便于手臂进出活动。床板制造可灵活掌握，其主要特点是坚固，要有专用进热气槽洞，以方便热气从床板下方进入。可根据脊柱伤及四肢伤部设槽洞，一般在床板中间设长方形槽洞，也可根据患者主要热疗部位选择进气点设槽洞。热疗电源要尽可能专设，并注意用电安全。床下锅内放入中药加水煮开，然后敞开锅，让热气上升，进入槽洞，循环于床上罩内产生热度，注意床下锅与床上患者身体要保留30cm左右的距离，防止热气烫伤皮肤。

热疗可按疗程治疗，每次热疗时间以热疗者全身出大汗为度，可根据患者身体强弱、伤病轻重及治疗目的选择。一般50分钟即可，每日1～2次。在热疗中要注意提前或在出汗时及时补充糖水、盐水，防止引起低血糖、低钠血症，如心慌、烦躁不安、胸闷等均是低血糖的表现，全身无力为低钠的表现。特别是对患有糖尿病的人更应注意。

三、中药热疗作用机制

中药热疗，主要是通过热汽作用力和药物成分的药理作用，对局部伤病和患者全身产生治疗作用。从中医观念讲，主要是活血化瘀、通经活络、散寒祛湿、理气止痛，使受损伤局部及全身经络畅通，改善和促进"气血"运行，通利关节，调节人体阴阳平衡，使局部伤病和全身伤病康复。

从西医观念分析，中药热疗可改善局部和全身血液循环，扩张、软化血管，促进人体新陈代谢，改善血液成分，改善微循环，促进人体组织细胞代谢，增强免疫功能，促进淋巴液循环，对局部及全身各组织系统均会产生良好的作用。临床观察，中药热疗治疗脊柱伤、颈椎病、腰骶伤病，可明显改善老年人心脑供血，有调整血压、改善血液黏稠度的作用，并可降血脂。对脊柱伤和四肢骨折所致伤局部严重肿胀、血肿、水肿及组织部分坏死引起的代谢物质积聚、炎性反应，均可通过中药热疗治疗促进吸收；还可促进脊柱骨关节对钙元素的吸收和利用，因此对骨折后的骨生长愈合可起到促进作用，并促进脊柱骨关节损伤后的修复功能；对韧带、肌肉、椎间盘损伤，对脊椎椎管内脊髓损伤和神经根与血管壁损伤及炎性变，均可促其良性转化。临床观察，不仅有利于骨生长，还可迅速改变骨质密度，对骨质疏松症有积极的治疗价值。对皮肤、肌肉软组织损伤后的僵化变即退行性变，通过中药热疗，同样可促进血液循环与新陈代谢，使其得到迅速良好的修复。肌张力的转变、肌肉纤维弹性的恢复等良性变化均较明显。

临床进行中药热疗，一般以局部为主，兼顾全身，目的是使局部损伤迅速产生良性转变，促进全身康复，又以全身良好的生理功能带动局部伤病的迅速修复。

中药热疗，可改善脊柱骨关节与软组织损伤症状，特别是使肌肉的良性恢复转变明显。因此在临床运用手法矫治各类型颈椎病，特别是对颈椎病出现严重退行性变的中老年和高龄老人的治疗有良好的辅助作用。

在治疗胸、腰、骶椎伤时，临床上多运用牵引床牵引作为辅助治疗，在牵引治疗前，通过有效的中药热疗，可放松肌肉、减轻疼痛。

四、热疗方药

临床上使用中药进行热疗，可根据条件选择热疗方式与方法。对于热疗用药，可灵活掌握。但热疗同样需要辨证论治，用药可从简。为了治疗效果迅速有效，一般根据脊柱急慢性损伤情况和患者年龄、合并症等情况决定处方用药。

1.**一方**　羌活、独活、防风、当归、川芎、红花、桃仁、木通、木香、土鳖虫、黄柏、大黄、牛膝、栀子、桑枝、乳香、没药、千年健、白芍、丹参、透骨草、伸筋草。

适应证：脊柱急慢性损伤、骨折、肌肉软组织损伤。

用法：将以上药物放入锅内加水，通过锅下热源加热至水开，便可敞开锅盖，在继续加热下熏蒸使用。

2.**二方**　当归、透骨草、花蕊石、赤芍、天仙藤、蒲公英、苏木、紫花地丁、没药、芙蓉叶、白及、刘寄奴、生蒲黄、艾叶、茜草、桂枝。

3.**三方**　当归、天仙藤、透骨草、钩藤、鸡血藤、白及、伸筋草、苏木、赤芍、蒲公英、乳香、刘寄奴、木瓜、红花、艾叶、桂枝。

4.**四方**　五加皮、透骨草、续断、桑寄生、当归、钩藤、鸡血藤、白及、海桐皮、泽兰、艾叶、木瓜、羌活、红花、桂枝。

适应证：各种骨伤疾病（1~4方）。

用法：水煎后可用于熏蒸，也可用于外洗。

5.**总煎十三味方**　川芎、当归尾、延胡索、木香、青皮、乌药、桃仁、远志、三棱、蓬莪术、骨碎补、赤芍、生大黄、车前子、厚朴。

适应证：凡跌打损伤均可使用。

用法：水煎，可以内服，也可以外用。

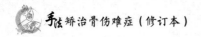

五、适应证与禁忌证

1.适应证

（1）颈椎病、胸椎病、腰骶椎伤病，骨盆变异症，四肢骨关节与软组织损伤，脊柱骨关节及软组织退行性变。

（2）风湿、类风湿骨关节病，强直性脊柱炎。

（3）外感风寒引起的颈腰椎骨关节疾病。

2.禁忌证

（1）脊柱、四肢急性损伤有出血者。

（2）药物过敏者慎用。

（3）出血性疾病，如血友病、血小板减少等症禁用。

（4）骨软组织感染者禁用。

（5）骨结核、骨肿瘤等病禁用。

（6）精神严重失常者禁用。

第三节　针灸疗法

中国针灸学是中医药学的一部分。针灸学原理是以经络学为治疗伤病的理论基础，即循经络实施针法、灸法，或针灸并用，以调整人体气血运行、阴阳平衡，医治五脏、六腑、脑与四肢百骸的伤病。其历史悠久，医理深奥，治法独特，方便有效。

针灸手法较多，有补泻之分。本书以脊柱病治疗为主，仅取针灸学中治疗脊柱伤病部分进行阐述。

一、针灸治疗理论根据

理论根据是子午流注推算过程中六十六穴开阖的基本原理。

《针灸大成·流注开阖》载："人每日一身周流六十六穴，每时周流五穴。"

注：十二经各有井、荥、俞、原、经、合，共六十六穴。阴经无原穴，以俞穴代；阳经有六个原穴，但为过经的部位，不单独占用流注时间。每个时辰可周流五穴，十二个时辰即可循环六十个穴位一周，加上过经的六个阳经原穴，恰为六十六穴，是子午流注"养子时刻注穴"法的理论基础。

《针灸大成·流注开阖》载："相生相合者为开，则刺之。相克者为阖，则不刺。阳生阴死，阴生阳死。如甲木死于午，生于亥。乙木死于亥，生于午。丙火生于寅，死于酉。丁火生于酉，死于寅。戊土生于寅，死于酉。己土生于酉，死于寅。庚金生于巳，死于子。辛金生于子，死于巳，壬水生于申，死于卯。癸水生于卯，死于申。凡值生我、我生及相合者，乃气血生旺之时，故可辨虚实刺之。克我、我克及阖闭时穴，气血正直衰绝，非气行未至，则气行已过，误刺妄引邪气，坏乱真气，实实虚虚，其害非小。"

注：子午流注的配穴规律。"相生"指子午流注所开经穴的相生腧穴，包括"生我"者的母穴和"我生"者的子穴。虚证时应配母穴，实证时应配子穴。例如，胆经行气，如虚则补其母，当刺肾之涌泉井，或膀胱之至阴井，或小肠之少泽井。

这是子午流注配穴选穴的理论。在子午流注开穴时辰内，除针其所开腧穴外，还可以选取某些配合腧穴进行针刺。选取配穴应以"阳生阴死，阴生阳死"，经穴与时间的生化关系为基础。配穴应选取这个时辰所开腧穴的母穴、子穴或本经的合穴，这些腧穴能促进气血运行，可根据"虚则补其母，实则泻其子"的关系进行针刺。所开腧穴的克我者及我克者均不可针刺，故不能作配穴使用。如果不按这些关系选取配穴，或对实证误补其母、对虚证误泻其子，都可以引入邪气，损耗真气，而有害于机体。

二、脊柱伤病针灸原则

1.**颈椎病** 颈椎伤病的针灸治疗原则应以通经活络、活血化瘀、消炎止痛为主。对于颈椎病引起的症状与体征，应具体观察归属经络，以经取穴。颈椎病与十二正经、奇经八脉均有密切联系。颈椎病早期主要以手六经、督脉为主，治疗可辨证论治。颈椎病较重后，症状与体征则明显与十二正经、奇经八脉所属病证相关，因此临床对颈椎病的针与灸，原则上应按中医辨证论治，以经络取穴与配穴。取穴配穴原则应以子午流注及相生或相克理论为指导，实者泻、虚者补，补其母穴、泻其子穴。不虚不实者应用平补平泻针法，以经取之。

2.**胸椎病** 指背部疼痛的病症。上背部疼痛的针与灸，可参考颈椎病治疗原则进行取穴与配穴，其主要病因也与颈椎病密切相关，故应以手六经为主，并观察与督脉、足六经和八脉之辨证关系进行归经。对于胸椎的中部与下背部，应与腰痛协同辨证论治，主要与足六经、督脉相关，取穴、配穴应按子午流注理论为指导进行针治与灸治。

提示：进针不可过深，严防伤肺引起气胸。

3.**腰骶椎病** 临床针灸治疗古今论述较多，且比较详细，主要以足六经、督脉为主归经与辨证论治。这里不做详细论述，可参阅有关针灸图书。

第四节　点穴法

一、气血与点穴的关系

1.气血　依据中医学理论认识人身体的气血。气与血是供给人体营养、能量之源。人体内脏腑器官组织的生机，时时刻刻离不开气血补养。气血对人的生存起着极其重要的养护作用，因此将气血视为人体养命之源。

2.气血运行　气血在人体经脉中运行循环，经脉在人体内外形成有序连接的网络，分布于脏腑、器官各组织，哪里有经脉，哪里就有气血的流动，如同地下和地面上的河流。

3.点穴的作用　首先根据气血与经络的关系，以及气血在经络中运行的自然规律，按照气血在经络中"子午流注"的时间，观察"气血"和"经络"的情况。气血在经络中运行，如同河流中的水一样，呈现水浪样冲击状，最前端的冲击浪头为起端，可称"气血之端"。只有明确了气血之端，才能认准经和穴，为点穴治疗选准经和穴提供依据。还要明确气血与经络损伤的情况，如分清气血及经络损伤的性质、程度，以及气虚血虚或气血双虚引起的病症。要明确经络损伤范围与闭塞的病因和程度，或因经络闭塞导致气血运行受阻碍的病因和程度，或因经络闭塞导致气血运行受阻碍的程度，这些对点穴治疗均有着重要的指导作用。即针对气与血及经络三者的问题和所发生的关系与病因，来确定点穴治疗的方法。

4.点穴要点

（1）首先强调学习应用点穴法，应建立在治病救人的基础上。明确地讲，就是要治人的病。

（2）对中医经络、气血理论知识要了解，要熟记人体经络或穴位。

（3）只有在诊断明确的前提下，才能确定或实施点穴法治疗。

（4）要学习点穴手法和技能，要从理论和实际应用上研究点穴法。

（5）在临床运用点穴法治疗中，要做到依时、依气血运行的经络、依气血之端，正确实施点穴治疗。如《点穴真传》中讲："故习点穴者，必先知穴所在，而又必知血气之循行，然后施之，始治有效。夫气与血之流行固有定时，某时在某处，某时入某经，若时之未至，虽点无伤，气血未至也。若时之已过，虽点无效，气血已过也。而欲于不先不后、不偏不倚而点一穴，是其难固可知矣。"无论如何，点穴者必先知气血之元始。

二、点穴功夫

1.认穴　点穴其关键处完全在于穴道。知穴所在，依其定时，举手点之，会即刻见效。依次递加而至十二经、八脉所属之各穴完全遍及，然后更将各穴全合并而行之，百无一失，则认穴之功成。而医人者要精益求精，故点穴一法，无论欲制人、欲治人，于认穴一道切不可不慎。认穴能真，虽危急之症，亦可应手而愈；认穴不切，则是误治。

2.寻经　所谓点穴者，其所点之处，须在主穴，而非空穴。

唯有一事必须详加研求，即气血之循行，究竟向上逆行，或向下顺行，或向旁横行，兹数者，势必知其详细，始可得心应手。

指力：点穴之术，贵以一指之力，克敌制胜。

点打：指劲练成之后，则可进一步练习点打。

眼力：眼力一事，在武术上极为重要。

虚劲：但依穴道所在之处，遥遥指点，即有劲自端射出，而达于敌人之穴。

透劲：所谓透劲者，即能透物之谓也。

3.救治　《点穴真传》载："若能开其门户，使气血复其流行，则经脉即舒，其病自去。如某时点人，闭住某穴，则其气血必滞于其穴之后，治法当在其穴前启之，使所闭之穴感受震激，渐渐放开，则所阻滞之气血，亦得缓缓通过其穴，以复其流行。唯被点穴之时过久，则气血必有一部凝结而成为瘀，是则用合宜之手法外，尤当借药物之力，以行其瘀。"

（1）治伤药方加减：三棱20g，赤芍5g，血竭3g，当归3g，蓬莪术3g，木香3g，乌药3g，青皮3g，桃仁3g，延胡索3g，红花3g，骨碎补5g。

用法：水煎，分服。

加减：以上方药，依据伤情加减药味和用量，做到审时度势，临机应变。

头部伤，加羌活、防风、白芷。

胸部伤，加枳壳、枳实、茯苓皮。

胃脘伤，加桔梗、菖蒲、厚朴。

两肋伤，加龙胆草、柴胡、紫荆皮。

背部伤，加乌药、五灵脂、威灵仙。

手臂伤，加续断、五加皮、桂枝。

腹伤，加小茴香、茯苓、陈皮。

腿伤，加牛膝、木瓜、三七。

大便闭塞，加大黄、枳实。

小便闭塞，加车前子、木通。

（2）总煎十三味方——通治跌打损伤：川芎6g，归尾10g，延胡索6g，木香6g，青皮6g，乌药6g，桃仁6g，远志6g，三棱5g，蓬莪术6g，骨碎补6g，赤芍6g，苏木6g。

加减：大便不通，加生大黄6g；小便不通，加车前子10g。

用法：水二碗，煎至半碗，加陈酒冲服。

（3）加减十三味方：红花5g，刘寄奴6g，肉桂5g，广陈皮6g，香附6g，杜仲6g，当归8g，延胡索6g，砂仁6g，五加皮10g，五灵脂6g，生蒲黄6g，枳壳5g。

用法：水煎，酒冲服。

三、点穴疗法治疗伤病原理

以中医气血运行循环于经络为理论基础。经络的作用，在《灵枢·本藏》中讲："人之血气精神者，所以奉生而周于性命者也；经脉者，所以行血气而营阴阳、濡筋骨、利关节也。"医者运用力和气的作用，刺激患者相关部位和经穴，并渗透到人体内，以激发患者体内之经气，共同作用在伤病处，从而调整人体阴阳和脏腑的功能与营卫气血的盛衰，促使人体脊柱伤病康复。

1.刺激人体中枢神经系统　中枢神经系统类似中医理论概念中的"心神"，通过"心神"的主导作用，反射性地支配全身各部位组织器官，共同对伤病部位的损伤与疼痛起到调理、调整与促进修复的作用，从而使五脏六腑功能改善。并通过五脏六腑吸收营养物质和药物的有效成分，作用于伤病组织部位，从而达到对伤病的治疗目的。

2.疏通经络，行气活血　经络是运行营卫气血的通路，当人体发生伤病时，邪毒会乘虚而入，导致人体阴阳失调，经络气血受阻，引起局部与全身不良反应，出现气血不足或气血两伤之证。临床运用点穴法，可从全身进行调整，促进气血运行，疏通经络，使气血流通，经脉舒展，伤病自除。临床可从伤病所属经络，即所伤穴位之前导引，亦可以从前向后疏导，使气血畅通，邪毒祛除，肿消痛减，气血运行。

点穴法又可在相对之穴启之，使伤病部之穴对应性激惹，使其渐渐舒开，让所阻滞之气血缓缓运行，通过其穴，逐步恢复正常运行，而使其伤病获得痊愈。

3.平衡阴阳，扶正祛邪　运用点穴法，可调整局部与全身各脏腑组织，在"心神"的支配和参与下，进行有序的调整和修复，使体内阴阳得到调整，恢复到相对平衡状态。

4.激表攘内，扶正固本　点穴法，可通过刺激体表（外因作用）使其感应传至体内（内因作用），起到攘内激发内因的作用；可将点穴视作外因条件，激惹内因发生变化，即为外因通过内因而起作用的治法。在实际治疗中，应因人、因局部伤病、因患者整体情况，分轻重缓急先后而治，这也是中医与西医临床共同的治疗原则。如急者首以救命为主，兼顾伤情；有出血者，当先止血、补血，先治疗急症。对慢性伤病，如脊柱慢性损伤，应先活血化瘀，从活血通络治起，以给矫治脊柱创造有利条件。

5.**止痉解痛，缓解挛缩** 点穴法有类似针灸治疗的作用。如对神经血管性痉挛、肌肉痉挛、气管痉挛、胃肠痉挛、肝胆结石胆管痉挛、输尿管痉挛、膀胱痉挛、喉部痉挛、头部血管痉挛性疼痛等均可起到解痉止痛的作用。对颈椎病引起的神经性头痛、颈部伤所致疼痛，胸、腰骶髂部各类伤病所致疼痛，四肢及骨关节伤病所致疼痛，皮神经炎所致疼痛，以及五脏六腑的伤病所致疼痛，都可以在诊断和治疗目的明确的情况下，运用点穴法治疗。通过点穴治疗，可调节与调理内外伤病的不良刺激，改善组织微循环，促进经络气血运行。对肌肉、韧带、肌腱、腱鞘组织、周围组织挛缩症，均可运用点穴手法给予解除，使肢体恢复其正常的运动功能。

四、点穴手法

（一）单指点法

单指法多用中指，常用立掌式，以示指、中指、环指、小指并拢，因中指较长，故以中指为主，示指、环指、小指紧靠，并协助中指发力点穴按压，或加平揉，或转圈式点揉，或纵向点揉，或横向点揉。点按力与揉力可轻可重、可浅可深，使力的作用集中在所设定的经络和穴位上即可，如可定位施力在某一部位炎症痛点处，或沿肌肉或肌腱走行的条状硬结、索状物上，分别给予点按揉理，以使其气行血散，炎症消除，粘连松解。可用单拇指法或双拇指法治疗。

（二）勾指点法

指单拇指或双拇指勾指点按法。或示指、中指、环指、小指与手掌形成勾手点按。此手法适宜在较大部位，或较长部位，或躯体脊柱两侧，或骨关节凹部位使用，是用特殊指式进行的点按揉法。

（三）拳形点法

手握拳状，以示指、中指中节或中指中节关节顶端进行点按。此法优点是作用力大、较稳，不易损伤手指。

（四）中指、拇指、示指点法

是以中指为主，同时用示指扶助中指背侧，拇指扶助中指腹侧，运用中指指端作

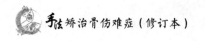

用在点按治疗部位。

（五）示指、中指、环指、小指并拢式点法

是用拇指扶助示指末节关节部，示指、中指、环指三指指端平齐，小指紧靠环指，与其平齐点按、拨揉。

（六）五指屈捏式点法

指一手五指屈曲，捏成梅花形状，进行点打、叩击、点按。

（七）掌根点法

指以掌根部点按治疗部位。此法适用于面积较大部位，可点、推、按、揉相结合运用。

（八）肘尖点法

指用肘尖部点按。此法力度较大，多用于肌肉发达的部位。

点穴靠眼睛辨认经和穴，靠手感明确伤病——反应点、反应面、线状伤面及部位深浅，此为第一。点穴靠指劲点打，需用眼力洞察力指导，此为第二。点穴又有虚劲、透劲、用力、用气点法，此为第三。因此，除明确判断病情外，还要练习指力，学习有关人体解剖学、生理学、病理学的相关知识，以指导对伤病的诊断，确定治疗原则和方法。

五、经络治疗

（一）颈椎病性头痛及视力、听力障碍

取经以手三阳、足三阴六经为主、以督脉为中心。

主穴：百会、四神聪、印堂、太阳、睛明、迎香、下关、水沟、听宫、翳风、天冲、脑户、玉枕、风池、风府、哑门。

配穴：合谷、曲池、内关、外关。

（二）颈椎病

取经以督脉、手三阳、足太阳膀胱经为主。

主穴：风府、哑门、大椎、天柱、百劳、天窗、扶突、天鼎、缺盆、肩井。

配穴：少商、商阳、关冲、人迎、太冲、八风。

（三）胸、腰、骶椎伤病

取经以督脉、足太阳膀胱经为主。

主穴：循经取穴，加脊柱各椎节阿是穴（痛点）。

配穴：①手部：腰痛点。②下肢：三阴交、悬钟、隐白、大敦、涌泉、厉兑、足窍阴、至阳。

点穴治疗方法同前。

临床应用点穴法，应与理筋法、手法矫治脊柱法相结合。点穴法主要适用于脊柱伤病、骨盆变异症和四肢相关伤病。

第五节　理筋法

理筋法主要是指对皮肤、皮下组织、筋膜、肌肉、肌腱、腱鞘、关节韧带组织，血管、神经组织等进行手法理治的方法。

理有治理、清理、理顺之意。理筋治疗方法应用广泛而普遍，特别是广泛流传于民间，方便有效。

一、理筋法与推拿按摩法

从传统中医手法分析，理筋法应属于推拿按摩的一种手法，但本书所介绍的理筋法与一般按摩法不完全相同。其一为针对性不同，即理筋法专用于肌肉、肌腱、腱鞘、关节韧带及皮肤、皮下组织挛缩等病变；其二为方法力度不同，即理筋法要严格掌握方法和力度，防止损伤肌肉。

二、理筋法治疗原理

人体是一个完整的有生命的躯体，常常会受到风寒湿热邪的侵袭或受到不同的外伤，又往往因疼痛和脊柱与四肢的部分伤病影响全身。特别是脊柱急慢性损伤，可直接影响到脑干和大脑；脊柱椎管内脊髓、神经、血管损伤，可引起疼痛、人体形态变异、生理和运动功能障碍。

在临床上，运用理筋手法可由点到面、由浅入深进行治疗。从中医理论讲：理筋法可活血化瘀、祛风散寒、除湿解毒、行气通络，达到祛除伤病之目的。从西医理论讲：理筋手法直接作用在受伤的皮肤、肌肉、肌腱、神经、血管相关部位，疏散血肿、水肿及毒素，以及有害化学物质的堆积，促进局部血液循环，达到消炎、止痛、解除痉挛的目的。

此外，理筋法治疗可刺激人体伤病组织，调动人体内因机制，在人体组织细胞的反应或感应下，通过神经系统的传导作用直达人体大脑中枢系统，继而在大脑中枢系统的支配下，人体发生自我保护性调节，即达到神经系统的自我调节，使局部及全身产生一定程序化的化学反应，加上各种酶的化学性感应作用，达到促进血液、淋巴及人体相关激素类物质的循环代谢，使人体局部和全身免疫性功能增强，促进局部伤病组织的自我修复功能的目的。

三、理筋手法原则

在临床上常用的理筋手法有手指法、手掌法。根据受伤组织的部位、肌肉、骨性结构强弱情况，选择适宜的手法。要求对伤病组织诊断明确，治疗重点主次分明，清楚治疗中的伤情变化，手感灵敏。对脊柱急慢性伤病的治疗，要明确手法对肌肉与脊柱的影响。在具体理治中，要注意观察和分析，掌握好手法力度与时机。

1.**由轻到重**　指使用理筋手法的原则。用手法理治同时，利用手感测试伤情程度，从点到面、从浅层到深层的组织反应。一边理治一边进行测试，并根据伤情的需要变换手的力度和方位。还要观察患者的反应、接受能力、忍耐程度。必要时使用瞬间加力法，在转移患者注意力、减少阻抗的情况下快速理治，达到松解粘连、挛缩的目的。

2.**由慢而快**　慢和快是相对的，由慢而快是在临床使用理筋法中常常变换运用的原则。先慢可使患者有精神、心理方面的准备和适应。慢与快也指理法的频率，快指迅速解决问题，在组织细胞、神经、血管能够适应的情况下，快速解除粘连、痉挛和挛缩，这样可减少患者的痛苦。对组织的淤血、水肿，可先缓慢理治，对包块尤其对有包膜的包块，可用快理法打破包膜，然后再缓慢理开疏散，以利于局部吸收并促进血液循环，将毒素排出体外（注：如结合局部和全身用药则效果更明显）。

3.**由浅而深**　指在使用理筋手法时先用手指测试伤情深度，即对组织损伤的浅深范围要探查清楚。如有肿块，要分辨清楚在哪一层肌肉或组织上，特别是对肿瘤、脓肿类病理性肿物要进行鉴别，然后再决定治疗方法。对伤因机制引起的肿块可用理治法由浅而深，或由深而浅，分别治疗。浅指皮肤、皮下组织；深指深达骨膜层。分理粘连，理顺肌肉，同时松解神经、血管与组织的粘连，改善局部血液循环，解除神经压迫，缓解疼痛，达到理治目的。

4.**先急后缓**　急指迅速准确地理治主要病变，缓指在主要病变处理后再调节治理其他病变。有急者治其标、缓者治其本之意。所谓先急后缓理治，也有标本兼治的意思。

四、理筋方法

1.**分筋法**　分筋法是指与肌肉束和肌纤维组织呈垂直方向进行分理。

2.**顺筋法**　顺筋法是指沿该肌肉的一端，顺肌肉束和纤维组织做纵向理治。

分筋法与顺筋法主要是对皮肤与皮下组织间、肌肉与肌肉间、肌束间、肌腱与腱鞘间、肌腱腱鞘与周围组织间、神经与周围组织间、血管与周围组织间的所有粘连和挛缩进行分理、顺理治疗，以促进局部血液、淋巴液等循环，加速局部新陈代谢，消除组织炎症。理治方法只作为手法矫治前的一项辅助治疗。

五、注意事项（禁忌证）

1.急性脊柱伤，有脊柱骨性结构不稳定者慎用。

2.有活动性出血者禁用。

3.血小板减少、凝血因子缺乏、血友病者禁用。

4.肌腱部分断裂者，应手术治疗后再选择时机用手法理治。肌肉部分断裂者，无出血倾向时再用。肌肉、肌腱完全断裂者，手术愈合后再行手法理治。

5.因挤压致软组织损伤者禁用。

6.血肿、水肿较重者，用药物配合手法治疗。

7.积液较多、有坏死组织者，应手术切开引流，防止发生骨髓炎症。

8.外感风寒引起的急性肌纤维组织炎症者在急性肿胀期，可先用药物治疗。

9.禁止在一部位对某一肌肉组织进行重手法硬行理治。禁止长时间或长时期推按挤压肌肉组织，以免肌肉纤维充血、出血、断裂而引起肌肉硬化或骨化，丧失功能。

第六节　牵引疗法

一、概述

牵引疗法是对人体骨性支架损伤后进行再塑形治疗的一种方法，也是手法矫治脊柱变形中的辅助治疗方法，利于手法矫治。主要用于脊柱损伤后的各类疾病，如椎间盘突出、骨折、关节损伤变形及肌肉、韧带挛缩等。

脊柱椎管内脊髓神经与颅脑中枢神经系统相连续，并支配着全身各系统发挥正常的生理功能，与纵隔、膈肌、心脏、肺、气管、胆、脾、胃、胰腺、肠及泌尿、生殖系统等均有密切的关系。因此人体脊柱一旦受到损伤或变形，就会影响到脊髓神经系统，引起各系统的功能障碍。因此要通过手法矫治、牵引疗法，或手术矫形，整复脊柱损伤变形。

在临床上，肌肉损伤与脊柱损伤变形常常是互为因果的，有着密切关系，故在治

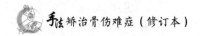

疗中使用牵引疗法来调整脊柱结构的平衡，以及韧带及肌肉的平衡，有重要意义。

在治疗脊柱伤病中，牵引疗法可解决脊柱因骨性结构的移位，或脊柱两侧的肌肉不平衡，或脊柱椎体两侧的横突间肌、横突棘肌及相关肌肉的不平衡，将脊柱和受严重制约的椎体矫治到正常位置。从这种意义上讲，牵引疗法是手法矫治的辅助力量。对牵引力、牵引时间要科学和严格掌握，避免负面影响。

二、牵引治疗的作用机制

（一）调整脊柱骨关节

当脊柱因伤因机制而引起侧弯、"S"形变、旋转、倾斜，椎体间关节突关节被牵拉、扭曲、折弯或骨折移位等，均可造成椎间隙的前后与左右宽窄改变，以及椎间盘本身的变异。脊柱变形与椎间盘突出是影响椎体的重要因素，两者往往互为因果，临床要依据不同病因和类型进行调整治疗。

（二）调整肌肉、韧带

1.脊柱牵引，同时也是对脊柱周围肌肉、韧带组织的牵引治疗。特别是在慢性脊柱损伤变形中，肌肉的劳损与损伤程度常常是引起或加大脊柱变形的重要因素。

2.牵引可有效解决肌肉痉挛、挛缩，同时解决相关韧带的挛缩粘连，解除肌肉、韧带组织对脊柱、椎体的不正常性制约，达到矫正脊柱、矫治肌肉与韧带的双重目的，以利于脊柱的稳定和正常运动，改善与脊柱密切相关的神经系统及各系统的功能。

三、适应证

1.颈脊柱疾病

（1）颈脊柱椎体旋转移位症，颈脊柱椎体倾斜移位症，寰枢椎的齿环关节移位症，寰椎骨折，枢椎骨折，颈脊柱侧弯、直变、后弓，颈椎间盘脱出、膨出症。

（2）颈部肌肉劳损，如肌肉炎性粘连、痉挛、挛缩症，颈部韧带损伤、韧带挛缩症，胸锁乳突肌挛缩造成的斜颈症，斜角肌炎性粘连导致臂丛神经挤压症等。

2.胸椎疾病

（1）胸脊柱侧弯症，脊柱"S"形变，脊椎后弓症，椎体后凸症，脊柱旋转变形症，椎体倾斜旋转症，椎间关节移位症，椎肋关节移位症，脊柱多椎体左、右或旋转移位症。

（2）脊柱背部两侧肌肉损伤症，肋间神经症。

3.腰椎疾病

（1）脊柱椎体的一般性骨折，腰脊柱侧弯症，"S"形变症，"Z"形变症，椎体前后与左右移位症、滑脱症，椎体旋转移位症，脊柱多椎体旋转变形症，腰脊柱直变或后弓症，脊柱椎体外伤性、间隔性多椎体移位滑脱症。

（2）腰部韧带、肌肉粘连、挛缩、短缩症，腰脊柱骨与关节及韧带、肌肉退行性变症。

4.骶椎　骶椎的骨折、损伤错位，骶髂关节骨折和移位，尾骨骨折和脱位等。

上述各症在临床治疗时，常常需要辅以不同形式的牵引辅助手法。

四、禁忌证

1.骨病，如骨结核、骨髓炎、骨肿瘤等。

2.精神疾病患者。

3.严重心脑血管病，高血压病。

4.血小板减少症，血液病。

5.严重骨质疏松症。

6.肺、气管性呼吸困难。

7.妇女月经期、妊娠期。

8.胃肠性恶心呕吐。

9.饱食后。

10.严重糖尿病患者。

11.眼黑症。

12.严重冠心病患者。

13.感染发热者。

14.有严重合并症者。

五、颈椎伤牵引种类与方法

（一）颅骨牵引

适应证：颈椎骨折脱位。

术前准备：剃光头发，清洁头部皮肤，用碘酒、酒精消毒。

器具：颅骨牵引弓，牵引架，手摇钻，带有安全隔板的骨钻，牵引绳和重量锤。

麻醉体位：使用局部麻醉，患者仰卧于治疗床上。

手术方法：选定钻孔位置，以头两侧乳突绕过头顶做一连线，再画一条头前后正中矢状线，两线交点为中心点。用颅骨牵引弓时，将牵引弓张开，在中点定位，再做等距离向横线左右延伸，以牵引弓两端钉齿落点为钻孔点。

钻孔方法：在选定点上用局部麻醉，从皮肤至骨膜注入麻药。用尖刀在一点分别

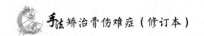

沿线做切口，深达颅骨并切开骨膜。然后用钻带钻头从外稍斜向内，以适应牵引弓钉齿的斜度钻进，钻透颅骨外板。钻孔后将牵引弓上好。

牵引：将牵引弓连绳，通过牵引架滑轮连接牵引锤，重量7~15kg。将床头垫高20cm，造成牵引头颈与躯体在纵轴线上呈对抗用力状。将牵引弓两端钉齿部用无菌纱布包扎，并每日消毒更换，严防感染。注意观察牵引弓，使牵引弓两侧平衡。用时调整角度和牵引重量，并以X线检查颈椎骨折的脱位，牵引下复位情况。当确定骨折脱位复位后，即改维持性牵引重量1.5kg左右。牵引时间4~6周。

后期治疗：当去牵引后，去掉牵引弓，并清洗钉齿牵引用孔，消毒后以无菌纱布包扎，直至愈合，颈部利用颈托保护1~2个月。

（二）布带牵引

四头带、颌枕式吊带均可，要求布带柔软坚固。

使用方法：将牵引带分别托在患者枕部和下颌部，与头上连接牵引绳部形成三角形。要防止压迫气管和颈前部动静脉血管。将牵引绳连接牵引架滑轮，连接牵引锤。重量10~15kg（成人），应争取尽快牵引开。经X线检查证实颈椎骨折脱位得到整复后，改维持牵引，重量1.5kg左右。牵引4~6周。经X线检查满意后，去掉牵引，利用颈托保护1~2个月。

（三）特殊牵引固定法

1.头颅－骨盆环撑开牵引术　适用于颈椎合并胸腰椎脊柱严重伤、侧弯变形的治疗。牵引方法和牵引器械请参阅有关资料。

2.头颅环－背心固定法　请参阅有关资料。

3.Minerva石膏领固定法　请参阅有关资料。

（四）人工牵引

分立式、坐式、俯卧式、仰卧式牵引。适用于颈脊柱急慢性损伤所致各型颈椎病的治疗。

（五）自调式气动牵引

使用自调式气动牵引器牵引，可自行做牵引治疗。安全、方便、实用、易操作。

六、胸腰骶椎牵引方法与种类

（一）悬吊法

指用双手自动悬吊，患者双手向上握住单杠、双杠或类似单双杠支架，双脚离地，自然将躯体放松，利用患者自身的重量牵引。也可在腰骶部系上一定重量的沙袋，增加向下牵拉的力量，使脊柱前后、左右和脊柱周围韧带、肌肉纵向平衡牵引。对解除韧带、肌肉粘连与挛缩有较好的效果，具有治疗调整和矫正脊柱的作用。适用于儿童先天性脊柱变形、脊柱急慢性损伤变形。为加强双手握杠作用，可利用特制手套辅助双手和腕部力量。此法方便、适用、安全、有效。

（二）吊带式

指利用捆扎带，在胸椎上段拢住双肩，将捆扎带上方系在高位支架上，利用患者自身重量或人工加一定重量于腰骶部，增加向下牵拉力量进行牵引。作用机制同悬吊法。此方法可以增加较多的重量，使牵拉力量成倍增加。通过加大对脊柱的牵拉力，矫正脊柱。如果需要治疗脊柱旋转变形，在悬吊牵引中，医者可用双手分左右握住髋骨两侧，使腰骶部带动胸脊柱旋转，将其矫正。此法也可用于椎间盘突出的治疗，但要掌握正确的方位和力量，不可失控。

（三）人工牵引法

多用于腰骶部严重的椎体移位、旋转移位，$L_{4、5}$-S_1 的严重椎间盘突出症，严重的 L_5 椎体向椎管移位症。方法是利用牵引，用捆扎带或布带，以要治疗的部位为中心捆扎好上下方扎带。患者取俯卧位，分别在患者头前方和腰下用人工牵引。上方人员分别握住上方捆扎带的加长拉带，居患者中轴位；下方人员分别握住下方捆扎带的下方加长拉带，同时如果人员多时，可以分别握住患者下肢踝上部。下方为主动牵引力，上方为对抗牵引力，可根据需要调整上下方人员和下方左右两侧人员。上方人员力量呈一致的均衡性；下方左右人员根据矫正需要，可在人数与力量上有所差别。当人员定位、准备好以后，医生在中间手按矫治部位作牵引测试，并统一号令，指挥用力。可先试牵，即让上下方人员一步步逐渐加大拉力，一直加到最大拉力，以医生手感为标准决定上下方对抗牵引人数，在选定合适人员与拉力的情况下，医生以双手紧贴治疗部位，一是继续测试牵引力，二是准备动手治疗。

人工大力牵引方法，要靠医生的知识和临床经验对患者的局部和整体进行观察判断。要做到准确无误、随机应变，掌握住牵拉人员的统一用力度。不要形成拉锯样，一下牵患者向上，又忽然拉患者向下，这样没有牵引效果，医生也无法动手矫治。

提示：使用此法要慎重，要求医生要有高度洞察力和手感的高度灵敏性，以及快速的综合判断力。

（四）牵引床治疗

牵引床：临床上使用的牵引治疗床种类较多，主要有两种类型。一是普通型，为一般常规性牵引治疗所用，牵引力一般在40~80kg；二是专用复位型，专为整复腰椎病、椎间盘突出症使用，牵引力一般在90~150kg。

用牵引专用带牵引。牵引带分上方用扎带和下方用扎带。上方用扎带捆扎在胸腰段，下方用扎带捆扎在髂骨与骨盆部，作对抗牵引。在使用时，应以手法治疗的腰椎为中心，分上下分别捆扎扎带。如果用于治疗上腰段或胸腰段脊柱，则应将上下扎带上移，均以治疗的具体椎体部为中心捆扎上方与下方扎带。位置越高，上方扎带就越不容易捆扎牢固，会产生向上滑移。故在捆扎上方扎带时要注意防止滑移向上的情况。

提示：临床在进行快速加力牵引时，应同时尽快使用手法，以达到治疗目的，否则难以复位。

综上所述，使用牵引疗法，是应用生物力学原理，因此不可忽视或轻视牵引这项工作。在临床实际运用中，能适时使用牵引是非常不容易的。这方面的临床教训相当多，医学界也有争论，应引起重视，以避免不良反应及医疗事故的发生。

第五章　脊柱伤急诊救治

脊柱是人体的中轴支柱，上连接头颅，下连接四肢，构成人体骨架系列，靠韧带、肌肉软组织连接，与脊髓、神经、血管关系密切。人体的任何部位受到冲击力、压力均可能传导至脊柱，造成脊柱损伤。脊柱损伤往往与人体其他部位的损伤密切关联，可直接造成脊髓神经损伤、血管损伤，可间接影响大脑中枢神经和体内脏器、各个系统。因此，在脊柱的急诊救治中，从现场急救、搬运到急诊室处理，每一项都很重要，都关系着伤者的致残程度和生死存亡。

一、颈椎伤急诊救治

颈椎伤在脊柱伤中多是较严重的损伤。特别是在急性外伤损伤中，因为颈椎是头部大脑与躯体四肢连接的桥梁，有脊髓各神经系统经过颈椎管相伴行，有血管向大脑和脊髓组织供血。因此颈椎伤危险大、伤情多复杂，影响各组织系统多较严重。

颈椎伤常合并脊髓神经伤、血管伤和多组织损伤，又易造成中枢神经系统、循环系统、呼吸系统及消化系统等受累，严重者可造成高位截瘫。据有关资料统计，高位截瘫人数约占颈椎伤病例的1/3，颈椎伤死亡人数约占颈椎外伤病例的1/5。

临床上将颈椎伤分为6种类型：颈过度伸展损伤型、颈向前屈曲损伤型、颈过伸与前屈曲联合损伤型、颈侧屈与旋转损伤型、颈椎骨折损伤型、颈椎脱位损伤型。

（一）伤因机制

临床所见伤因机制多且重，常表现复杂多变。有垂直被降落重物砸压性损伤，头朝下摔伤，头朝前冲击被物体阻挡造成的挤压与折屈性损伤。有来自颈前或后、左或右不同方位，被手或器械击打损伤，被人旋拧造成的扭挫损伤。有颈过度向后伸展与向前屈曲联合性损伤。

如"挥鞭式"机制所致，多发生于车祸。开车司机与乘客，在车快速行进中，突遇障碍物阻挡或紧急刹车，在冲击力和间接作用力驱动下，使人头颅急剧向前屈曲或者向一侧屈曲，在瞬间形成的反作用力的驱动下，头颅又被反弹过来，形成急剧向后

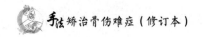

伸展和向另一侧屈曲，又因车的转向力形成旋转作用力，造成伤者头颅旋转致伤。

又如摔伤折屈伤。在马术运动中，当运动员在骑马急速行进越过障碍时，因意外故障，运动员可向前或向后、向左或向右头朝下着地摔伤，因有惯性作用力，又将身体摔倒，可造成向后过伸与挤压伤、向前屈曲挤压伤、向左右侧方屈曲旋转损伤和折曲性损伤。

还有因塌方、地震、跳水、前后滚翻、体操、搏斗等特发性事故所形成的损伤，均可导致颈脊柱变形，椎体、椎间关节、椎板骨折与脱位，椎间盘纤维环、韧带组织撕裂损伤。在上颈段可致寰枕关节、寰枢关节、十字韧带、关节囊损伤与移位。多因颈椎骨性结构的折伤和错位，造成椎管变形与狭窄，导致脊髓、神经、血管、交感神经、副神经、迷走神经和肌肉组织，以及颈前部组织损伤，可出现出血、水肿、疼痛与功能障碍，严重者可致伤者高位截瘫等。

（二）症状、体征

临床上见患者由于伤因机制的不同、年龄的不同、身体健康状况和组织状况的不同、所致损伤程度的不同，出现头颈不能端正的强迫性颈倾斜姿势。颈部疼痛在 12～24 小时可逐渐加重。颈部无力支撑，自主活动功能受限。严重者可出现半身瘫、三肢体瘫或高位截瘫体征。多引起头痛、头昏、中枢神经功能紊乱。可出现心律失常和肺呼吸功能受影响的症状、体征。

（三）临床检查

望诊：患者头颈呈强迫倾斜体位，颈与胸及两肩膀不能端正。常常不能自主活动，强制活动可使疼痛症状加重。观察患者神志、表情变化，对出现恶心、呕吐者，应观察呕吐物是否有血，观察呕吐与脑损伤压力增大有无关系，观察二便失禁情况。

触诊：从寰枕连接部检查起，沿颈椎棘突和两侧椎板、横突，从上至下、由浅入深详细进行检查。要注意尽可能不搬动患者，以减少颈椎损伤，防止造成不必要的损伤。对出现血肿、水肿和疼痛的敏感点，要检查具体受损伤组织和原因，评估颈椎损伤和相关软组织损伤程度。对早期出现的肢体瘫或高位截瘫体征，应注意观察和区别。触诊检查肢体温度、痛觉反应和平面，即对脊髓神经损伤定位。必要时进行影像学和肌电图检查，以帮助诊断。要强调的是：在颈椎损伤合并脊髓神经的损伤中，应考虑到脊髓受损伤的性质。在早期可能因受损受压等刺激出现脊髓休克的表现。此外，还有以下三种情况要认识。

一是真性损伤，即脊髓神经横断性损伤。

二是假性损伤，即脊髓部分或大部分被压迫，神经传导受阻碍，而不是横断性损伤。如能运用"脊髓电生理检测"会发现，在压迫处仍存在微弱的神经传导，即有脊髓电生理传导流，与横断性损伤完全不同。临床证实该情况的方法很明确，可用手术探查或经手法矫治，使脊髓尽早解除压迫，脊髓的功能即可呈现于相应肢体。因此，在受伤早期不可盲目地过早判断脊髓横断损伤，这类教训是很深刻的。因脊髓被压迫时间过长，往往导致血管损伤，脊髓会出现"自溶"性变化，失去治疗时机。

三是不完全性损伤，即脊髓部分损伤，较为多见。

在早期一般经过手术探查或手法矫治，解除脊髓压迫，再经伤后功能锻炼或康复治疗，不少原高位截瘫或部分肢体瘫痪者的症状、体征就会出现改善。因此强调临床检查要详细、科学化，要从观念上和认识上不断改进。

（四）影像学检查

可显示颈椎骨折与移位情况、脊柱变形情况、椎管变形与狭窄情况。中老年患者可显示骨质疏松、椎体压缩改变，可见骨质增生在椎管内挤压脊髓神经或因椎体前部增生挤压食管的情况。MRI检查可显示椎动脉被挤压，阻碍血液流动的情况与程度。可显示椎间盘损伤与韧带损伤情况。

（五）诊断要点

1.颈椎急性损伤。

2.颈椎过度伸展损伤。

3.颈椎前屈曲性损伤。

4.颈椎"挥鞭式"联合损伤。

5.颈椎骨折韧带撕裂伤。

6.颈椎脱位脊柱变形伤。

7.颈椎管损伤狭窄。

8.颈椎间盘损伤脱出。

9.颈脊柱、神经、血管损伤。

（六）临床治疗（急诊室处理）

1.**处理原则**　在对颈椎伤进行急诊救治中，应尽量减少对患者的搬动，防止颈椎发生再次损伤而加重伤情。对出现休克者，应针对伤痛病因给予救治。对出现昏迷、神志不清者，要对脑部和心、肺进行检查，对出血情况进行检查并及时处理，必要时用止血药物治疗。在患者生命体征相对平稳的情况下，再进行影像学检查。根据X线资料对颈椎伤进行治疗。

2.**手术及药物治疗**　对颈椎骨折严重，压迫脊髓神经、血管的情况，以及骨折块

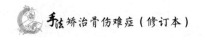

突入椎管的情况，应选择手术治疗。对脊髓神经伤后炎性水肿，可用地塞米松类药物消炎。对有剧烈疼痛者，应予止痛药物止痛。

3.**牵引治疗**　对颈椎骨折、脱位，以及颈脊柱变形、失稳定者和一般情况较差者，可选择头部牵引治疗，有利于保持颈椎位置和脊柱形态。可在牵引下，用适当的手法整复椎体的移位，纠正椎管变形与狭窄，以利于解除脊髓神经牵拉扭曲性损害，改善血管供血和脊髓血液循环，对合连接与修复被撕裂或断裂的韧带、关节囊和纤维环组织。

注意：对过度伸展损伤类型的患者严禁过伸位牵引，防止加重损伤；对颈椎牵引的适用情况要严格掌握，适量、适时、适度，严禁过牵；要严密观察和用X线透视检查作依据，进行24小时监护。

4.**手法矫治**　在临床上根据影像学检查资料显示，进行手法矫治。

原则：应在患者神志清楚、说话方便、能配合的情况下治疗，即要在患者的心跳、血压和呼吸正常与平稳时进行治疗。

方式方法：根据患者的具体情况决定是采取卧式或坐式。

治疗：根据颈椎伤不同类型，即颈椎骨性结构的变异程度和椎间盘脱出程度，具体而灵活地实施矫治法。应以"正牵扶正"矫治法为原则，进行操作。对骨折、错位、关节移位、椎间盘脱出、脊柱变形等改变，要同时矫正；并对韧带、肌肉软组织进行调整治疗。要求真正解除脊髓神经、血管的压迫，解除椎动脉的牵拉挤压，解除交感神经的牵拉与刺激，使颈椎和相关组织恢复正常位置，利于组织修复，有效缓解疼痛与相关症状、体征，以利于颈椎伤后得以良好愈合。

治疗后经X线影像学检查满意后，进行有效的外固定制动保护，可用颈椎支具固定。要求外固定方式正确，方法可靠、有效。一般制动4周或以上，然后可运用中药热疗法、点穴法、针刺法和理筋法辅助治疗。有条件者，在伤后能进食时就可以服用中药治疗，可减轻疼痛，促进血液循环，有利于骨的生长愈合和脊髓神经、血管的修复及肌肉软组织的修复。

二、胸腰椎伤急诊救治

（一）分型

胸腰椎损伤，临床上根据伤因机制区分类型。

1.**传统分型**　根据致伤外力分型。包括屈曲损伤型；伸展损伤型；旋转损伤型；纵向压缩损伤型。

2.**现代分型**　依据影像学检查资料显示进行分型。包括压缩骨折型；旋转损伤

第五章 脊柱伤急诊救治

型；爆裂骨折型；剪力骨折（或称切片状骨折）型；椎体后部骨折（或称座带骨折）型；拉伸骨折型，又分屈曲拉伸损伤型、过伸拉伸损伤型；综合性损伤型。

（二）伤因机制

1.压缩骨折型　由纵向压力、向前屈或向后侧屈暴力所致损伤，造成椎体前方或侧方被压缩形成的骨折损伤，可同时造成椎间盘组织损伤，椎间盘组织可被压入椎体内，或使椎间盘组织突向椎体周围。

2.旋转损伤型　由纵向压力与向一侧旋转作用力所致损伤。或人体在超负荷负重情况下搬运重物行进，因躯体力的左右转换或旋转摇摆机制所致损伤。

3.爆裂骨折型　由沿躯体纵轴作用的暴力、冲击压力造成的严重骨折。椎间盘组织可被压入椎体终板，进入松质骨内。椎体由中央或偏重一侧，呈"爆炸"样裂开，骨折片突向周围。多造成严重的失稳固性损伤。

4.剪力骨折型　常为屈曲加旋转暴力机制所致损伤。脊柱后方韧带组织会同时造成撕裂性损伤。可有一侧或两侧关节突、横突、椎弓根骨折，椎体可发生小的撕脱性骨折，可显示像刀切下一薄片骨样。多造成椎间组织横断性损伤，因此多易引起截瘫。

5.椎体后部骨折型　常为一种屈曲拉伸骨折。典型的伤因机制如开车，司机由于安全带约束住腰腹部，当车快速行进中突然被阻挡或出现车祸时，上部躯体急剧向前屈曲，向前冲击作用力同时产生向前拉伸机制所致损伤。椎体可由后方向前撕裂，椎弓根、椎板和后部韧带及前部纵韧带均会出现撕裂损伤。

6.拉伸骨折型　分屈曲拉伸损伤、过伸拉伸损伤，均可造成前纵韧带撕裂损伤，椎体移位损伤。

7.综合性损伤型　由伤因机制所致，腰椎骨折性结构与韧带、椎间盘组织联合性损伤。

（三）症状、体征

临床上患者均出现背腰部疼痛，不敢活动，强制性活动会引起疼痛加重。严重者因脊髓、马尾神经损伤，可出现损伤平面以下及下肢感觉消失，呈现截瘫体征，大小便可失禁。

（四）临床检查

望诊：可见患者胸腰部呈现强迫性姿势。痛苦病容。不能自主活动。

触诊：检查胸腰椎损伤部位，可出现明显触按疼痛。可触及血肿或组织间水肿。可触及脊柱变形，棘突可出现向后凸或向前凹。可触及肌肉组织痉挛、肌张力增强与疼痛反应。

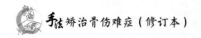

（五）影像学检查

可显示椎体、椎间关节、椎板、骨折情况、椎间盘损伤与脱出表现，可显示纤维环、黄韧带、前后纵韧带、棘上棘间韧带撕裂或断裂情况。可显示椎管变形、狭窄与所致脊髓、马尾神经被压迫表现与程度。

（六）诊断要点

1.胸腰椎急性损伤。

2.脊椎骨折、移位。

3.椎间盘损伤脱出。

4.椎管变形与狭窄。

5.脊髓、马尾神经被压迫损伤。

6.脊柱变形、软组织损伤。

（七）临床治疗（急诊室处理）

1.处理原则　临床上根据伤因机制，症状、体征检查，X线影像学资料显示，对胸腰椎损伤进行早期处理。对出血或合并其他损伤患者，应分清主次进行治疗。对休克者，应首先挽救休克，并针对产生休克的病因进行救治。对出血尽早处理，可有效减少其死亡率，可运用止血药止血。用地塞米松类药消炎治疗损伤组织的炎性肿胀。用止痛药减轻患者的痛苦。

2.手术及药物治疗　腰椎严重骨折，有骨折块突入椎管压迫脊髓、马尾神经者，应早期进行手术探查，解除脊髓、马尾神经的被挤压情况，并可进行有效的内固定。

3.手法矫治　胸腰椎骨折能基本稳定者和因椎体移位、椎间盘脱出压迫脊髓、马尾神经者，可运用手法矫治法进行治疗，有条件者可在X线透视下进行治疗。

方式方法：根据患者情况和伤情，一般取俯卧位，可用牵引床或人工牵引法辅助手法的实施。

治疗原则：对骨折、脱位、脊柱变形、椎间盘脱出同时进行矫正与整复。并调整好脊柱骨性结构和韧带、肌肉组织。目的是将脊柱骨与连接组织一次性矫治到位，利于骨与软组织在正常或接近正常的位置上生长与修复。如果一次性矫治不能满意或不能达到所要求的标准，可在适当的时机再进行矫治，直至达到最理想的标准为止。

矫正后，要经X线影像学检查，证实矫正达到预定标准后，再进行有效的制动或加外固定制动。一般2~3个月，经X线影像学检查确定胸腰脊柱稳定了，再让患者进行床上活动四肢练习，或在保护下进行行走练习。有条件者可进行中医药内治或中药热疗法治疗，或行针灸、点穴和理筋治疗，以有效帮助患者尽快康复。

中篇

第六章　颈椎病概述

第一节　颈椎病分型

一、临床分型的病理学基础

分型应根据颈椎受伤的病因机制所致病理性改变和所造成的颈脊髓、神经、椎动脉等重要组织的损伤性质与程度，对引起的症状、体征进行区分。从创伤骨科学和病源病理学方面分析，以颈椎急性或慢性损伤，或因受风寒与劳损机制联合损伤，造成颈椎系列组织产生的病理性改变，以及所产生的症状、体征和特点来区分类型。临床上，颈椎病的表现多较复杂，有年龄的不同、伤因机制的不同，有原发性病理改变和继发性病理改变，单一组织损伤所致颈椎病情况较少，症状、体征多呈混合性。

颈部组织出现的病理改变主要有以下几种情况。

1.**颈椎骨性结构损伤**　指颈椎因伤因机制所致，产生病理性改变的组织，以颈椎部分骨性结构为主。如临床上见有落枕者，经影像检查证实，100％的病例存在颈椎骨性结构改变，应视为颈椎与肌肉组织失去平衡所产生的病症。临床可将其分属于颈型颈椎病。

2.**颈丛和臂丛神经损伤**　指颈神经受压迫或刺激，造成一神经根或多神经根损伤，使神经根血液循环障碍或出现神经根炎症，严重者可发生神经根脱鞘等病理性改变，导致神经根性疼痛、麻木、神经性水肿等症状、体征。临床可将其分属于神经根型颈椎病。

3.**颈脊髓损伤**　指颈脊髓一处或多处被挤压或刺激，严重者挫伤，造成脊髓动静脉血管损伤与脊髓神经纤维损伤，为伤因机制导致脊髓损伤与相继产生的病理性改变，造成脊髓损伤平面以下肢体功能障碍的症状、体征。临床可将其归属于脊髓型颈椎病。

4.**颈椎动脉损伤**　指颈椎动脉一侧或两侧、一处或多处被牵拉或挤压，造成椎动脉血管壁受损伤和血管被压迫，血流受阻碍或完全被阻断，为颈椎动脉损伤产生的病理性改变。临床上出现椎动脉供血的颈部组织与脑部缺血，产生以脑部供血不足为主的症状、体征。临床可将其归属于椎动脉型颈椎病。

5. 颈交感神经损伤　指颈交感神经被牵拉、挤压、刺激，造成交感神经被刺激或被激惹所产生的交感与副交感神经病理性改变。可导致临床上出现交感神经支配区皮肤表面过敏性痒痛或皮肤无汗、多汗等，即出现交感神经功能障碍的一系列症状、体征。临床可将其归属于交感神经型颈椎病。

6. 颈迷走神经损伤　指颈迷走神经被牵拉、挤压、刺激，造成迷走神经受累，产生的迷走神经病理性改变，或迷走神经支配的脏器如心、肺、膈肌等出现功能性变异的病症。临床可将其归属于迷走神经型颈椎病。

7. 颈副神经损伤　指颈副神经一侧或两侧被牵拉、挤压、刺激，造成副神经受刺激或被激惹，产生的副神经病理性改变，或副神经支配区组织出现异常的病症。临床可将其归属于副神经型颈椎病。

8. 颈前部食管损伤　因颈椎骨折，骨折块直接向前挤压、刺激食管；或因颈椎前部骨性增生，影像学检查显示骨刺≥1cm，如铲状刺压食管；或因颈椎间盘向前脱出，挤压食管，造成的食管壁损伤、食管功能障碍等病理性改变。临床可将其归属于食管型颈椎病。

二、临床常用分型（根据教材和有关资料分型）

1. 颈型颈椎病。
2. 神经根型颈椎病。
3. 脊髓型颈椎病。
4. 椎动脉型颈椎病。
5. 交感神经型颈椎病。
6. 混合型。
7. 其他型。

（一）颈型颈椎病

1. 伤因机制　有急性损伤、慢性损伤、劳损致伤、风寒侵害致伤等。导致以下情况：①颈椎骨性结构变异，出现椎体轻度移位、椎间关节移位。②椎间连接组织、关节囊韧带和肌肉组织损伤。③骨与软组织血液循环障碍，肌肉软组织产生炎症病理变化。

2. 症状、体征　出现颈段和颈部组织为主的疼痛症状，活动受限。可出现副神经、迷走神经和部分周围神经受累的症状、体征。

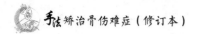

3.临床检查

望诊：可见颈部倾斜改变或出现强迫体位。

触诊：可触及颈椎排列不整、出现改变的椎体间隙，如呈台阶样。触按疼痛反应敏感，并可有炎症表现。肌肉软组织出现炎症、痉挛、挛缩等改变，触按疼痛明显。颈部活动受限，功能障碍。

4.影像学检查　可显示颈椎排列不整，中老年人可显示骨质疏松与骨质增生改变和软组织钙化，密度增高，或显示有颈椎陈旧性骨组织损伤。

（二）神经根型颈椎病

1.伤因机制　与颈椎急慢性损伤有关，与颈型颈椎病有密切关系。椎管、椎间孔和神经根管变形、增生、狭窄，导致神经根被挤压或神经根炎症、水肿、脱鞘。还有因颈部肌肉，特别是斜角肌损伤或产生的炎症水肿，挤压、刺激神经所致。或因风寒及其他疾病所致肌肉病变，挤压刺激神经所致，以及因暴力牵拉神经，击打、压迫神经所致。

2.症状、体征　可出现神经根疼痛，神经传导功能受阻碍，神经性水肿，神经性麻木。并可导致肌肉萎缩，造成肢体功能障碍。

3.影像学检查　可显示颈椎骨性结构、椎管、椎间孔、神经根管的变异与狭窄。中老年人可见骨质增生等骨性压迫神经根组织。可显示神经根炎症水肿，严重者出现脱鞘性病理改变。

（三）脊髓型颈椎病

1.伤因机制　与急慢性损伤机制有关，与颈型颈椎病有密切关系。可因外伤机制直接造成脊髓组织牵拉与挫伤，或椎管变形与狭窄造成脊髓扭挫、挤压损伤。临床上可见脊髓横断性损伤、脊髓被挤压性损伤、脊髓不完全性（或称部分）损伤。

2.症状、体征　脊髓损伤平面以下出现温觉减弱、痛觉减弱或丧失，肢体自主运动功能障碍。严重者可出现半身瘫、三肢体瘫及高位截瘫的症状、体征。

3.临床检查

望诊：可见患者颈椎出现倾斜改变或患者出现强迫体位姿态。

触诊：可触及颈椎变形、椎体排列不整，或上下椎体呈台阶样改变。受损伤部位椎体、椎间隙周围出现疼痛及软组织炎症表现。脊髓损伤平面以下温度减低，触按痛觉减弱或消失。

病理反射检查：如腹壁反射、提睾反射、膝髌腱反射、跟腱反射、足底反射等，可出现阳性反应。

4.影像学检查　可见脊髓被压迫的改变，在脊髓与硬膜闪挫损伤时，可见脊髓组织的密度改变或出现炎症、肿胀增粗或变细。影像学检查资料只能作为参考性依据，不应作为定性依据。

（四）椎动脉型颈椎病

1.伤因机制　与急慢性损伤有关，与颈型颈椎病有关。多因颈脊柱变形，椎体前后或左右移位，或旋转移位，或横突孔损伤，或横突孔增生狭窄，导致椎动脉被牵拉挤压。或因椎动脉从相关动脉分出后进入脑内动脉环之间，在走行过程中，因伤因机制所致牵拉与挤压，造成椎动脉管壁损伤、狭窄，血流部分或完全被阻碍。同时因椎动脉周围有交感神经发出的神经纤维相伴行，可导致联合性损伤。

2.症状、体征　主要表现为脑部供血不足，脊髓神经、颈部组织因供血障碍、中断所致的以头部为主的症状，如头痛、眩晕和颈部疼痛不适等。

3.临床检查

望诊：颈部倾斜或出现强迫体位。患者多有疲劳感。

触诊：可触及颈脊柱变形和椎体移位、旋转等改变。可触及颈上段或上段头颈连接部，即寰椎与颅底段肌肉软组织炎症性改变，触按疼痛反应敏感，因此当转动头颅时，可引起椎动脉受累加重，而出现症状加重。

4.影像学检查　可显示颈脊柱变形、椎体移位、横突孔狭窄，致椎动脉被挤压，血流被阻碍的情况；还可显示椎动脉壁被损伤、血管壁增厚或出现血栓等病理性改变的情况。

（五）交感神经型颈椎病

1.伤因机制　与颈椎和颈部组织急慢性损伤，或因颈脊柱变形、软组织炎症等所致交感神经被牵拉、挤压或被组织渗出的化学物质刺激有关。

2.症状、体征　临床上可有颈椎和颈椎周围软组织被损伤及软组织炎症，或出现肿胀的情况。五官症状可见眼睑无力、瞳孔扩大、眼球胀痛、流泪、视物不清，亦可出现眼球内陷、眼部干涩、眼睑下垂症状。可出现鼻咽部分泌障碍、咽炎、鼻炎、耳鸣、耳聋、听力减退及牙痛等症状。可出现头部胀痛、头昏眩晕、偏头痛与麻木不适症状。可出现从头至躯体半侧热或凉，汗多或无汗、痛痒不适等症状。还可出现呼吸被抑制与心脏类冠心病症状，当颈部体位变动或颈部疼痛不适加重时，呼吸和心脏症状会随之加重，严重者可出现昏迷和休克。

3.临床检查　一般根据颈椎和颈部组织急慢性损伤机制与程度，以及颈椎的改变程度，结合交感神经受累的症状、体征进行检查。

第二节　颈椎病分期

颈椎病分期在临床上比较困难，但有非常重要的意义。因为颈椎病的发生和发展与伤因机制、病理改变等诸多因素相关。颈椎的骨性结构与颈部肌肉、韧带、软组织因生理和功能的一致性而密切相连，有着相互协同又相互制约的作用。颈脊髓、神经、椎动脉、交感与副交感神经、迷走神经、副神经等，均以颈椎脊柱为支架并作为保护性框架而伴行，因此应从人体解剖学、生理学、病理学、骨伤学、运动医学、生物力学、生物化学等多方面来认识颈椎病，认识颈部组织相互之间的相伴关系和相互协调的生理功能。同样，在受到伤因机制损伤后，颈部组织产生病理性改变，导致各组织间形成相互不良的影响机制，故不难认识颈椎病各类型之间有性质与程度不同的区别，又有着相互联系、相互作用的密切关系。

颈椎病与人体上部大脑中枢系统有关，会因传出和传入的神经传导束所带信息而受到不良影响；颈椎病与人体躯干四肢及内脏器官和各系统的健康状况均有关系。因从大脑中枢向下传导和从躯体、脏器向上传导的神经通路必然经过颈椎段，因而关系密切且重要。因此从西医学、中医经络学诸方面来研究和认识颈椎，分析颈椎病目前所划分的各种类型和相互间的关系，研究颈椎病发生与发展的情况，并以分期的方式来认识颈椎病发展的不同阶段，指导临床治疗，可有效预防颈椎病，使患者明确所患颈椎病的情况，从而加强自我保护、预防、正确自治方法的实施，达到从观念上正确认识、从行动上积极预防与锻炼、从实际上战胜颈椎病的目的。

提示：临床从事颈椎病治疗的骨伤科医生，要在预防和治疗方法上进行深入研究，对颈椎病发生与发展的不同阶段——即不同时期颈椎骨性结构和颈椎动脉、颈脊髓、颈神经、交感与副交感神经及韧带、肌肉软组织、椎间盘组织所产生的改变要有清楚的认识，并给予及时、正确、有效的治疗。治疗颈椎病重在抓住颈椎病前期的有利时机，力争从根本上治愈，为患者解除疼痛及可能造成的伤残与痛苦。这样对社会、家庭、个人都十分有益。

在临床上应依据颈椎病的类型和损伤的性质与程度、时间，颈椎骨性结构、脊髓、神经、椎动脉、交感与副交感神经、肌肉、韧带软组织的具体伤情和变化，组织所产生的退行性变程度，临床所表现出的症状、体征及X线检查资料和特点来进行分期。对颈椎急性损伤型，慢性或反复损伤型，不良习惯姿势所致颈椎脊柱变形型，特殊职业强迫颈椎经常处于低头、倾斜姿势情况下劳作所致的颈椎病型，慢性劳损所致颈脊柱变形型，风寒湿热邪毒的侵害所致颈椎病型，要分别认识和分析颈部组织损伤的性质与程度，并作为分期的依据。这对临床治疗方法的选择、预后的判断等均有重要的意义与价值。

一、颈椎病Ⅰ期

（一）颈型颈椎病

临床上指急性损伤期。

受伤害的椎体和颈部相关韧带、肌肉软组织局部出现不同程度的疼痛症状。如损伤发生在颈上段 C_1、C_2、C_3、C_4 可引起头部和颈、肩背部疼痛。如损伤发生在颈下段 C_5、C_6、C_7 可引起一侧上肢或双上肢疼痛。如损伤发生在 C_1、C_2 则可引起头颈部痛、头颈失稳定症状，副神经、迷走神经受累则引起恶心呕吐、头晕头昏等症状。受伤害和受累组织与神经部位触按疼痛反应敏感。可触及所伤椎体移位后情况与所伤韧带、肌肉软组织情况，局部多出现急性炎症表现，可触及明显具有捻发音的炎性反应与肿胀情况。可触及血肿、水肿，对触按疼痛刺激多较敏感。颈部不敢活动，强制性活动可诱发疼痛加重。

影像学检查：X线平片、MRI、ECT对急性损伤的颈椎可显示骨折与脱位表现，可显示椎间盘损伤与脱出椎间隙情况，可显示环状韧带、黄韧带、纵韧带、棘韧带和椎旁与周围组织损伤情况。对颈椎因慢性劳损所致椎体移位、脊柱变形、椎间盘脱出、椎管变形与狭窄情况均可较清楚显示，可作为临床诊断的理论根据。

（二）椎动脉型颈椎病

临床可出现脑供血不足性轻度头痛头晕，呈间断性发作。

影像学检查：MRI、ECT可显示椎动脉一侧轻度受挤压，椎动脉血液流动受阻碍的表现。

（三）神经根型颈椎病

患者可出现神经性偏头痛，伴有颈、肩背或一侧上肢神经根性疼痛，可表现出间断性发作，往往与颈部活动或睡眠姿势有关。

影像学检查：MRI、ECT可显示相关节段神经根部轻度受挤压或刺激的情况。

（四）脊髓型颈椎病

可出现轻度肢体无力，多呈间断性发作，或可出现容易疲劳综合征。

影像学检查：MRI、ECT可显示因椎间盘脱出或椎体移位挤压脊髓、椎管狭窄，脊髓硬膜常见被挤压处约占直径的1/5，显示有压迫痕迹。

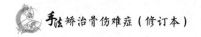

（五）交感神经型颈椎病

本病可出现部分肢体部位皮肤少汗或多汗；或明显自觉相关部位出现异常寒冷或热感。呼吸不畅、受抑制感，多呈间断性发作；可与颈部活动或睡眠姿势有关，可与精神受不良刺激相关。

Ⅰ期颈椎病常被忽视，或当成其他原因所致临床症状与体征；或当成劳作后的一般疲劳症。笔者主张：临床应根据患者所受伤因机制情况做细致检查并做出详细诊断。只要在临床上做到及时正确的有效治疗，完全可以使病情从根本上得到矫正，达到完全康复的目的。只有这样，方可有效预防颈椎失稳，这也是防止反复性损伤或病情加重的最有效方式。对临床上所出现的头颈肩背与上肢疼痛症、肌肉软组织炎症，应与椎体移位症、脊柱变形症一同整复治疗。

二、颈椎病Ⅱ期

（一）颈型颈椎病

临床所见大致分三种情况。

第一种情况：当颈椎受到损伤后，应依据临床所出现的症状、体征和X线影像显示的颈椎骨性结构的异常改变，做到及时有效整复，使椎体与椎间关节得以复位，使颈脊柱恢复正常形态。只有这样，颈部肌肉、韧带与椎间盘等组织才能脱离受累状况，进入正常位置上的良性修复期。

第二种情况：当颈椎受到损伤后，骨性结构发生了异常改变，因患者没有重视或无条件医治，临床上没有得到及时有效的治疗，或只经过一般性对症治疗，没有解决根本性问题。在骨性结构失去正常稳定的情况下，颈部组织进入不正常位置情况下的修复期，黄韧带、纤维环、椎间关节囊、棘间韧带、纵韧带和椎旁肌肉及颈周围长短肌、筋膜软组织都为适应颈椎骨性结构的变异形态，进入异位强制性牵拉修复，使颈椎和脊柱产生相对固定的稳定状况。这样虽然对椎体和脊柱的相对稳定起到了一定的作用，但也造成了负面制约的固定机制。临床上虽然症状缓解，误认为是颈椎病已经好了，但实际上则留下了病根。在以后的生活中一旦受到轻微的冲击力或应力，原有的颈椎病又会出现疼痛或加重。这在临床上可视为骨性结构异位固定期，或不良修复期。

第三种情况：颈椎受伤后，骨性结构发生了异常改变，使颈椎和颈脊柱失去稳固性与正常活动度，在此情况下再次受冲击力或应力的损伤，必然会造成颈椎或脊柱较严重的伤害。颈椎不能稳固，本身也是易造成反复性损伤的病因机制。临床可视为颈椎失稳定期，或易反复损伤期、加重期。

以上三种情况所出现的临床表现差别很大。第一种情况可因得到及时正确的治疗，症状、体征消失而康复；第二种情况只能认为是暂时性缓解；第三种情况的出现，必然会使症状、体征加重。临床应引起重视。

影像学检查：以上三种情况可出现三种不同的X线影像表现。第一种显示骨性结构恢复正常，第二种显示骨性结构出现异位固定，第三种显示骨性结构损伤加重的异常改变。

（二）椎动脉型颈椎病

椎动脉型颈椎病，患者可出现脑供血不足性头晕症状加重或频繁发作，或因血管壁受累出现颈后部痛觉。

影像学检查：MRI、ECT可显示两侧椎动脉均受到部分挤压，血液流动受到一定的阻碍。

（三）神经根型颈椎病

可出现神经性头痛、耳鸣，呈间断性发作。可出现颈、肩背或一侧上肢神经根性疼痛。

影像学检查：MRI、ECT可显示相关部分神经根受挤压的情况。

（四）脊髓型颈椎病

可出现脊髓神经传导部分受阻的情况，表现为自觉呼吸气短、憋气，肢体发沉、力弱，以下肢为主。

影像学检查：MRI、ECT可显示椎间盘脱出、椎管内有占位性局部狭窄改变，脊髓硬膜可被突入椎管内的骨性物体或椎间盘挤压，约占直径的1/4。有压痕出现。

（五）交感神经型颈椎病

可出现头颈肩背部、上肢或胸部无汗或多汗症。或出现呼吸不畅、受阻，感觉胸闷。

临床对颈椎病Ⅱ期的各项治疗，只要做到及时、正确，矫正颈椎骨性结构产生的相关变异，解除相关组织受累症，即可使患者完全得到康复。

三、颈椎病Ⅲ期

（一）颈型颈椎病

可见头颈倾斜，自不能正其位，头颈、肩背部肌肉出现炎性肿胀、肌张力大且弹

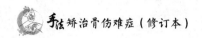

性差，并可触及肌肉软组织粘连、萎缩，颈部活动疼痛，活动范围减少。

影像学检查：X线平片可显示椎体移位情况，椎间隙出现左与右、前与后宽窄差别明显，呈固定性改变情况。颈脊柱侧弯或"S"形变，可出现颈脊柱节段性或全颈脊柱段轻度反弓表现。

（二）椎动脉型颈椎病

可出现脑供血不足性头晕、头昏、头胀，呈持续性发作，药物治疗常不见效。

影像学检查：MRI、ECT可显示两侧椎动脉受牵拉挤压，血管壁可出现轻度炎性肿胀，血液流动受阻明显。

（三）神经根型颈椎病

可出现头部神经性疼痛，多较重，枕神经受累明显。可出现一侧或两侧上肢神经根性痛症，常不易缓解。颈、肩背部疼痛症多呈持续性。

影像学检查：MRI、ECT可显示神经根管狭窄，或有轻度骨性增生，椎间盘脱出，神经根部受挤压并出现炎性水肿。

（四）脊髓型颈椎病

可出现脊髓神经传导部分受阻现象。临床表现以下肢为主，肢体沉重力弱，有的患者可出现大脑中枢神经功能紊乱症，呈现时轻时重的现象。

影像学检查：MRI、CT可显示椎间盘突入椎管，或出现骨性物挤压脊髓硬膜约占直径的1/3，有被挤压痕迹表现。

（五）交感神经型颈椎病

可出现呼吸不畅、易烦躁、胸闷、皮肤无汗或多汗；可出现相关部位皮肤过度敏感症，可有心慌、心率过缓或过速症状。

对颈椎病Ⅲ期，在各类型颈椎病中有轻有重，不一定是同期发展的临床表现，但均与颈型颈椎病的发展有密切关系。

提示：在临床诊断、分析与治疗时注意审视症状、体征和X线影像资料。颈椎病Ⅲ期应视为一界限期，如果能抓住有利时机，进行及时、正确、有效的治疗，仍可以使患者完全康复，否则进入严重期，颈椎骨性结构和受累椎动脉、脊髓神经、交感与副交感神经及韧带、肌肉软组织均会产生退行性变，向严重的颈椎病Ⅳ期发展。从患者年龄上分析，一般人50岁以后，因人体的自然衰老退变，患颈椎病后的医治相对较为困难。

四、颈椎病Ⅳ期

（一）颈型颈椎病

本病与颈椎所受伤因机制有关。随着颈椎病的发生、发展和患者年龄的增长，颈椎病进入自然退变期，身体脏腑各系统功能相继减退，人体骨性结构和韧带、肌肉、血管、神经等组织相继产生退化性改变。特别是患有较严重颈椎病的患者，颈椎骨性结构和韧带、肌肉组织均会出现较明显的退行性变，临床症状、体征会有明显加重，并可出现颈椎病综合征。颈椎活动明显受限，疼痛症状不断加重，出现功能障碍。

影像学检查：可显示颈椎多椎体移位、排列不整，颈脊柱侧弯或出现"S"形变，或出现节段性及全颈脊柱段后弓；骨质疏松，椎体周边和椎间关节显示骨性增生，韧带钙化，椎管变形狭窄，椎体间可出现粘连固定的表现。

（二）椎动脉型颈椎病

临床可出现头晕、头昏，脑供血不足症状加重，可出现耳鸣、耳聋、视力减弱，或出现低血压或高血压。中枢神经系统受累可出现记忆力减退、遗忘症，或出现烦躁不安症。

影像学检查：MRI、ECT可显示两侧椎动脉均受牵拉挤压，可出现在一处或多处，血管壁可出现水肿、增厚，血液流动明显受阻。

（三）神经根型颈椎病

临床上可见患者神经性头痛加重。当颈部勉强活动时可诱发头、颈、肩、背与双上肢麻痛或加重。双上肢肌肉可出现萎缩、力弱。

影像学检查：MRI、ECT可显示椎间盘脱出，挤压神经根的情况；可显示神经根管有骨性增生、管腔变形与狭窄情况；可显示多节段神经根受挤压，神经根部可出现炎性水肿增粗的变化。

（四）脊髓型颈椎病

临床上可出现脊髓神经传导部分受阻症；往往出现以下肢为主的肢体麻木、沉重无力。有的患者可出现中枢神经受累表现，或产生疲劳综合征。病理反射常可引出。

影像学检查：MRI、ECT可显示椎间盘脱出程度和挤压脊髓硬膜情况；可显示椎管变形与狭窄情况。显示脊髓硬膜多处受挤压，在严重受挤压的脊髓硬膜节段会出现受压痕迹，有时可见受压约占直径的1/2。

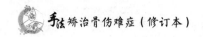

（五）交感神经型颈椎病

可出现汗腺功能明显异常，表现为汗多症或无汗症，皮肤干燥、有瘙痒感；可出现从头部至脚的半身凉或热感，有两侧不对称的自觉症状；有的患者可出现神经性心率过缓或过速症，呼吸憋气，胸闷不适；有的出现吞咽功能异常，呈间断性发作。

影像学检查：可显示颈型颈椎病Ⅳ期的改变，骨与韧带组织退行性变；可显示椎动脉型颈椎病Ⅳ期的改变，见交感神经受累。

注：要特别强调的，一是临床诊断要细致，二是临床治疗要抓住有利时机。笔者的临床经验证明，对患有Ⅳ期颈椎病的病例，有条件者仍可达到高标准治愈效果。

五、颈椎病Ⅴ期

（一）颈型颈椎病

可见患者头、颈、肩、背及上肢疼痛症状不断加重，常常较剧烈；颈部活动度基本消失，功能障碍。往往会出现颈椎病严重综合征。

影像学检查：X线平片可显示颈椎体排列不整，骨质明显疏松，可见一处或多处较严重的骨性增生，颈脊柱变形较重。有的显示正位影像中出现椎体向左、向右交错移位，侧弯或"S"形变。侧位片可见颈脊柱节段性或全颈脊柱段严重后弓。

（二）椎动脉型颈椎病

患者可出现头晕、头昏等较明显的脑供血不足症；有的则出现四肢麻木或瘫痪；有的患者常出现一过性眼发黑症或休克症，并有间断性不定时发作，往往与颈部姿势及活动有关；有的患者临床上出现耳聋、耳鸣和双眼视力减弱等症。

影像学检查：MRI、ECT可显示横突孔椎动脉通道狭窄；两侧椎动脉被牵拉挤压明显，血管壁炎性变，血液被阻断。

（三）神经根型颈椎病

有的患者出现严重的神经性头痛、头晕症，当颈部强制性活动时可诱发疼痛加重；有的患者出现颈、肩、背、双上肢肌肉组织严重神经性水肿，颈部与双上肢功能障碍。

影像学检查：MRI、ECT可显示椎间盘膨出症和神经根管骨性结构增生、狭窄，表现出多节神经根受严重挤压；可显示神经根水肿与脱髓鞘等病理性改变。

（四）脊髓型颈椎病

临床可出现脊髓神经传导大部分受阻症；四肢病理反射常可引出。严重者可出现半身性、三肢体性瘫痪或高位截瘫。

影像学检查：X线平片显示颈型颈椎病V期的改变程度。MRI、ECT可显示椎间盘多椎间隙脱出或膨出。椎管严重变形与狭窄，椎管内可见有一处或多处骨性突入物，导致颈脊髓多处前后与周围受压，严重处脊髓硬膜受挤压约占直径的2/3或以上。

（五）交感神经型颈椎病

临床上出现呼吸功能受阻明显症状；有的可出现心慌、心前区闷痛等类冠心病症状；有的可出现颈部以下皮肤无汗、瘙痒、怕冷、怕风吹、怕衣物刺激等。

注：对颈椎病V期的诊断仅供参考，临床上常见其与伤因机制、患者年龄、体质、健康状况等密切相关。笔者主张，患者应积极接受治疗，并力争逐项解决致伤机制，尽可能解除患者的痛苦。

第三节　颈椎病鉴别诊断

颈椎病的发生与发展，临床症状与体征，常常较复杂，在人体，从头、胸、背、肩、臂、手指端至躯干、下肢、脚趾端，均可出现相关影响，产生的症状、体征及对全身各系统的影响继而产生的症状，与其他疾病引起的症状常较难区分，尽管医学界很重视对颈椎病的诊断与鉴别诊断，但在临床上仍较难分辨。临床用来检查颈椎病的影像技术及有关资料均有限，因此尤应强调颈椎病的诊断与鉴别诊断的重要性及必要性。

一、头痛

1.偏头痛　女性多于男性，往往有家族史，或与遗传因素有关。有人认为与5-羟色胺代谢紊乱有密切关系。临床上常用5-羟色胺拮抗剂如甲基麦角酸丁醇胺预防发作。

（1）典型偏头痛：一般有预兆，如颅内血管动脉痉挛引起相应脑组织的缺血性功能紊乱，血压升高明显，痉挛后接着动脉扩张出现的跳痛或血管搏动性头痛，可伴有恶心、心慌、出汗、腹痛等症，安静睡一觉后症状可消失。

（2）不典型偏头痛：先兆期不明显，持续痛时间长。检查颈椎多无明显异常。

2.组胺性头痛　属血管性头痛，特点是持续密集性发作，发作时间数十分钟，可自行缓解。

另外，还有枕大神经痛、三叉神经痛、牙痛、脑外伤后头痛、颅内压增高性头痛、颅底蛛网膜炎、鼻窦炎、眶上神经炎等，可以根据疼痛特点和自行缓解情况进行鉴别。

二、眩晕

1.**梅尼埃病**　是因内耳淋巴代谢失调，淋巴液分泌过多或吸收障碍，引起内耳迷路积水，内耳淋巴系统膨胀，压力升高，使内耳末梢感受器缺氧和变性所致。病因不明，可自行缓解。常与免疫功能减弱、身体健康状况不佳有关。

2.**锁骨下动脉盗血综合征**　系锁骨下动脉或无名动脉的椎动脉起始处远心端，因外伤、炎症、皮质变异等形成部分或完全闭塞，借虹吸作用盗血，引起椎动脉血逆流所致椎-基底动脉供血不足。多呈间歇性。锁骨上区可听到血管杂音。行主动脉造影可观察确诊。

3.**脑动脉硬化**　高龄者常见此病。现在人们生活水平提高了，30岁左右的中年人也可见脑血管硬化，特点是舒张压高、收缩压低、脉压小。实验室检查可帮助诊断。本病有遗传史。

三、上肢感觉与运动障碍

1.**脊髓空洞症**　本病主要特点是在颈胸神经分布区出现痛、温觉障碍，而触觉正常，即感觉分离现象，肌电图或MRI检查可鉴别诊断。

2.**进行性脊肌萎缩症**　本病属运动神经元疾病的一个类型。病理损害以脊髓前角细胞变性为主，多先出现手部大小鱼际肌、骨间肌萎缩，发展至臂肩部及下肢，无感觉障碍。有进行性脊肌萎缩症，受累肌群常有明显的肌束颤动，无颈部僵化。肌电图可鉴别诊断。

3.**多发性神经炎**　本病可由病毒感染、代谢障碍等多种因素引起，如糖尿病、血紫质病，磷、铅、呋喃西林、呋喃唑酮中毒等，也有因癌症、病毒霉素引起者，多为对称性。不对称的多个周围神经病变，则称为多发性周围神经炎。与感染及免疫反应有关的，称吉兰-巴雷综合征或急性多发性神经炎，青少年患病居多，起病迅速，可有感染先驱症状，较易鉴别。

4.**臂丛神经炎**　本病多见于青壮年，可发生于感受风寒、上呼吸道感染、带状疱疹、免疫接种和手术之后。有的急性发病，有的亚急性发作。一侧或双侧臂丛神经干有触压痛。与颈部活动无关，可做颈椎X线检查，看神经根有无挤压症。

5.**上肢单纯神经干病变**　本病与感染、挤压、创伤、麻风感染神经、骨折刺伤等有关。如麻风感染常可侵犯尺神经，肱骨骨折、肿瘤等可引起桡神经麻痹，肘关节增生可压迫正中神经和尺神经致损伤，肱骨病变可压迫上肢神经。上肢神经干损伤，其感觉、运动障碍界限清楚，与该神经的支配范围相符合，损害程度可以由轻微到完全性瘫痪；尺神经损伤后出现完全性瘫痪，而正中神经可以完全正常。

6.腕管综合征　正中神经在腕管内受压迫，导致手指麻木、疼痛和雷诺现象，称为腕管综合征。常与掌腕过度背屈有关。可行腕横韧带加压试验，压迫腕横韧带即出现桡侧三手指麻木或刺痛症。可采用腕管内封闭注射，效果良好，以作鉴别。

7.胸廓出口综合征　本综合征系锁骨与第1肋骨间隙狭窄，引起臂丛神经和锁骨下动脉受压迫、出现C_8神经、T_1神经受损和血管功能障碍的临床表现。患者起病时疼痛常呈针刺样或烧灼样，并出现臂丛神经痛。疼痛一般从受压部位向远端传导放射，出现动脉受压症状时可见手部皮肤苍白和凉感，亦出现雷诺现象。上述症状可见于颈肋综合征，常见C_7横突长，同肋骨相似。又有肋骨与锁骨综合征，X线片显示肋骨、锁骨无明显异常改变，疼痛亦在夜间加重，平卧时可发生疼痛，出现静止性感觉异常性疼痛。另外，锁骨下动脉肿瘤或血栓、前斜角肌综合征，亦可发生胸廓出口综合征。该征为锁骨下动脉受压表现，压肩可使其加重，但与压颈椎无关，无脊神经后支受损表现。

临床上常做手术探查，但手术中往往不易发现异常改变。

8.肩周炎　临床上40岁以上者多见，男女无明显差别。症状以肩周疼痛为主，关节不敢活动，肩周组织触按痛，手触诊炎症反应明显，多表现为肱二头肌长、短肌腱及肩后部肌肉炎性粘连、肿胀与疼痛，神经症状多不明显。轻者经活动锻炼后可自愈，严重者可造成严重粘连、肿胀，形成冻结肩。患者怕凉，受风或受寒时加重，常与全身免疫功能减弱、健康状况减退有明显而又密切的关系。

9.Pancoast综合征　本综合征是肺尖部肿瘤侵犯臂丛神经，引起肩、臂、腕、腋部疼痛。X线检查可发现肺部肿瘤情况，易于鉴别。

四、下肢感觉与运动障碍

1.运动神经元疾病　本病是一种单纯影响运动神经元的慢性进行性疾病。根据发病部位不同，又分为进行性脊肌萎缩症、原发性侧索硬化症、肌萎缩性侧索硬化。有上、下运动神经元损害的各种表现，呈进行性发病，但无感觉障碍，无括约肌障碍。有肌束颤动。肌电图检查可帮助鉴别。

2.横贯性颈髓炎　本病多为病毒性感染所致，如脊髓灰白质炎、带状疱疹，细菌、霉菌性感染，以及脱髓鞘性病变。起病急，有感染史，发展快，脑脊液检查有细胞计数及蛋白升高表现。

3.慢性退行性共济失调　此类病主要表现为脊髓性或小脑性共济失调，呈慢性进展，有弗利德来舍共济失调、退行性小脑性共济失调、脊小脑性共济失调。临床通过对颈椎、椎动脉和脊髓的检查即可进行鉴别诊断。

4.**亚急性联合性变性** 此类联合变性是由于缺乏维生素B_{12}所引起的脊髓侧索和后索合并性疾病，属慢性退行性病变，主要表现为早期手部麻木，渐渐出现下肢感觉障碍、脊髓性共济失调和脊髓性瘫痪。临床可化验血清，维生素B_{12}含量降低和尿中甲基丙二酸排泄增加可帮助诊断。

5.**椎管内肿瘤** 包括髓内肿瘤和髓外肿瘤，后者包括硬膜内肿瘤及硬膜外肿瘤。结核瘤、肉芽肿、寄生虫所致囊肿、血管瘤、脂肪瘤等，在临床上与颈椎病脊髓受挤压损害症类似，运用CT和MRI检查即可分辨。

6.**脊髓痨** 本病主要为脊髓后索的楔束及后根损害，出现脊髓性共济失调。本病患者可有性病史，典型表现为闪电样放射疼痛，以下肢明显，走路有如踩棉花样感觉。由于深感觉受损严重，故可出现感觉性共济失调症状。血清或脑脊液康华反应可为阳性。

7.**脊髓鞘膜炎** 特点是发病快，亦可有低热表现；典型体征为从下至上进行性发展，以麻木为主，无力明显，感觉从脚至躯体逐渐性减退，截面清楚。临床运用激素类药治疗，可控制症状，并有一定的治疗作用。MRI片可显示病变位置，以此为根据可鉴别诊断。

8.**基底凹陷症** 又称颅底凹陷症，系枕大孔区先天性异常或继发骨组织畸形。主要表现为枕骨大孔局部神经和血管组织受挤压引起的高位颈髓、脑干、小脑性症状。X线片可显示寰枕融合、颈椎发育不全、颈椎融合畸形，较易鉴别诊断。

9.**颈椎隐裂** 本征为先天性变异，常见于腰骶椎。颈椎隐裂较少见。本病以自主神经功能紊乱较突出。X线检查显示椎弓未闭合，即可诊断。

五、胸痛、心前区痛与颈部痛

1.**冠心病** 冠心病常因心肌缺血出现反射性肩、背、臂、胸前、胸侧及上腹部胃肠痛症状。常常在急性发作时合并上述部位疼痛。往往与颈椎病、肩周炎相混，有的疼痛剧烈。此类患者均有心慌、头晕、出汗、无力、心律不齐等表现。心电图可明确诊断，只是想到或早期发现最为可贵，但常被人们忽视而加重，或失去抢救时机。

2.**肋间神经痛** 本病可因病毒性感染所致。如出现皮肤带状疱疹表现，毒素刺激肋间神经致疼痛。还有因机械性损伤、胸背部的扭挫伤、胸肋部肌肉与肋间神经的牵拉或挤压伤所致，另外还有因撞伤、击打伤所致。根据伤因机制和发病时间、临床表现即可诊断。肋间神经痛与颈椎活动没有关系，鉴别诊断较容易。

3.**强直性脊柱炎** 病因不明，类似类风湿样脊柱改变，以脊柱和四肢大关节为主受损害，由初期疼痛、活动受限到逐渐发展出现强直变化。关节功能丧失与疼痛为主要症状及体征。运动功能可因脊柱与关节强直程度而逐渐发生障碍。X线片可显示明显病理改变。曾有强直性脊柱炎患者，因髋关节外展受限，X线显示有骨性阻挡，笔者采用手术打开髋关节，见关节囊、韧带组织均呈骨化，如同岩石样硬化变性，髋关节血运严重障碍，将骨性阻碍物用骨凿切除后关节可外展、疼痛减轻。临床可借助实验室检查进行鉴别诊断。

4.颈椎结核　本病是由于结核杆菌感染导致，有低热史，血沉快为其特点。X线检查可鉴别诊断。

六、自主神经功能障碍

如雷诺综合征，本病常见与职业有关，有职业性损害、硬皮征等。表现有阵发性手部苍白、发绀、潮红，遇冷刺激发作，遇热可缓解。

七、猝倒与晕厥

1.颈动脉窦综合征　本病可分为迷走型、减压型、脑型。迷走型，临床以心率减慢为主要表现；减压型，以血压下降为主要表现；脑型，即心率减慢伴血压下降。压迫颈动脉窦可诱发本病。临床上应注意鉴别诊断。

2.排尿晕厥　指发生在排尿时或排尿结束时的晕厥，晕厥多无先兆，可能与颈椎病有关。

3.心源性晕厥　临床上见急性心源性脑缺血综合征。阵发性心动过速、阵发性心房纤颤、急性心肌梗死、心绞痛等，临床根据心脏体征和心电图检查易鉴别。

4.低血糖晕厥　本病与血糖变化有关。一般人多发生在饥饿时。有的患者对血糖敏感性很强，常见十几岁少年因低血糖发生晕厥休克，发生前常见面部迅速苍白、出汗等先兆，很快即休克猝倒。苏醒后常表现无力。常有反复发作史。

5.癔症　本病多与精神受刺激、心情抑郁有关。中医学认为与肝气不疏有重要关系。临床上所见病因较多，症状轻重程度差别较大，严重者有明显的精神分裂症表现，不发作时精神抑郁症明显，不难鉴别。

第四节　颈椎病矫治手法

一、理论根据

颈脊柱由七节椎体组成。治疗前要进行相关的检查，分析资料，为手法矫治提供客观的依据。常见手法矫治前的相关检查资料如下。

X线检查：颈椎C_{1-2}开口位像，正侧位、双斜位、最大后伸位、最大前屈位像。

CT、MRI检查：脊柱骨质改变性质和程度。椎管、脊髓、神经根、椎动静脉受累程度和性质，轴位、矢位显示。

心电图检查、实验室检查：以各项检查资料作为科学依据指导临床治疗。

临床治疗前还要对颈椎急慢性损伤的机制、程度、时间、体征、全身情况，以及伤后是否经过治疗和所使用的治疗方法、效果等进行认真分析和研究。对颈椎急性损伤，应本着先救命后治伤、局部与全身兼治的救治原则，有序治疗。对颈椎慢性损伤，应关注和明确颈脊柱变形的程度与性质、骨质疏松与增生的程度、椎体移位的程度、椎间关节移位与粘连的程度、椎体损伤的程度、后期的骨质与形体变化的程度、对颈脊柱的影响程度，黄韧带、后纵韧带的变化和程度，椎管的形状和狭窄的程度、椎间盘损伤脱出的程度与性质，脊髓、神经根、椎动静脉受挤压情况与功能改变情况，颈部肌肉改变程度与性质，以及交感和副交感神经、迷走神经、副神经、脊神经受影响程度等，然后决定治疗方案和方法。

二、矫治方法

（一）立式法

患者正立位，双上肢自然放于身体两侧，双下肢站稳放松，保持平静心态，必要时由助手帮助患者稳定体位。

运用正牵扶正法。医生站于患者一侧后方，一手上臂屈肘，端住患者下颌骨于胸前，稳固头与颈，另一手拇指贴住治疗的棘突或椎板，中指、环指与小指相对，贴在患者颈前，同时食指、小指分别在上下方贴住，以帮助手的稳定，利用双手合力进行矫治，也可利用瞬间加力法矫治。医生用手感觉相关椎体移动，同时听到发出的响声，示已复位。医生继续保持复位姿势，稳定患者的头颈部与

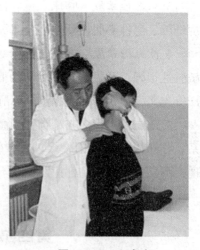

图2-6-1　立式法

躯体，防止肌肉痉挛和反弹，或患者失控。待局部稳定、患者心情平静后松手，以特制颈托保护和制动（图2-6-1）。

（二）坐式法

患者正身端坐于椅子上，先运用理筋法和点穴法分别治疗和松解头颈、肩背部肌肉组织，以缓解头颈、肩背部疼痛，放松肌肉，同时调节患者的紧张和不适状况，然后再行手法矫治。此法适合于体弱、年老者和自控能力较弱者。

患者端坐位，医生站立位。医生可用胸腹紧贴患者侧后部，以便于稳定和实施矫治，基本操作方法与立式大致相同。在矫治中，可利用正牵和扶手对颈椎病进行测试，进一步观察和了解颈脊柱内外各组织的伤情变化程度与性质，并参照 X 线检查资料进行观察和分析，以便获得更明确的资料。

临床运用坐式法进行矫治，可以根据手与臂感觉测试出的组织变化，有针对性地先松解。如颈脊柱椎间关节的粘连程度，脊柱整体的粘连与僵直程度，椎体间粘连程度，脊柱周围肌肉粘连、挛缩和脊柱失衡程度，均可经过测试，再具体制定矫治方位和使用力度及方法。特别要掌握矫治椎体与上下椎体间隙松解度的方法，便于在矫治脊柱变形、椎体移位的同时整复椎间盘。因此手法矫治是科学的，疗效也是可靠的。

正牵：指顺头颈连接组织、顺颈脊柱生理解剖学形态牵引。医者要心态平静，手法柔和有力。总之，临床使用手法矫治，全靠医生的双手及医术（图2-6-2、图2-6-3）。

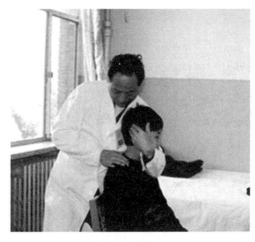

图2-6-2　坐式法（一）

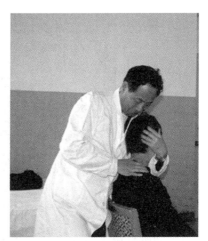

图2-6-3　坐式法（二）

（三）俯卧式法

患者平稳舒适地俯卧于治疗床上，双肩、胸部加软枕垫，放松颈部肌肉，保持平静心态，必要时助手扶按住患者双肩与背部，医生站在患者头部正前方，一手托住患者下颌部，一手扶住枕部，或双手从患者头部两侧分别握住其下颌与枕部，在患者平静的深呼吸下，缓缓顺颈脊柱牵引。不加旋转，靠顺牵拉力作用于颈部周围肌肉、韧带组织，使脊柱椎间隙和椎间关节对称性平衡松解。利用人体组织间正常的解剖学关系，以及脊柱与韧带、肌肉之间的制约关系和机制调整并矫治脊柱、椎体的异常改变，同时解除椎间盘不正常的挤压力。对难症和椎间盘脱出较严重者，可以用转换手法来矫治。即将上方顺牵交于一手臂来维持牵引，另一手拇指与四指分别握于患者颈椎前后，先定位、定向，然后在上方有力的稳定顺牵的前提下，用扶手矫治，同样靠双手密切相配合，并有效利用双手合力。手可感觉治疗的椎体向预定方位移动，同时会发出响动声，患者也会同时感觉骨动、听到响声，并立即感觉颈部舒适，卡压感和疼痛缓解或消失，临床症状和体征也相应改善。矫治成功后，医生维持原姿势，保护患者头颈部并维持牵拉力度，防止肌肉痉挛引起反弹及患者不由自主地摆动头颈。然后将患者头颈部端放在床上，用自制颈托或特制颈托固定颈部进行保护和制动。

对于颈脊柱急慢性损伤有骨折者，在手法矫治时要将骨折一次性矫治到位，然后进行有效可靠的外固定。固定时间一般在6～8周，经X线复查骨折愈合满意后去除外固定，进行手法康复性治疗、中药热疗或理疗，使患者尽快康复（图2-6-4）。

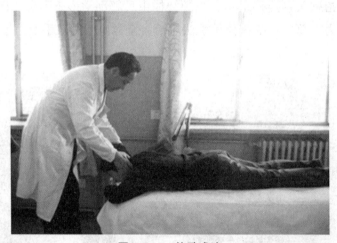

图2-6-4　俯卧式法

（四）仰卧式法

患者仰卧平躺于治疗床上，自然放松，保持平静心态；医生站在患者头前部正中，双手分别从患者前后或左右托扶患者的下颌骨部与枕部（两种形式任选一种），操作方法同上。医生缓缓顺患者头颈牵引，助手稳固患者双肩，同样通过对脊柱的顺牵引，使脊柱椎间关节顺方向松解，同时调整挛缩、粘连的椎间关节、韧带、肌肉的平衡。根据需要，当牵引到一定程度，达到一定要求时，可用一手臂维持牵引，另一手局部扶正椎体，利用双手臂的合力将颈脊柱或椎体矫正，同时整复椎间盘。

对颈椎急性损伤有可复性骨折者，在手法矫治中应以矫治骨折为中心，通过手法造成的响动综合分析和判断矫治是否到位，并以X线检查作为依据。患者在治疗中能明确感觉骨移动或椎间盘组织移动，并可听到发出的声响，症状和体征随之相应改变。维持原位保护头颈数秒钟后，再根据情况决定外固定方式。以X线复查资料为依据来确定矫治效果，同样要关注患者症状与体征的改善情况（图2-6-5）。

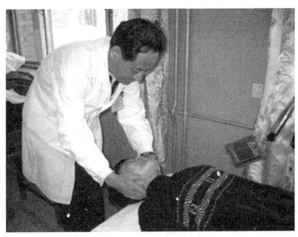

图2-6-5 仰卧式法

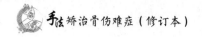

第七章　单纯型颈椎病诊断与治疗

第一节　颈型颈椎病

一、概述

颈型颈椎病是指颈椎骨性结构在伤因机制的作用下，产生的伤病与变异，并出现了颈部疼痛的症状与体征。还有因伤因机制的损害造成颈部韧带、筋膜、肌肉软组织、神经、血管组织受累，产生了组织细胞性损害，使颈部软组织出现创伤性炎性变，或使其组织出现水肿、血肿、粘连、萎缩变性等病理变化，导致颈部疼痛、活动受限、功能障碍等症状、体征。

二、伤因机制

颈型颈椎病多因颈部直接受挤压、扭挫、打击或风寒湿热邪毒的侵害所致。间接损伤可因头部受伤或躯体受伤时，在头部与躯体之间产生的折屈力、应力、挤压力、剪力等导致颈椎、颈脊柱与韧带、肌肉组织不同程度受到损害所致。还有因慢性损伤、劳损或有害气体物质等侵害所致，使颈椎骨与韧带、肌肉软组织受伤害等导致颈椎病变。此外，特殊职业强迫头颈在扭曲歪斜的形态下劳作，如口腔科医生（技师）、打字员、汽车修理工、司机和乘务员、演员、杂技人员，射击、击剑、射箭、拳击、武术、体操等专业运动员，均容易因颈部组织损伤产生颈椎病。因造成颈椎伤病的伤因机制较多，且又比较复杂，又因颈椎、骨性结构与肌肉、韧带软组织损伤性质与程度的不同，故所致颈椎病程度与类型在临床实际中表现出的症状、体征也各自不同。从人体生理解剖学、生物力学、运动医学方面观察，颈椎是组成颈脊柱的可区分的个体组织，椎体在韧带、肌肉和椎间盘、环状韧带等组织的连接作用下组合排列形成颈脊柱。颈脊柱是支撑头颅的支柱，又是连接头与躯体的桥梁。颈椎椎管是来自大脑中枢脊髓神经的通道。颈椎横突孔是椎动脉的通路。颈脊柱是骨架结构，颈部韧带、筋膜、肌肉是固定与保护颈椎的组织，肌肉又是驱动颈椎做功、拉动颈椎进行运动的有动力性组织。颈部组织在中枢神经的支配下做功，在血管进行血液循环、供氧的作用下进行新陈代谢，维持其生理功能。

通过研究颈型颈椎病的重要性及与其他各型颈椎病的关系，不难得知，颈椎各类型伤病的发生与发展均与颈型颈椎病关系密切。临床诊断和治疗常常应是一致或同步的，这是笔者的见解与主张。在临床上如能做到对颈型颈椎病的早期诊断，并能尽早治愈颈型颈椎病，就可有效预防其他类型颈椎病的发生与发展。

三、症状、体征

与伤因机制有关，与所伤部位和组织的损伤程度有关。

1.C_{1-2}是颈椎的特殊性椎体，主要连接由C_1环状结构与枢椎C_2的齿状突构成的寰齿关节。寰枢外侧关节和韧带组织易在伤因机制的作用下造成骨折、移位等不同程度的损伤，产生上颈部疼痛与头颈形态的改变，出现不同程度的功能障碍。

2.颈C_{2-7}椎体间有椎间关节、关节囊组织、韧带组织和椎间盘组织连接，由肌肉组织保护与驱动，形成运动系统。可在伤因机制的作用下，造成骨性结构损伤与韧带、椎间盘组织、关节囊等软组织损伤，产生颈部疼痛的症状与功能障碍的体征。

3.副神经外支受挤压症。副神经是第11对颅脑神经，其外支起于脑，下行参与并组成由脊髓节段发出的神经根，一部分经C_{1-5}神经根，经颈内动脉和颈内静脉之间，向下走行于胸锁乳突肌深部，支配斜方肌和胸锁乳突肌。核性副神经、根性副神经及周围神经干受损害，可出现上述两肌肉的病理改变；反之，上述两肌肉受伤及痉挛等可挤压副神经，产生副神经受累症，故二者互为因果关系。颈椎病大多先有根性副神经受累、肌肉痉挛，炎性变则呈继发性，可导致颈部疼痛与功能障碍的症状、体征。

4.头后小直肌位于头颈后部，并连接于头与颈部。头后小直肌和颈脊髓硬膜之间由一通过寰枕膜的结缔组织桥相连。当头颈部受伤时，头后小直肌多易受累。在头后小直肌痉挛或炎性肿胀时，可通过该结缔组织桥传导，使硬膜激惹，脑脊液循环部分受阻碍，而产生头痛、头晕症状。头后小直肌受累可刺激头后部枕神经，产生头颈部疼痛症状。

5.颈长肌位于颈椎前部，靠近颈脊柱，当颈椎受到伤害后，尤其是在颈椎出现移位，颈脊柱产生侧弯、后弓、"S"形变时，该肌肉会因同时受到伤害并在颈脊柱发生改变的状况下产生粘连、挛缩，重新起着稳定脊柱椎体的作用。颈长肌受累可出现颈前深部疼痛症状。

6.头长肌位于头颈前部，是连接头与颈椎前部的肌肉之一。当头与颈部受到伤害时，尤其是在头与颈椎出现倾斜时，或颈脊柱侧弯变形时，该肌肉会与头颈同时受伤害，并可在头颈发生形状改变时产生粘连、挛缩，起着稳定头颈的作用。头长肌受累

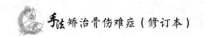

可出现颈前深部疼痛症状，当头颈活动时可诱发疼痛加重。

7.胸锁乳突肌是颈前侧最发达的扁状肌肉，在头颈过伸或加头部扭转时最易造成该肌肉损伤，又可因该肌肉损伤痉挛或挛缩牵拉颈脊柱变形，导致颈椎病的发生与发展。该肌肉受伤害可产生颈部疼痛、颈脊柱变形、功能障碍的症状、体征。

8.斜方肌位于颈项背部最浅层，为三角形状的较大肌肉，呈片状。当头颈在过度屈曲和扭转时，较易发生肌肉纤维牵拉伤。在头颈过度后伸时，则易造成肌肉过度收缩和挤压。反之，当该肌肉受到刺激伤害后，产生炎症、粘连、萎缩时，可负面制约头颈部，使头颈形态出现变异，或出现颈肩背部疼痛的症状、体征。

9.前斜角肌起于C_{1-6}横突前侧的结节部，斜行向下抵于第1肋骨上缘。前斜角肌受伤后，可出现肌肉痉挛、炎症和肥大改变，可造成颈神经根、锁骨下动脉和臂丛神经受刺激或挤压，在临床上常表现出颈、肩、臂部疼痛及血管被挤压的症状、体征。

颈型颈椎病多以颈部疼痛为主，活动受限，出现不同程度的功能障碍。往往因颈型颈椎病的发生，造成颈椎骨性结构稳定性减弱，极易出现反复性损害，使颈型颈椎病损伤加重，导致颈椎骨性结构组织和韧带、肌肉、血管、神经等组织过早产生退行性变，或引起其他型颈椎病的发生与发展。

四、临床检查

望诊：可见颈椎强直性改变，头颈倾斜改变。

触诊：颈部与肩背部触按疼痛。严重者肌肉软组织可触及炎性肿胀、粘连、萎缩或僵硬改变。肌肉弹性减少。颈部活动度减少，出现不同程度的功能障碍。一部分患者可出现反射性肩臂、手部疼痛及胀麻，咳嗽或打喷嚏时症状加重。

急性期检查颈脊柱，其活动受限或完全丧失。颈椎旁肌肉，T_{1-7}椎旁肌肉、斜方肌、斜角肌、胸锁乳突肌、冈上肌、冈下肌，可有明显触按疼痛与炎症、粘连、萎缩、僵硬等现象。

影像学检查：可显示颈椎骨性结构的改变、颈脊柱形态改变；可显示骨质疏松与骨质增生、韧带钙化等表现。可显示颈椎和韧带、肌肉、血管组织共同出现的退行性改变。

五、诊断要点

1.颈部疼痛，功能障碍。

2.伤部椎间隙周围炎症，触痛明显。

3.X线检查显示颈椎骨性结构损伤改变。

六、临床治疗

对急性损伤期颈型颈椎病的临床治疗，一般应尽早运用手法给予一次性矫治，并尽可能争取矫正到位，使椎体、椎间关节复位，使颈脊柱恢复正常形态，以防止椎间盘组织、韧带、肌肉软组织继发性损伤或加重，使颈椎骨性结构与韧带、肌肉及椎间盘组织在正常位置上进行良性修复，使颈椎恢复正常的生理与运动功能。手法矫治成功后，在没有出血的情况下辅以中药热疗，可尽快消除疼痛，解除组织损伤所产生的炎症，促进颈椎病获得更好的康复。

对慢性劳损和陈旧性外伤所致颈型颈椎病，因其损伤时间较长，可导致颈椎骨性结构产生退行性不良变化，多发生于骨质疏松症和骨质增生症患者，韧带可见多发炎性增厚、肥大、钙化、增生表现，肌肉组织有粘连、萎缩与弹性差的表现。因此在临床治疗时，应根据骨性结构的伤情和已经产生变化的韧带、肌肉软组织情况、血管硬化情况等，决定治疗方案。一般均应先进行辅助治疗，改善颈椎骨与软组织供血，促进其良性转变，增强韧带、肌肉、血管、神经组织的韧性和弹性，在颈部组织得到良性转变后再进行矫正治疗，这样会比较安全，可有效减少疼痛，使患者少受痛苦。

1.**中医药内治法** 以活血化瘀、强筋壮骨为主，应因人、因伤情辨证施治。

2.**中药外用热疗法** 用活血化瘀药配伍组方。采用专用热疗床，以颈背部为主，兼治疗全身。目的是以全身代颈部，可有效促进颈部组织迅速改善，促进血液循环，加速新陈代谢，增强活血化瘀效果，使已经产生病理变化的骨与软组织产生良性转变。

3.**点穴法、针灸法** 以督脉、手三阳经脉、足三阳经脉为主，循经选穴治疗。目的是畅通经络，运行气血，祛瘀止痛。

4.**理筋法** 理筋舒筋，理治肌肉筋膜组织，解除肌肉粘连、挛缩。对消炎祛痛、散瘀消肿效果好。

5.**手法矫治法** 原则是因人因伤情而治。对急性损伤所致颈型颈椎病，在认清骨性结构改变程度的情况下，多采用一次性矫正到位法。这样有利于颈部组织尽早、尽快得到良性修复。对慢性劳损和陈旧性外伤所致颈型颈椎病，应根据颈椎骨性结构和韧带、血管、肌肉已经出现的退行性变情况和患者全身状况、心理承受情况，决定治疗方案。一般应分次、按量进行逐步矫正，直至将颈椎骨关节矫治到位，将韧带、肌肉组织调正理顺，使颈型颈椎病从根本上得到治疗，获得康复。

七、典型病案

陆某，男，20岁，现代五项专业运动员。

[**主诉**] 2003年10月6日，因骑马跳障碍时不慎从马上头朝下着地摔伤，颈部疼

痛，不能活动两天。

[**现病史**]患者于两天前在训练中因骑马跳障碍时，头部朝下着地摔伤，伤后颈部剧烈疼痛，头颈向右侧歪斜，不能自正头颈姿态，即找医生检查，并给予按摩治疗。当时颈部肌肉疼痛有所减轻，几小时后疼痛加重，头颈仍歪斜，不能端正。

[**专科检查**]

望诊：患者头颈向右侧倾斜并有旋转，颈部呈现僵直畸形改变。

触诊：颈部肌肉呈现僵直状况，颈活动度消失；颈脊柱侧弯并有旋转改变；可触及 C_5 向左侧移位，C_{4-5} 间隙左右两侧均有触痛，有炎症表现；C_{5-6} 间隙左右两侧触按疼痛较明显，炎症表现明显；C_{5-6} 椎体出现台阶样改变，以 C_5 向左侧移位为特点。

影像学检查：X线平片正位像显示，C_5 向左侧移位，C_{4-5} 间隙移动较轻，C_{5-6} 间隙移位约1.5mm。显示颈脊柱向右侧弯曲，并出现旋转改变。

[**诊断**]颈椎急性损伤。

[**治疗**]

（1）理筋法：理治颈部周围肌肉组织，解除肌肉痉挛，缓解肌肉僵直状况，减轻疼痛与所致不良刺激症状。

（2）点穴法：以督脉和足三阳经脉、手三阳经脉为主，循经选穴，点按治疗，以畅通经络、运行气血、祛痛。

（3）手法矫治法：取坐位，让助手按住患者双腿，并稳定患者端坐姿势，医者施手法矫治。施治时，医者一手臂稳固患者头部并做顺势正牵准备，另一手用拇指扶住 C_5，其余四指紧贴侧前方辅助拇指，两手臂相配合，瞬间用力矫正，一次性将 C_5 矫正到位。手感觉到 C_5 在 C_{4-6} 之间向右出现旋转式移动，并确定到位。治疗的一瞬间，C_{5-6} 和 C_4、C_5 从下至上出现连续响动声，并出现复位的响声。治疗后患者立即感觉疼痛消失，头颈部端正，活动不受限。

[**复查**]X线平片显示，C_5 位置正常，颈脊柱形态正常。

注：在治疗后，患者当天即参加正常训练，无明显疼痛，无功能障碍。

治疗2个月后观察，患者头颈姿势端正，活动度正常，功能良好；并顺利参加了全国五项比赛。赛后无不良反应。

[**点评**]患者因急性摔伤，头部朝下着地受伤，有直接垂直挤压因素，又有应力折屈因素，还有旋转扭挫因素。伤因机制较复杂，摔落的速度快、力量大，造成 C_5 从 C_{4-6} 两间隙不同程度地移向左侧。因患者年轻，颈部骨性结构和韧带、肌肉组织较好，故只出现 C_5 向左侧移位的伤害和局部组织的反应。

对所产生的典型颈型颈椎病，如果不能获得及时、正确、有效的快速矫治，将会使颈椎急性损伤在颈椎错位改变的病理基础上继续向不利的方面发展，导致更严重的颈椎病，对患者造成更多或更严重的伤害。因此笔者主张对此类型颈椎病，临床应尽早明确诊断，并尽早采取正确、安全、可靠的方式方法进行治疗。这样可有效预防颈椎病的形成与发展，对患者、家庭、社会都有益。

第二节　神经根型颈椎病

一、概述

神经根型颈椎病临床发病率较高，与颈型颈椎病密切相关，只是轻重程度、临床表现各不相同。从伤因机制上讲，可来自颈脊柱急慢性损伤或慢性劳损伤。多因伤因机制造成颈脊柱变形，椎体与椎间关节移位，脊柱骨与韧带、肌肉组织退行性变，椎间盘损伤脱出，引起颈椎椎管变形与狭窄，或侧隐窝狭窄、椎间孔狭窄，或因颈部肌肉组织损伤、肿胀与变性等原因，导致颈脊髓在各节段发出的神经根受挤压与刺激，形成神经根型颈椎病。严重者可造成多节段神经根受挤压，或造成神经根水肿、炎性变、脱鞘，导致神经根产生严重的病理性改变，造成所支配部位，如颈、肩、背部、双上肢至手指出现严重的神经性水肿、功能障碍或丧失。

二、伤因机制

1.颈部外伤　常见有急性外伤，如坠落所致颈椎挤压伤；头部受重击打所致颈椎垂直性挤压伤；用头顶重物所致垂直挤压加扭挫性损伤；开车、乘车等因车祸所致头颈挥鞭式损伤；或因搏斗时颈部受打击损伤；体操运动员颈脊柱折屈、扭挫性损伤等，多因颈椎与颈部组织直接或间接受到损害所致。也可因反复性损伤导致颈椎骨性结构、椎间盘组织、韧带肌肉组织、神经根组织多次受到伤害，使颈部综合性损伤不断加重与发展所致。总之，凡可造成颈椎椎体移位性损伤，颈脊柱变形，造成神经根被牵拉、挤压、损伤，并产生神经根相关症状、体征的因素，均是该型颈椎病的伤因机制。可因引起颈椎椎间盘损伤脱出，导致椎管侧隐窝外狭窄，造成神经根受挤压。又常因椎间盘损伤引起后纵韧带损伤，于椎体后缘和后纵韧带之间分离，形成椎体与韧带间隙，在此间隙的出血、血肿和渗出物质产生刺激或挤压神经根，这是在急性期发生剧烈性神经根性疼痛的重要病因。也可由于椎间盘脱出时神经过度的牵拉致伤，造成神经根撕裂性损伤而引发剧烈性疼痛。

2.颈部劳损伤　该损伤是指人们在从事各种职业的劳作中，使颈椎超常运动而产生颈椎骨性结构、神经、软组织劳损所致的伤害。体力劳动者、脑力劳动者，还有从事专业体育项目的运动员、教练，均不可避免会产生颈椎病。因颈椎的长期损伤，神经根受挤压、刺激较轻或炎症较轻时症状、体征可减轻，反之在受挤压、刺激较重时神经炎性反应加重，严重者会产生神经炎、脱鞘等病理性改变，导致严重的神经根型颈椎病。

3. **骨质增生及软组织炎性增厚、增生、压迫神经根**　是指在颈椎受到急慢性损伤、劳损伤害或经反复损伤后，颈椎与周围组织产生退行性变。常见椎体上缘、下缘出现骨性增生，严重者在椎体间可形成骨桥。软组织同样因炎性刺激产生增厚、肥大、钙化与变性、增生，使椎管与椎间孔变形、狭窄，导致神经根受压等伤害。

4. **韧带和关节囊损伤**　是指颈椎和颈脊柱局部与全段性受损，伤及韧带、关节囊，如长期低头屈颈、斜颈工作，多致后纵韧带、颈项韧带、棘间韧带、黄韧带、纤维环后侧方过度牵拉，造成以上组织损伤性松弛，椎间隙压力性倾斜，椎间盘髓核后移，突入椎管或侧隐窝处，导致神经受挤压。又因上述组织的改变，较容易发生和形成上关节突移位与损伤，反复多次的损伤导致椎间关节骨性增生，可压迫神经根组织。椎间关节的损伤与增生性改变，是神经根型颈椎病的一个重要病因机制。

5. **软组织劳损**　在颈椎急慢性损伤中，颈部软组织的损伤与劳损是相继发生的，或是相伴行发生的，因此均可引起神经根部组织纤维增生肥厚，挤压神经根。神经根受损伤及受挤压后可引起神经炎性变，部分严重者可使病情持续性加重而不易逆转。临床上多数患者的病理改变较轻，较容易经正确有效的治疗而解除神经根受挤压状况，使神经修复。即使是较严重的挤压伤，同样可以解除受压状况，使神经恢复功能。

综合以上诸多因素，软组织劳损可造成椎间孔缩小，严重者可出现完全闭塞现象。椎间孔前后径缩小原因包括两个方面：前方缩小通常是由于纤维环破裂，间盘组织后移，椎体后缘骨性增生；后方缩小主要是由于上关节突前移，突入椎间孔内，是形成神经根受挤压的常见因素。临床特点是头颈后仰时出现症状，或使症状加重。另外，椎体的旋转、滑脱也是造成椎间孔前后径缩小的因素之一。椎间孔上下径缩小的原因是椎体的压缩变形，压缩形成的骨缘突入椎管，加之椎间盘变性，引起椎间隙变化与狭窄所致。

三、症状、体征

1. **根痛型**　此型多为椎间盘脱出型，即椎间盘髓核向侧后方脱出，直接挤压神经根。椎间关节损伤可继发于神经根炎、水肿、淤血、肌肉痉挛。因运动神经、感觉神经、自主神经都可受累，故表现为疼痛、运动肌肉无力、血管神经营养支配功能改变的症状、体征。因患者病变部位不同，神经受牵拉或挤压的轻重程度不同，其症状、体征也不一样。如病变位于C_4以上，疼痛主要表现在颈丛神经分布区，如头、颈项、肩背部；病变在C_5-T_1，则疼痛主要在臂丛神经分布区。发病初期症状、体征可能仅表现在脊神经分布区，如颈椎旁出现疼痛，头颈不敢活动，颈背肩部肌肉出现剧烈的痉挛与疼痛。继续发展可出现整个臂丛前后支分布区放射性疼痛，即出现所谓颈、肩、背、臂、手部疼痛综合征。在患者咳嗽、打喷嚏，甚至在深吸气时，均可诱发、加剧疼痛症状。常表现出麻木感、酸胀感或烧灼样感症状，夜间感觉明显。

2.**麻木型** 此型较多见，在发病年龄上较根痛型高，多在中年期以后，但在青少年中也有出现。临床没有明显的运动障碍和肌肉萎缩，可没有疼痛，只有酸麻胀痛感。突出表现是相关部位的麻木症状。病变在C_5、C_6，主要感觉为肩臂和上胸背麻木；病变在C_7、C_8，则以前臂和手部麻木为主。有的患者伴有自主神经受累，出现酸胀、怕凉、多汗或无汗症状。

麻木型与根痛型常相反，绝大多数为隐性起病，逐渐出现症状，并常在睡眠或晨起，即从静卧到起床活动时出现症状，或使原有的症状加重，白天因精力分散，症状可缓解，或完全不感觉麻痛。

3.**萎缩型** 症状、体征主要表现为运动功能障碍，常不表现为疼痛或麻木。初期仅表现为患肢肌肉松弛或发僵无力，进而出现肌肉萎缩，多表现为上肢手部大小鱼际肌萎缩，主要为颈椎体后缘骨性突出物压迫脊神经前根所致，也有专家在尸检中证实是椎体后外缘骨性突出物压在硬膜内运动神经根上所致，在临床常被误诊为运动神经元疾病或进行性脊肌萎缩症。

根据临床观察，有些神经根型是不稳定的、可发展的，或与脊髓型、椎动脉型、交感神经型颈椎病共存。因此对神经根型颈根病不可轻视。

四、临床检查

临床做颈部活动检查，可出现不同程度的受限，头颈可出现倾斜的特殊姿势，是为缓解或减轻疼痛症状而形成的。由于颈部侧屈、旋转活动可诱发疼痛加重，故常见患者出现肩部前倾、屈肘凝肩、头向患侧倾斜的体征。

神经根牵拉试验、仰头试验可为阳性，可出现上肢放射性麻痛或加重。检查受损伤神经根分布区皮肤，呈现节段性感觉障碍。

触诊：在受伤害的脊神经及其后支支配区，如耳后部、肩臂、胸前、肩胛骨内上角区、椎旁肌肉及斜方肌，均可出现触按疼痛及炎症表现，可触及硬条索状或结节状硬块与积液样反应物，出现捻雪样感觉，并可触及肌肉组织僵硬性改变，为肌肉组织炎性粘连及萎缩变性所形成。

感觉检查：当颈神经根受到伤害时，在神经根所支配的区域产生疼痛敏感反应，在受伤初期或急性期局部触按疼痛明显。当颈神经受损伤较重或时间较长，其受累部位远端可表现为痛觉减退。详细检查感觉分布平面时，可观察出具体受损伤的神经根所属节段。临床伤因机制不同，受累部位及受累神经根节数与程度也不同。应结合临床症状、体征检查进行观察与判断。临床进行定位性检查阳性体征很重要，可清楚地了解和认识人的颈神经根的分布，及其所支配肌肉的受累情况与程度。

上颈椎段（C_4以上段）受损害时，主要表现为颈部后枕部与头部疼痛或麻胀，枕大神经触压疼痛反应和枕部温觉减退，颈部肌肉和冈上肌触压疼痛明显。并可有不同程度的颈项肌无力及肌肉萎缩症状，或出现肌肉软组织的炎症表现与广泛性触按疼痛的表现。

下颈椎段（C_{4-7}）。C_{4-5}椎间隙为C_5神经根，当其受到损害时，出现颈部疼痛，可沿肩峰向上臂外侧和前臂桡侧至腕部呈现放射痛或麻痛。可出现冈上肌、冈下肌、三角肌、二头肌、肱桡肌、喙肱肌、桡侧伸腕肌无力或出现肌肉萎缩，常见以三角肌受累较重。C_{4-5}椎旁有触压痛，或有炎症反应。

C_{6-7}椎间隙为C_7神经根。当受到损害时，可沿上肢外侧至食指和中指出现疼痛，受累肌肉与C_6神经根病变常相似。主要以肱三头肌受累较重，叩诊检查该肌腱反射减弱，颈C_6、C_7椎旁肌肉软组织可出现炎症反应与触压痛反应。

C_7-T_1椎间隙为C_8神经根。当受到损害时，可沿上臂内侧和前臂外侧至中指、环指、小指出现疼痛。受累肌肉常集中在手部和前臂。C_7-T_1椎旁可出现炎症反应与触按疼痛。

颈部前斜角肌。该肌肉受损伤会导致C_5-T_1全部神经根受到挤压刺激，使C_5-T_1神经根传导受到阻碍，出现整个上肢感觉、运动及自主神经功能紊乱。临床检查，应对前斜角肌损伤所致臂丛神经产生的挤压综合征与颈神经根型颈椎病进行鉴别诊断。

腱反射检查。神经根型颈椎病，可检查上肢肱二头肌、肱三头肌肌腱反射。如腱反射活跃，表示支配该肌肉、肌腱的神经根受累较轻或为早期；如腱反射减弱或消失，则表示支配该肌肉、肌腱的神经根受累，应视为中后期改变。在检查时用同样方法与对侧对比观察。单纯神经根型应无病理反射；如果出现病理反射，应考虑脊髓受累情况的存在。

肌张力检查：神经根型颈椎病一般较易出现肌张力的改变。在神经受到损伤初期或在急性发作期，支配该肌肉的神经受到刺激，可表现为肌肉张力增高，甚至可出现肌肉痉挛。当支配该肌肉的神经根受到抑制时，则出现肌肉张力减低，即出现肌肉松弛症状。多发生在疾病的慢性期或中后期。

肌力和肌溶的检查。神经根受挤压较轻者，其所支配的肌肉力量减弱，严重者则出现肌肉萎缩。可用握力计量器检查。但由于神经根支配的弥漫性和交叉性，如果发生一条神经根受压迫，也可出现多个神经根所支配的肌肉产生变异，但与肌肉完全性瘫痪不同，在临床上应与神经丛与干性损害相区别。

自主神经检查。在神经根型颈椎病中，患者可出现一定程度的自主神经功能紊乱症状，如畏寒、怕冷风吹、手臂发凉、发绀，组织间隙积液、肿胀，触按出现胶棉样感觉等。

影像学检查：可显示颈椎正侧位、双斜位、椎体排列与椎间孔的改变，可显示骨性增生、椎间盘脱出情况及神经根受挤压及神经根炎性肿胀情况。

五、诊断要点

1. 颈椎骨性结构改变。
2. 颈部肌肉损伤。
3. 颈椎间盘损伤。
4. 颈神经根被挤压。

六、临床治疗

1. **中医药内治法** 因人因伤辨证施治，通经活血，用芍药加味汤为主加减。白芍药、宣木瓜、鸡血藤、威灵仙、粉葛根、生甘草。水煎，早晚分两次服。

2. **中药外用热疗法** 采用专用热疗床。部位以颈背部为主，兼热疗全身。主要是促进局部和全身血液循环，增强免疫功能，加速新陈代谢，消炎祛瘀，减轻神经根的炎性刺激与疼痛，改善颈椎骨与韧带、肌肉软组织的血供与代谢，有效阻止其相关组织的退行性变。

3. **点穴法、针灸法** 以督脉和手三阳、手三阴经为主，配以足三阳经选穴治疗，以畅通经络、运行气血，有效祛痛。

4. **理筋法** 理治颈、肩、背部肌肉组织和受累的上肢肌肉组织，松解粘连与挛缩，疏散颈、肩、背条索状、片状、结节状炎性粘连，解除肌肉僵化性改变，有效恢复肌肉的弹性与功能，同时解除肌肉组织对神经的直接挤压。

5. **手法矫治法** 以矫正颈椎骨性结构，整复脱出的椎间盘，调理韧带、肌肉软组织，解决颈脊柱变形、颈椎椎管变形与狭窄，解决椎间孔变形与狭窄，解除脊髓和神经根受挤压为原则。

在手法使用上要因人因病情决定。对急性外伤所致者，在颈椎伤情适应的情况下，应采取一次性矫治到位法。目的是尽早解除对神经根的压迫，有利于神经根的良性修复；对慢性损伤患者，应根据颈椎骨性结构的变异情况和韧带、肌肉软组织情况，以及神经根受累的具体原因与程度，分次、按量、有序地进行手法矫治，直至真

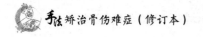

正解除神经根受挤压机制为准。

第三节　脊髓型颈椎病

一、概述

此型颈椎病因颈脊髓直接被挤压或受扭挫而命名。在临床上，脊髓型颈椎病发生率较高且常较严重，以患者出现下肢运动功能障碍为特点。在急性外伤型中常见的有高位截瘫型、半身瘫痪型、三肢体瘫痪型。在慢性损伤型中，轻型者临床多见不同程度的功能障碍症、脑中枢神经受累症、脏腑功能受累症。严重者C_{2-7}段脊髓均受到前后或周围突入椎管内组织的挤压，X线影像可显示颈脊髓段如同在鳄鱼口中，腹背均受压，给患者造成极其严重的肢体功能障碍与痛苦，影响患者的生活与生存质量。

二、伤因机制

1.**颈椎急性外伤**　临床上因急性外伤造成的脊髓型颈椎病逐渐增多。临床观察：除患者颈椎有先天性椎管狭窄外，此类型颈椎病均与患者受到外伤有关。多造成颈椎骨性结构不同程度、不同类型的骨折，椎体前后移位、左右交错移位、旋转移位、椎体压缩骨折移位、椎板骨折、椎间关节骨折与移位、颈脊柱直变、侧弯、"S"形变、反弓、旋转，韧带组织损伤急性炎性变，椎管内血肿、水肿等造成椎管变形与狭窄，导致颈脊髓受挤压、扭挫；或因创伤致组织细胞破坏，炎性渗出物、化学物质淤积，出血血小板积聚，致根轴间发生粘连，对脊髓造成束缚性制约伤害。椎间盘组织可因颈椎急性外伤，造成急性严重损伤而膨出，在椎管内直接挤压脊髓组织。颈脊髓可在外伤作用下，急剧扭转挤挫、牵拉、刺激脊髓，或脊髓受严重震荡损伤，影响脊髓和血管的功能。在急性期后，多数患者颈脊髓损伤可通过自行修复，使症状与体征不断改善，或能获得较好的康复。但临床上常因脊髓实质性的伤害致患者不同程度的伤残，往往是较严重的。

2.**颈椎陈旧性外伤**　在临床上常见颈椎病X线影像显示存在椎体陈旧性骨折，可见椎体被压缩或部分被压缩变形。椎体边缘向前或向后，或向四周突出。可见一椎间隙上椎体下缘、下椎体上缘压缩，椎体边缘向前突出，或合并骨性增生与前纵韧带增生，有的可突出近1cm，严重挤压食管及气管，出现脊髓颈椎病与食管被挤压综合征。或见椎体后部边缘向后突入椎管，或合并骨性增生，直接挤压脊髓硬膜，或见椎间关节损伤与增生、韧带组织炎性增厚、钙化与增生。椎体均呈现骨质明显疏松及骨质增生，严重者可见相邻椎体间骨桥形成。临床可根据椎体与椎板、椎间关节的改变判断是否发生过骨折，可从椎体边缘骨性增生情况与长度推测受外伤的时间和年龄，并可询问患者，了解受伤的确切原因与时间。

临床上，陈旧性外伤所致颈椎病以脊髓型、椎动脉型较多，后期又发展较严重，多出现颈脊柱退行性变的僵直性改变，在此种颈脊柱退变的情况下，颈脊髓受累的症状、体征常较严重。

此型颈椎病发生与发展程度，与伤因机制强度、时间及患者体质有关，多发生在中年人和老年人身上。受外伤时间多来自少年或青年时期，一般到了临床出现较明显或较严重症状与体征时才引起重视，经影像学检查才被发现和证实。

3.慢性损伤　临床上指颈部一般性劳损或反复多次较轻的损伤积累成疾所致。由于颈脊柱和颈椎间盘组织、韧带肌肉软组织或脊髓神经组织，经长年伤因机制的不良刺激与损害，以及人体与颈部骨性结构与软组织的自然退变与损伤，往往会导致颈脊柱变形、椎体间隙改变和椎间盘组织的改变与突出。颈椎骨质疏松和骨质增生的发生与发展，导致颈椎椎管变形与狭窄，产生对颈脊髓神经的挤压与损害。在临床上可见不同患者出现不同的类型，表现出轻重不一的脊髓型颈椎病。有的因椎体的骨性增生较严重，在X线影像中显示颈脊髓在高位横贯性挤压下，产生四肢肌肉痉挛性瘫痪的症状、体征；有的因一椎体或多椎体骨性增生和多椎间隙椎间盘脱出，造成脊髓在椎管内多节段性受挤压，严重者出现肢体无力或瘫痪，如压迫一侧脊髓则产生半侧肢体瘫痪或出现半切综合征等。

4.椎管先天性狭窄　椎管先天性狭窄是脊髓型颈椎病的重要因素。因脊髓在椎管内形成是先天性不足因素，但决定的因素是椎管后天产生的变异。如颈脊柱变形对椎管的扭曲，椎体的前后或左右或旋转移位，椎体与椎间关节的骨折及骨性增生突入椎管，黄韧带炎性增厚、骨化，椎间盘脱出等，使椎管在原先狭窄的情况下更狭窄，造成脊髓受挤压，引发临床症状与体征。

三、症状、体征

脊髓型颈椎病临床症状较多，有感觉与运动方面障碍的，有自主神经方面的，还可有脊神经及血管受阻，供血不足的症状。从感觉轻微疼痛发展到影响肩背部肌肉，出现上肢疼痛或造成左右两侧肌张力不一致等失平衡现象，这些都是脊髓型颈椎病的早期症状。鉴于临床上该型颈椎病所引起的远端症状多于颈椎局部症状，所以应将不同的脊髓束或神经根结受损害后出现的类似症状加以分析，为临床早期诊断与治疗提供依据。

（一）运动障碍

颈段脊髓由于皮质脊髓束（锥体束）受激压，或脊髓前动脉受刺激而痉挛缺血，可表现为下肢无力，感觉沉、酸、胀、麻、累，步态笨拙吃力，迈步发紧、颤抖、发软，脚尖不能离地，逐渐发展可出现抽动而发生痉挛性无力或失控跌跤现象，到晚期即可出现痉挛性瘫痪。临床因受压部位不同，运动障碍表现也不同。

1.四肢瘫痪型　四肢从无力到出现不同程度的瘫痪症状，是因为锥体束的骶、腰、胸、颈各节段神经纤维依次由外向内排列，即身体下部的运动神经纤维位于脊髓表面，所以下肢出现瘫痪早且严重的现象。上肢出现瘫痪相对较晚且轻。下肢为典型的中枢性瘫痪；上肢可为中枢性，亦可为周围性瘫痪。

2.截瘫型　常因受伤害的颈脊髓位置较低，可仅有双下肢表现，为运动神经元瘫痪。

3.三肢瘫型　临床表现为三个肢体瘫痪，一般情况为一个上肢合并有双下肢瘫痪，亦可有四肢都瘫痪的情况，即下肢为上运动神经元瘫痪、上肢为上运动神经元或下运动神经元瘫痪，这决定脊髓受损伤的位置和程度。

4.偏瘫型　即同一侧上下肢体瘫痪，但无脑神经性瘫症。

5.交叉瘫痪型　即一侧上肢与另一侧下肢感觉运动障碍，如临床上所出现的上肢麻木而另一侧下肢无力症。

6.脊髓前动脉型　椎体后缘骨性挤压脊髓前动脉，主要表现为运动障碍，而无深感觉损害。

7.脊髓半切型　见于脊髓挤压综合征。

（二）肢体麻木

由于脊髓丘脑束受损伤，造成肢体麻木。脊髓型颈椎病引起的感觉障碍有下列特点。

1.脊髓丘脑束在脊髓内的排列与锥体束相似，亦是自外向内依次为骶、腰、胸、颈脊髓节段的神经纤维，骶尾部及下肢的感觉纤维分布于脊髓表面，因而在骨性增生、椎间盘突入椎管挤压脊髓时首先受到损害。故感觉障碍亦有先下方、后上方的规律性，即一般先出现下肢麻木，后逐渐向上发展。

2.因颈椎骨质增生不可能同时将所有脊髓丘脑束纤维都挤压或阻断，故不出现完全性横断性感觉障碍，其感觉平面表现出不齐性，常常低于病变的平面。

3.在脊髓丘脑束内，因痛、温觉纤维和触觉纤维分布不同，或受压的程度不同，可出现分离性感觉障碍，即痛、温觉明显障碍，而触觉可以正常或有轻度差异。在颈椎病早期，此种感觉分离现象尤其明显，临床上易误诊为脊髓空洞症。

（三）共济失调

颈椎病出现共济失调，主要表现为患者站立不稳，步态蹒跚，震颤觉及位置觉障碍，如患者在黑夜中或闭双眼时行走会出现左右摇摆不定的现象。

（四）自主神经及括约肌功能障碍

临床表现为肢体瘫痪或麻木、怕凉、酸胀，或浮肿，或活动受限。有的患者出现尿急、排尿不尽，严重者可出现尿潴留、小便无力、便秘或失去控制。如出现此症，应与脊髓内肿瘤鉴别。

四、临床检查

1.患者出现颈部疼痛，伴有上肢麻痛、下肢无力。有的患者出现四肢痉挛性瘫痪。躯干与下肢麻木逐渐上行发展，伴有尿频、尿急。

2.四肢多出现不完全性瘫痪，检查下肢应为上运动神经元性瘫痪，即腱反射亢进、病理反射阳性。上肢或为上运动神经元性瘫痪，或为下运动神经元性瘫痪的表现。

3.感觉障碍平面低于脊髓病变节段部位，并且出现不整齐的表现。

4.屈颈与伸颈检查阳性。

5.生理反射方面，下肢髌腱反射、跟腱反射亢进，腹壁反射、提睾反射、肛门反射减弱或消失。上肢二头肌、三头肌反射可亢进或减弱，高颈髓损伤时亢进，低颈髓损伤时减弱。

6.病理反射

（1）下肢病理反射：巴宾斯基征、戈登征、奥本海姆征、踝阵挛、髌阵挛可出现阳性。

（2）上肢病理反射：脊髓型颈椎病只有高位即 C_5 以上脊髓损伤时可出现霍夫曼征等病理反射。

7.影像学检查　显示颈椎骨性结构的改变，颈脊柱变形情况，椎管变形与狭窄情况，骨质疏松与骨性增生情况，椎间盘脱出或膨出情况，韧带组织炎性增厚、钙化、增生情况。可显示脊髓神经受挤压情况与程度。

五、诊断要点

1.颈椎骨性结构改变。

2.颈椎间盘损伤。

3.颈椎管狭窄。

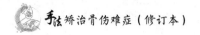

4.颈脊髓被压迫。

六、临床治疗

1.**中医药内治法**　脊髓型颈椎病属中医学"痿证"范畴。《素问·痿论》曰:"肾气热则腰脊不举,骨枯而髓减,发为骨痿。""肝气热则胆泄口苦筋膜干,筋膜干则筋急而挛,发为筋痿。"根据此项理论,本病属于筋痿及骨痿。督脉受损,肝肾亏虚,为本病之基本病机。治则宜温通督脉、补益肝肾,佐以活血通络之法。

方药:生地黄、山药、山萸肉、枸杞子、鹿角、白芍、血竭面、葛根、威灵仙、甘草。

用法:水煎,早晚分服。

2.**中药外用热疗法**　采用专用热疗床治疗。以颈部为主,兼热疗全身,用活血化瘀、通经络药物熏蒸,以促进局部与全身血液循环,增强新陈代谢,改善免疫功能,消炎祛痛,促进脊髓型颈椎病康复。

3.**点穴法、针灸法**　以督脉为主,配手三阳、手三阴、足三阳、足三阴经,选穴循经治疗。以畅通经络,运行气血,辅助治疗脊髓型颈椎所出现的症状与体征。

4.**理筋法**　理治颈肩背部和肢体受影响部位的肌肉组织,可有效减轻与缓解肌肉痉挛、疼痛。

5.**手法矫治法**　应因人因伤情而治,临床根据伤因机制所致颈椎、颈脊柱变异情况,椎间盘脱出情况,韧带、肌肉、组织受累情况,颈部骨与软组织退变情况,患者身体情况与心理承受情况等实施手法矫治,以解除颈脊髓受挤压状况,使脊髓型颈椎病康复。方式方法根据患者具体情况与伤情而定。

对急性外伤机制所致脊髓型颈椎病,应根据伤情和患者的具体情况与心理情况,在条件许可的情况下,采取一次性手法矫治到位的方法,使颈脊髓尽早全部解除受挤压状况,以利于脊髓功能的恢复和良性修复。

对慢性损伤型,应根据颈椎、椎管和脊髓受挤压情况,在条件许可的情况下,采取分次按量手法矫治,直至完全解除脊髓受压迫状况,以利于脊髓尽早得到良性修复和完善功能。

第四节　椎动脉型颈椎病

一、概述

椎动脉型颈椎病的发生、发展与颈型颈椎病密切相关,椎动脉受累多来自颈椎骨性结构在外伤、劳损下产生的变异，造成颈脊柱变形，颈椎横突上下交错，或左右或前后旋转，随椎体移动，导致椎动脉一处或多处、一侧或两侧受牵拉挤压、刺激所造成，这是椎动脉型颈椎病发生与发展的重要原因。主要影响患者脑部供血，造成脑供血不足的症状、体征。此型颈椎病在医学界日益受到国内外人士和学者们的重视。除中老年人外，青年人的发病人数逐渐上升，但因青年人正处在青春发育旺盛期，故因颈椎病造成的脑供血不足症状多被忽视，也有青年人认为自己还年轻，根本不会患颈椎病，并将椎动脉型颈椎病所致的症状、体征归为学习紧张、劳累或睡眠不足等原因所致，对所产生的疲劳症或疲劳综合征，头晕、眩晕等症，也多认为是学习、工作紧张，劳累或营养不足所致，一般不去医院检查，等到颈椎病严重了，用休息的方式和加强营养的方法不见效，而且出现日渐加重的情况，才想起来去医院检查，此时颈椎病多相当严重了。

临床上观察，因颈型颈椎病所导致的椎动脉受累，造成椎动脉血流不同程度被阻碍，必然直接影响脑部供血，患者常常有头昏、头晕，缺血性或血管痉挛性头痛，记忆力减弱、失眠、耳鸣；严重者常常出现两眼突然发黑，产生一过性脑缺血症状；更严重者可引起突发性脑供血不足猝倒现象，这些现象均与脑供血不足导致的中枢神经受影响有关。

从临床实际分析，椎动脉型颈椎病多是从青少年期开始产生的。在中老年颈椎病临床检查中，影像学资料即可显示颈椎病的骨性结构改变，推算出其发生的时间与年龄。由此提示人们对青少年椎动脉型颈椎病要特别关注，不单是为预防中年时期发生颈椎病，主要应从颈椎病发生时即给予足够的重视，及时检查，尽早进行正确有效的医治。这对青少年的发育、学习、工作和生活都有较大的益处。对患者自己来说，正确、有效地预防和阻止颈椎病的发展很有价值。

二、伤因机制

1.颈椎与椎动脉正常伴行关系改变 颈椎两侧椎动脉在左右横突孔内垂直上行，血流畅通。在正常情况下，椎动脉的长度和颈脊柱的长度相对称，椎动脉有一定的空间，适宜进行收缩与舒张。但由于伤因机制的损害，导致颈椎病的发生与发展，造成颈椎椎体和颈脊柱与椎动脉的对称相伴行关系改变，横突必然随着椎体相应发生移位性改变。当椎体发生侧方移位或旋转移位时必然会牵拉椎动脉血管一起移动，这就产生向侧方牵拉挤压刺激的伤因机制，使椎动脉受伤害。当椎体向前或向后移位时，同样横突孔牵拉着两侧椎动脉向前或向后移位，使椎动脉受伤害。当上下椎体产生交错移位时，必然牵拉椎动脉向左右移动，使椎动脉受伤害。当颈椎出现侧弯，颈脊柱节段性或整段后弓变形时，或颈脊柱产生"S"形变时，两侧椎动脉随之被牵拉、挤压、刺激，可导致椎动脉一处与多处受牵拉、挤压、扭曲、刺激，使血管壁受伤害，血管腔狭窄或闭塞，血流受阻或中断，这只是椎动脉型颈椎病发生与发展的一个因素。总之，颈椎的伤因机制使椎体移位，脊柱正常曲度变形，椎体正常有序的排列关系发生了改变，导致两侧椎动脉受损害，即可引起椎动脉型颈椎病。

2.颈椎骨组织变异

第一种情况：劲肋和C_7横突肥大，在椎动脉起始部位的锁骨下动脉受到制约，导致椎动脉血流减少。

第二种情况：椎位移位，临床可见C_2、C_3、C_4、C_5、C_6在伤因机制作用下产生移位，导致椎动脉受累。尤其当C_1与C_2寰齿关节移位时，临床上往往出现较严重的症状、体征，并多出现延髓或脑干受累。

第三种情况：钩椎关节骨性增生，向外侧可直接压迫椎动脉，使血管扭曲和管腔变小。当C_5、C_6椎间隙狭窄或C_5、C_6椎体后外侧骨性增生较严重时，易产生椎动脉受压症状，从解剖中观察，主要是因C_5椎横突孔距离椎体较近所致。

第四种情况：横突孔骨性增生，可直接挤压椎动脉，导致血管壁受伤害与血流受阻。

第五种情况：颈椎动脉先天变异或血管硬化、动脉炎，或出现动脉粥样硬化性改变时导致血流减少所致。

三、症状、体征

椎动脉型颈椎病的症状、体征与椎动脉受伤害的性质及程度有密切关系。颈型颈椎病可因颈椎活动诱发椎动脉供血不足症状或使其加重。椎动脉型颈椎病临床症状较复杂且多变，影响到的脑组织也较多，敏感程度不一致。可分别见于内耳、脑干（中脑、脑桥、延髓）、小脑、间脑、大脑枕叶、颞叶及脊髓等引起功能障碍。有的患者可出现头顶部发胀和头晕的自觉症状，当颈椎病缓解后，头顶部发胀和头晕的症状可随之减轻或消失，与椎动脉型颈椎病症状出现一致性的变化。临床症状多呈不固定性，或呈非典型性及多变性。

眩晕、耳鸣、耳聋：是椎动脉型颈椎病常见症状，眩晕的性质又常呈现多样性，可为旋转性，患者站立失稳或自觉地在转动，如出现地震样感觉，站在地上双脚犹如踩在棉花上一样，同时感觉下肢发软、无力或出现颤动。可出现行走不稳、头重脚轻的症状。当颈椎过屈或过伸时，易诱发眩晕发作与眩晕原有症状加重，并可随椎动脉型颈椎病的发展而出现眩晕加重。

头痛：头晕与眩晕可同时存在，或交替性加重。早期多以头痛为主，后期则以眩晕为主。头痛多为一侧性，发生在椎动脉受累一侧。椎动脉型头痛一般局限在枕部或顶部。头痛常伴有自主神经功能紊乱症状。

自主神经与内脏功能紊乱：椎动脉型颈椎病常伴有恶心、呕吐、上肢不适、多汗或无汗、流涎、心动过缓或过速、心律失常，有的出现尿频、尿急，颈、背、胸有烧灼样感、蚂蚁爬行感，胸闷，呼吸节律不匀，常在急性期发作。

运动障碍：可见四肢运动功能障碍，亦可有共济失调。

视觉障碍：较常见，轻者常表现为视雾样感，可出现一过性眼黑蒙症，暂时性视野缺失、复视、眼前闪彩样或一过性幻视症，严重者可突发失明或弱视症，持续数秒或数分钟后可自行恢复。可反复发作，可为大脑枕叶视觉中枢缺血所致，故又称为皮层性视觉障碍。脑干内的第3、4、6脑神经核缺血或内侧纵束缺血可出现复视。复视常为暂时性、阵发性，可自然恢复，亦可持续数日之久。

感觉障碍：面部麻木、针刺样感，口周或舌部发麻，可有四肢麻木或半身麻木症状，或可出现肢体酸痛症。

休克样症：在椎动脉急性缺血时可突发意识障碍，猝倒。常为颈部突然活动所致。

神经症状：椎动脉型颈椎病因造成脑供血不足，临床有的患者可产生精神抑郁寡言，严重者可出现缄默症，脑子迷乱或异常兴奋，欣快或难以抑制性强笑、话多，但常缺乏逻辑性，故常有语言失误的表现。突出的表现为记忆力减退，近事遗忘。有的伴随出现暂时性失神症发作。究其病因，主要为脑部分缺血所致。

四、临床检查

患者自诉有慢性或突然发作性头痛、头晕、耳鸣、听力障碍、恶心、呕吐、视物不清、语言不清、吞咽困难、猝倒、持物失手等表现，此时应考虑到椎动脉型颈椎病。如出现颈部活动时诱发上述症状或加重症状者，或伴有颈、肩、背、枕部痛者，或伴有脑干受损伤的体征，查体见典型的椎动脉型颈椎病者，应关注其病因病理。

影像学检查：可见颈椎骨性结构改变或退行性变，颈脊柱变形，横突孔变形，椎动脉受累；可见椎动脉血管壁受损、血管硬化等病理变化；可见血液流动受阻或中断情况；可见椎动脉一侧或两侧、一处或多处牵拉、扭曲、挤压、刺激情况。

五、诊断要点

1.颈椎移位、脊柱变形。
2.椎动脉被牵拉挤压。

六、临床治疗

1.**中医药内治法** 椎动脉型颈椎病导致脑部供血不足属中医学"痿证"范畴，多

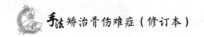

以痰浊中阻，清阳不升辨证论治。如《丹溪心法》云："无痰不作眩，治痰为先法。"化痰行气通窍为治则，用温胆汤加减。

方药：茯苓、半夏、陈皮、郁金、枳实、竹茹、石菖蒲、葛根、甘草。

用法：水煎，早晚分服。

2. 中药外用热疗法 临床上用专用热疗床治疗，用活血化瘀、通络、消炎、排毒类药物。热疗以颈、背部为主兼及全身，以促进全身血液循环，加强新陈代谢，改善脑部组织供血，增强免疫。

3. 点穴法、针灸法 以督脉为主，根据临床辨证，分别循督脉与十二经选穴。可畅通经络气血运行，治疗椎动脉型颈椎病所致脑供血不足产生的"痰浊中阻"。

4. 理筋法 理治颈部和相关受累部位的肌肉组织，促进躯体、四肢功能恢复。

5. 手法矫治法 根据临床检查和影像学检查资料，明确颈椎骨性结构改变、脊柱变形、椎动脉受累部位与程度，再进行治疗。治疗以矫形为主，将颈椎矫正，使颈脊柱回复到正常或接近正常形态。达到松解压迫机制，直至全部解除两侧椎动脉受挤压状况，使椎动脉恢复自由收缩与舒张，以利于血液流动，进而改善脑部供血，消除椎动脉型颈椎病的症状、体征，使患者康复。

七、典型病案

章某，男，60岁，某科学院博士生导师。

[**主诉**] 颈部疼痛、头晕多年，加重1年。

[**现病史**] 患者因从事医学科学研究工作，常低头伏案写作，开始时出现颈部痛，逐渐加重，直至出现头晕、头昏，眩晕不断加重，有时两眼发黑，失去记忆，有脑供血不足和疲劳症，经临床治疗无明显好转，血压低于正常、不稳定，头重脚轻，下肢沉重无力。

[**既往史**] 有慢性加重头晕、眩晕史。

[**临床检查**] 患者神志清楚，头颈前倾，心肺未闻及异常，腹部未见异常，四肢正常。

触诊：颈脊柱后弓明显，颈前屈后伸、侧屈与旋转活动受限。垂直压颈试验阳性，出现头痛、上肢麻痛。

[**X线检查**] X线平片显示颈脊柱后弓变形。

[**临床诊断**] 混合型颈椎病。

[**临床治疗**] 因患者没有时间按程序治疗，即在门诊以手法松解颈肩部肌肉组织后，用手法矫治方法治疗。患者取坐位，医者用左侧手臂固定头部，作正牵；用右手拇指贴住C_6棘突部，医患双方密切配合。医者双手手臂相配合加力，从C_6-C_5矫治，

手感椎体前移明确，并发出响声；患者感觉到骨动并听到响声，同时感觉从颈部两侧有两股热流冲向脑部，即觉脑部清凉，全身舒适。矫治后，用自制颈托制动颈部作为保护。

点评：治疗后，患者症状消失，表现轻松。

第五节　交感神经型颈椎病

一、概述

临床交感神经型颈椎病患者逐渐增多，可发生在青少年、中老年。可导致中枢神经症状、心脏病症状、呼吸受抑制症状等，常给患者造成很大的痛苦。本病与颈部急性损伤、椎动脉型颈椎病有密切关系；与慢性损伤、颈部组织劳损对交感神经的不良刺激或炎症渗出物质刺激有重要关系；与颈型颈椎病、颈脊柱变形导致的交感与副交感神经受牵拉、刺激等因素有关。临床观察，交感神经型颈椎病症状、体征常较多，且复杂多变。

二、伤因机制

可因颈部急性严重外伤、慢性损伤、劳损引起颈脊柱变形和周围软组织炎症，造成对交感与副交感神经的牵拉、挤压、刺激所致；可因急性炎症、血肿、水肿和炎性物质、化学物质的刺激等所致；可因椎动脉受累所致血管周围交感神经组织不良性刺激所致。

当颈椎病影响到颈段硬脊膜、后纵韧带、小关节、神经根、椎动脉、颈椎间盘、髓核与纤维环等组织时，可以反射性刺激颈部交感神经结，产生交感神经结激惹现象，出现不良症状。有因颈椎外伤手术治疗后继以交感神经受累，或因颈椎外伤、手术治疗后伤情变化致交感神经激惹，传导阻滞。综上所述，影响交感神经的因素与机制均可引起一系列复杂多变的症状。

临床上交感神经受刺激出现的症状与椎-基底动脉缺血表现常同时存在。据观察，颈椎骨性增生刺激椎动脉周围的交感神经网，导致椎-基底动脉系统血管痉挛而缺血，这种急性缺血改变首先可引起脑干内的网状结构缺血，临床表现为头晕、头痛、头胀，甚至出现意识障碍。因此颈部交感神经受刺激是原发的，椎-基底动脉缺血是继发的。

临床也证明，交感神经受刺激是发病与产生症状的主要机制。

其一：临床上做颈胸神经节封闭，因神经根周围有交感神经组织，故做神经根与周围封闭，交感神经症状可明显减轻或消失。

其二：在颈椎手术中如刺激颈胸神经节，即可引起一过性眩晕、耳鸣等症状，但当用利多卡因浸润颈胸神经节后，再刺激该神经节则不引起反应。

临床上还可见其他交感神经功能障碍所致的一系列症状。故造成交感神经受累的伤因机制多而复杂，应引起关注与研究。

三、症状、体征

原有自主神经功能不稳定者，女性或男性更年期均易出现交感型颈椎病症状。有的以交感神经受刺激为主，有的以交感神经麻痹为主，有的先为刺激症状，后转为麻痹症状。在不同患者身上，因年龄、体质、心理素质、免疫功能等不同，出现的症状、体征也不同。

1.五官症状　交感神经受刺激症状，如眼睑无力、瞳孔扩大、眼球胀痛、流泪，视物模糊、飞蚊症，眼冒金星、彩星等；交感神经麻痹症状，如眼球内陷、眼睛干涩、眼睑下垂、瞳孔缩小、面部充血、无汗，皮肤瘙痒、干燥。可有咽喉部不适或有异物刺激感，出现发作性嘎声、流涎，鼻腔刺激痛痒感；可出现慢性鼻炎、咽喉炎、耳鸣、听力减退、牙痛等症状。

2.头部症状　可出现枕部痛、颈枕痛或偏头痛，常伴有头痛、头沉、头晕。交感型颈椎病常易诱发头痛、感冒，疲劳时加重。女性可在月经期、更年期出现交感神经症状。以往多认为与颈部活动无关，其实关系密切，特别是颈型颈椎病者，往往因活动不当诱发症状。当头痛较严重时，可伴有恶心、心慌与呼吸抑制。

3.周围血管症状

（1）血管痉挛症状：肢体发凉、发木，遇雨受风或受衣物刺激时可产生刺痛、刺痒或麻木、疼痛，有神经血管性水肿的表现，局部皮肤温度低，温觉减退。

（2）血管扩张症状：肢体或指端发红、灼热感，喜冷怕热或喜热怕冷，疼痛过敏，颈肩胸背灼热痒痛等。

4.类冠心病症状　该型颈椎病对心脏神经传导影响较明显，可产生心率过缓或过速，或缓速交替，心前区闷痛等类似冠心病的症状。但临床检查无异常发现，心电图仅有轻度改变。颈椎病治愈后，类冠心病症状随之消失。故称为"颈性心脏病"。

5.呼吸抑制症状　胸闷、气短、憋气，有的呼吸时从胸左右沿颈两侧直至头部有异常电冲击感，患者即感头晕、血压升高、心慌、气短、烦躁、无力、易怒。

6.出汗障碍症状　头部、双手、双足或从头至脚半身多汗或少汗，或半身有热感或凉感。半身酸痛、麻胀，以手足胀感明显。症状可自然缓解与消失，或日后重复出现，或出现与原先相反的自我感觉症状，左右交替。夜间或白天较安静时明显。与精神、注意力、自身敏感性和健康状况有关。

7.**血压变化** 临床上，不同患者出现不同的血压改变，有的出现高血压症，有的出现低血压症，也有出现血压不稳定症。常睡眠差，情绪易波动、易冲动、易烦躁、易怒，且常难以自制，兴奋与抑郁交替出现。运用养生法调理，可尽快缓解症状或使症状迅速消失。

8.**括约肌症状** 在急性发作时，可有尿频、尿急。发作后此症状即可消失。

9.**其他症状** 眼阵发性跳动，共济失调，胃肠功能改变，闭经，第二性征异常等症。

交感神经型颈椎病患者对气候冷热变化和天气变化较敏感。

四、临床检查

1.首先检查颈椎骨性结构的改变和颈部组织的改变情况与程度；再观察对交感神经影响的情况与程度。

2.交感神经型颈椎病多在颈型颈椎病的病因基础上产生，同时又常合并椎动脉型颈椎病、神经根型颈椎病、脊髓型颈椎病，在临床检查时应细致分辨。该型颈椎病，周围血管性症状常较突出，如手凉、皮肤温度低、手足发热、胸背烧灼样感，以及多汗或少汗症状。

3.进行颈胸神经节及硬膜外封闭治疗试验检查，如在封闭后症状立即消失，或大部分症状缓解或消失，即可考虑交感神经型颈椎病。

4.影像学检查可显示颈型颈椎病等情况，为诊断提供参考。

五、诊断要点

1.颈脊柱变形。

2.颈部软组织损伤。

3.颈交感神经刺激。

六、临床治疗

1.**中医药内治法** 根据交感型颈椎病临床症状辨证施治。选用补气活血、养肝益肾、温通脉络的中药。

方药：生黄芪、当归、桂枝、淫羊藿（仙灵脾）、仙茅、杭白芍、首乌藤、秦艽、熟地黄、川芎、菟丝子、川续断、牛膝、路路通。

用法：水煎，分服。

加减：加全鹿丸。

2.**中药外用热疗法**　用专用热疗床，用活血化瘀、祛风活络药。治疗部位以颈背部为主，兼热疗全身，以促进全身血液循环，促进新陈代谢，增强免疫功能，提高抗病能力，调节交感神经和自主神经功能。

3.**点穴法、针灸法**　根据症状归经，并循经取穴，主次相配进行治疗。可在交感神经组织电生理的观测下，定位点穴或针刺治疗，效果快、作用好。

4.**理筋法**　理治相关受累部皮肤、肌肉组织，调节交感神经功能。

5.**手法矫治法**　根据交感神经型颈椎病与颈型颈椎病的病因基础与机制，重点矫治颈椎骨性结构出现的变异，调整颈脊柱与周围韧带、肌肉软组织，解除对交感神经的不良刺激，促其康复。

第八章　混合型颈椎病诊断与治疗

第一节　青少年型颈椎病

一、概述

青少年颈椎病发病率较高且多较严重，可造成颈椎骨性结构的损伤和颈部肌肉、韧带软组织损伤，还有颈椎间盘组织损伤，导致颈脊柱变形、椎管狭窄，产生一系列症状。

二、病因机制

颈椎慢性损伤型，其病因机制常较复杂，多因扭挫伤或长期头颈姿势歪斜不正所致。如青少年正值学习期间，长期低头斜颈看书、写作业、看电视、打电脑、玩游戏等，造成颈椎劳损变形；或不良习惯姿势，如行走坐卧时，头颈歪斜不正造成颈脊柱变形；或受风寒湿热邪毒的侵害，造成颈部肌肉、韧带软组织损伤，或骨与关节损伤，导致颈椎病。

青少年颈部骨与肌肉、韧带、软组织正处在生长发育时期，颈椎骨质一般较正常，除有先天性椎体发育异常，或患其他骨病所致外，颈椎椎体和脊柱形态应同正常解剖学形态相似，只有颈椎受到严重损伤，或反复多次损伤后，椎体才会出现损伤性变异特征。对青少年颈椎慢性损伤型，多以椎体位置改变，椎间隙左与右或前与后出现变异常见。颈脊柱形态可出现侧弯、旋转、"S"形变、反弓变形，肌肉、韧带、纤维环出现损伤，椎间盘损伤脱出，造成颈脊柱椎管变形与狭窄，导致椎动脉、脊髓神经、交感与副交感神经及副神经、迷走神经受累，出现临床症状与体征。与中老年颈椎型疾病比较，其不同点在于，一般不存在明显骨性增生，或韧带明显增厚、变性、增生等退行性改变。但可能存在骨损伤，或因椎体被压缩骨折，向四周突出，如向前突出则可影响食管功能，向后突出则会造成椎管狭窄的症状。

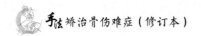

三、症状、体征

常出现头颈倾斜，向前屈曲，不能自正。常有颈性头痛，颈、肩、背部及双上肢麻痛。又常因患者对所患颈椎病缺乏认识且不重视，或不去医院检查，而忽视颈脊柱变形、椎间盘损伤脱出。只有当临床出现严重脊髓与神经根型颈椎病，造成疼痛或肢体功能障碍时，才得到重视。青少年颈椎病是临床常见病、多发病。如果得不到明确的诊断和正确有效的治疗，会造成较严重的后果，相继出现严重的并发症，这也是造成中老年时期严重颈椎病的一大病因或基础。

对临床出现的脊髓型、神经根型、肌肉软组织损伤型青少年颈椎病，一般因症状和体征较明显，特点突出，较容易诊断。但对青少年椎动脉型颈椎病，常因诊断较困难或没有有效的治疗方法而被搁置，又因临床症状和体征不突出而被忽略。对所致脑供血不足性头昏、头晕、头部胀痛，或出现记忆力减弱及疲劳综合征，应进行鉴别诊断。

青少年时期是人一生中生长发育最重要的时期，一般在劳累后，经短时间休息或调整，体能即可恢复。如患有椎动脉型或脊髓型颈椎病，单用休息的方式很难调整，经过适当休息可能会有所减轻，但常因头颈部活动而诱发颈椎病发作或加重。

四、临床检查

青少年颈椎病，可分为颈部肌肉软组织损伤型、风寒型、脊髓型、神经根型、交感神经型和椎动脉型。可根据临床症状和体征进行初步诊断。对椎动脉型颈椎病，常因缺乏典型症状，临床诊断常较困难。其症状主要有头后部或头部胀痛，以及发作性眩晕、恶心、耳鸣、耳聋，并可同时发生猝倒性脑缺血症。症状可在头颈过伸或旋转时出现。在椎动脉血栓形成时，可出现延髓外侧综合征，表现为共济失调、吞咽困难，病侧面部感觉异常、软腭瘫痪，出现霍纳综合征，以及对侧肢体痛觉、温觉紊乱，有的则出现声音嘶哑、视觉障碍，如视物不清、复视等。

转颈试验检查：可出现阳性体征。因为头颈转动时，会因椎动脉扭曲或挤压，加重C_1与C_2间的血管狭窄或梗阻而引起症状。对脊髓型、神经根型、交感神经型患者进行转颈试验，同样可出现相应的症状或体征，可用来帮助诊断。如果手触诊到椎体移位、旋转，脊柱侧弯或后弓变形，应视为青少年颈椎病综合型，此型较严重。

影像学检查：X线平片可显示颈椎椎体、椎间关节、椎间隙、颈脊柱形态和骨折与骨质情况的改变。CT片、MRI片可显示颈椎及其周围组织的改变。椎间盘脱出、椎管变形与狭窄或所致脊髓神经、椎动脉受挤压程度，可作为颈椎病的初步诊断依据。

五、诊断要点

1.颈椎损伤。

2.青少年颈椎病。

六、临床治疗

根据青少年颈椎病急性损伤骨折、椎体移位、椎间盘膨出、脊柱形态变异和肌肉软组织损伤情况，运用手法矫治方法，采取一次性矫治，将上述颈椎伤出现的变异一次性、快速、精确地矫正到位，解除椎管变形与狭窄。

对慢性损伤型颈椎病，可根据颈椎、颈脊柱、椎间盘及韧带、肌肉损伤与变异情况，分次进行手法矫治，直至颈脊柱恢复正常解剖学形态，临床症状与体征消除，颈部和肢体恢复正常运动功能。

也可利用辅助治疗方法，如中药热疗法、中医药内治法、针灸、点穴法、理筋法，以活血化瘀、舒筋通络、消炎祛痛、祛风散寒，增强人体免疫功能，促进受伤组织良性修复。

第二节　儿童颈椎垂直挤压扭挫伤

一、概述

儿童垂直挤压扭挫伤型颈椎病，指患者在受颈椎垂直性挤压的同时，又因伤因机制作用力的相继产生，引起头颈或颈脊柱与躯体间产生向前或向后、向左或向右、向左侧或右侧的折屈力，旋转机制作用在头与颈椎、颈椎与胸椎联合部和颈脊柱全部（可出现颈、脊柱上、中、下段分别有轻或重不一致的伤情变化，是伤因机制与体位在受伤时瞬间出现的多种变化所决定的），椎体、椎间连接组织被损伤。临床上往往出现枕寰关节与 C_1-C_7 椎体间的连接、与 C_7 与 T_1 的连接关系被部分破坏，出现头颈部疼痛和头颈肩部变形。严重者会出现颈脊髓、脊神经、椎动脉、副神经、交感副神经受累的症状、体征。影像学检查（常常只能显示部分而不能显示组织损伤的性质）可显示枕寰部、颈脊柱椎体的椎间、颈椎与胸椎间，以及连同上胸椎的正常连接关系被打乱，造成多部位或节段的组织损伤与错位。伤因机制的作用力与伤情和出现症状、体征的轻重程度成正比，与患者体质的强弱和在受伤时有无防备意识有密切关系。提示在临床上进行询问病史、手法检查和实用影像学检查，以及现有的相关检查时，要

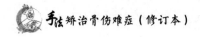

尽可能全面、细致。任何一项检查只能反映伤病的一部分，重在医生对伤病的认识要正确，认识正确了，才能对治疗方案的决策有所帮助。

二、伤因机制

颈椎垂直挤压扭挫伤常较明确。患者在站立位时，伤因机制来自上方的垂直向下压砸力。如地震伤或来自下方使身体向上颠簸的作用力，造成头部垂直撞击在上方阻挡物体上；如在乘车时发生突然颠簸，人的头部撞击在车的顶盖上；另外如急刹车时人向前摔倒，在向前冲力的作用下，头部撞击在阻碍物上，都有可能造成颈椎垂直挤压扭挫伤。儿童中常有出现，在成人中也常见。儿童颈椎椎体多出现被挤压变形，在成年人中多出现颈椎椎体被挤压骨折，与椎体的韧性与强度有关。椎体连接特别是椎间盘和纤维环组织的损伤常较严重，表现为椎间盘脱出、椎体移位、脊柱变形等，多出现椎管变形、狭窄，导致脊髓、脊神经，椎动脉和副神经、交感神经及颈部肌肉软组织受累，因此常出现多组织损伤的症状、体征。

三、症状、体征

常常出现头、颈与双肩姿势歪斜，不能自行端正头、颈、肩姿态改变，出现头部、颈部、肩部及上肢疼痛或麻痛，这与头颈部肌肉软组织和脊神经被损伤有关。出现头晕、眩晕，与椎动脉受累所致头部供血不足有关。如果因头颈部活动致头晕突然加重或突然减轻，说明与副神经、交感神经受累有关。如出现下肢力弱或无力，说明与颈脊髓受压迫有关。如出现头与颈部联合部、颈部或肩背部疼痛，与其局部神经软组织、肌肉软组织被损伤有关。

四、临床检查

手触诊检查：在头颈联合部、颈部及颈胸联合部与整个颈部可触及浅部组织或深部组织因被损伤而引起的炎症，并会出现明显的触按压疼痛，这样的炎症和疼痛与局部组织受伤害的程度有关，因此疼痛有轻或重的不同表现，组织出现的炎症同样有轻或重的不同。

影像学检查：可显示枕寰联合关系或颈椎与胸椎联合关系及C_1-C_7椎体形态与位置的改变，椎间隙的改变常较明显，可显示椎间盘脱出或膨出，可显示多椎间隙，椎间盘纤维环被损伤，椎间关节损伤，导致中央椎管或神经根管的变形、狭窄。

五、诊断要点

1.颈椎垂直挤压扭挫伤。

2.颈脊柱骨关节损伤。

3.颈部软组织损伤。

六、临床治疗

根据患儿的年龄骨化情况，颈椎骨与软组织的生理特点和伤后出现的颈脊柱变形，头、颈与胸椎间位置与姿态的改变，根据影像学检查显示，经过认真研究分析，在真正认识其颈椎伤类型的情况下决定治疗方案。因患儿颈部与软组织正处在发育时期，应尽早实施正确的治疗，或选用"手法矫治法"进行矫形。在经整复椎体、整复椎间盘和将颈椎间连接组织及脊柱周围组织调整复位治疗后，要适当进行制动固定，以利于颈脊柱骨与软组织在复位后的良性修复。

对颈椎矫形治疗后，为促进骨关节与软组织及脊髓神经组织的正常修复，可用热疗法或理疗法，活血化瘀、消炎祛痛，对颈部组织血液循环和组织细胞的新陈代谢有促进作用，因此对颈部的康复有加速和增强的作用。

七、典型病案

蒙某，男，12岁，北京顺义人，2007年3月23日就诊。

[主诉] 头朝下摔倒在地4年多，头痛、颈部痛。

[现病史] 患儿于7年前在家与大人玩耍时，大人用双手抓住患儿双脚在背后向地面上放，因患儿不知道用双手保护，造成头朝下直接摔伤后倒地。伤后出现头与颈部疼痛。去北京医院检查，并先后4年多在北京几家医院治疗，患儿仍说头痛、颈部疼痛，写作业时头与颈部疼痛发作，家中大人以为患儿未说实话。于2007年3月23日来诊检查。

[既往史] 颈椎伤后，先后在北京多家医院治疗，并请正骨专家做手法治疗。

[家族史] 患儿的父亲有脊髓疾病。

[检查] 手法检查，患儿头颈联合部、C_1-C_2椎后部及左右两侧、C_3-C_7椎后部及左右两侧，可触及深部组织的炎症反应，触按痛明显。以颅底与颈C_1-C_2周围和C_6-C_7椎间组织炎症表现明显，按压疼痛反应敏感。颈脊柱不正，头颈向前屈、后伸，左右侧屈及旋转明显受限。上下肢病理反射阴性。

影像学检查：最早4年治疗后的X线平片和MRI检查显示，C_1-C_2有偏移，C_4、C_5、C_6向左侧弯曲。C_6-C_7间位置不正常，多椎间隙椎间盘损伤脱出，颈椎部分出现压缩变形与移位，以C_5为中心，与C_4和C_6呈台阶样改变。椎管变形狭窄，C_3、C_4、C_5、C_6椎间盘脱出，压迫脊髓硬脊膜。

[诊断] 颈椎外伤后遗症。

（1）颈椎垂直挤压扭挫伤。

（2）颈脊柱变形（严重）。

（3）颈部骨与软组织陈旧性损伤综合征。

[**治疗**] 手法矫形治疗。患儿取站立位，两位家长分别在左右协助，保护患儿。分三次矫整。第一次矫治颅底与 C_1 联合部和 C_1-C_2，第二次矫治 C_2-C_6，第三次矫治 C_6-C_7。三次均出现椎体移动，并发出响动声。治疗后患儿头部疼痛消失，颈部疼痛明显减轻。经本市医院与香港有关权威人士复查，影像学资料显示，颈脊柱恢复正常。

附：影像学资料（图2-8-1、图2-8-2、图2-8-3、图2-8-4）。

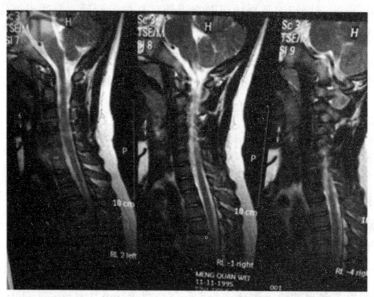

图2-8-1　MRI颈椎治疗前

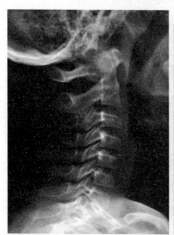
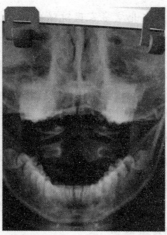
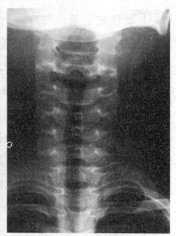

图2-8-2　治疗前侧位片　　　图2-8-3　治疗后开口位片　　　图2-8-4　治疗后正位片

第三节 儿童颈椎挥鞭式损伤型颈椎病

一、概述

儿童颈椎挥鞭式损伤型颈椎病，指患者在被来自突然产生的向前或向后、向左或向右的冲击力的作用下，发生头颈强制性向前或向后、向左或向右屈曲摇摆，以及受到突然发生的向左或向右旋转作用力，造成头颈挥鞭式损伤。如在乘车行进过程中因车出现故障急刹车，或车碰撞在障碍物时，会引起乘车者头颈挥鞭式损伤，损伤的类型与患者受伤时的体位和作用力有直接关系。在玩大型游乐项目如翻滚过山车时，因从上到下，滑道弯曲，在行进中躯体被保险带固定，手、脚可帮助固定躯体，而人的头颈常随着车的行进出现自由式摇摆不定，在急刹车或在急速拐弯时则会造成头颈挥鞭式急速摆动，因而常常造成颈椎挥鞭式损伤。

二、伤因机制

颈椎挥鞭式损伤指头颈在伤因机制作用力的冲击下，患者头颈向挥鞭一样，向前屈曲或向后屈曲，也可以出现向左侧屈曲或向右侧屈曲，向左侧加旋转力摇摆或向右侧加旋转力摇摆，均可造成颈椎挥鞭式损伤。玩翻滚过山车时，常因滑道有向前的急速滑行力，头颈在行进中可出现向后屈曲；急刹车时，可出现头颈向前屈曲；急速向右拐弯时，头颈可出现左侧屈曲和摇摆；在急速向左拐弯时，头颈可出现右侧屈曲和摇摆。因此，在玩翻滚过山车时，往往会造成儿童颈椎挥鞭式损伤，伤情常较严重。

三、症状、体征

颈椎挥鞭式损伤可因伤因机制作用力的大小，造成颈椎不同程度的损伤，出现颈、肩、背部疼痛及头痛症状，还可因损伤的不同方位，产生颈椎向不同方向移位。如在短时向内或相继出现不同方位的颈椎挥鞭式损伤，则被损伤椎体的椎间组织与颈周围的肌肉组织均较多，且损伤较重，出现十分复杂的伤情变化。

颈椎挥鞭式损伤会造成椎体的移位，椎间隙组织的严重损伤。引起椎管周围组织损伤，导致椎管变形狭窄，造成颈脊髓一处或多处受挤压，出现脊髓受累的症状、体征。对脊髓、脊神经或交感神经、副交感神经、椎动脉的挤压损害都会存在的，只是

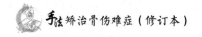

程度有轻或重的区别。

四、临床检查

手触诊检查：应从头、颈、枕寰联合部位开始，向下至C_{1-2}，对颈脊柱各椎体和椎间隙的检查应细致。结合相关组织炎症反应或相关组织出现的肿胀程度来认识其受到的伤害。对颈椎活动的检查可放在影像学检查结果出来以后进行，以防止对颈椎的损伤因检查而加重。

影像学检查：以X线平片为先，对较严重的多组织损伤应做磁共振或CT检查。X线资料常能显示出颈脊柱椎体与椎间隙、间盘组织、椎板、椎间关节的组织损伤情况。

读X线片时应细致观察，对椎体的移位情况要认真分析，因为在颈椎挥鞭式损伤时，当伤因机制作用力冲击以后，移位的椎体会在椎间和椎体周围组织的牵拉机制作用下出现反弹，因此椎体可出现部分的回位，故检查资料有时不能显示受损伤时的真实移位情况。特别是在脊髓被损伤，出现下肢部分症状或出现截瘫的症状、体征时，首先要分析脊髓受压迫现状，重要的应是在解除脊髓受压迫后再检查脊髓神经所致肢体功能障碍程度。这样检查，对椎体在受伤时会出现的移位和伤后X线检查资料做认真分析，对伤情的认证会更有意义。

五、诊断要点

1.颈椎外伤。

2.颈椎挥鞭式损伤。

3.颈椎骨与软组织损伤综合征。

六、临床治疗

根据患儿年龄、骨生长情况和颈椎骨与软组织的生理特点，以及伤后出现的颈脊柱变形情况，再根据影像学检查资料，在明确诊断的前提下，先研究正确的治疗方案，然后再进行相关治疗。

手法矫治法：在符合手法矫形治疗方案的条件下，应争取尽早实施手法矫治，可有效预防伤情加重，对减轻患者的痛苦有重要的意义与价值。对出现多椎体移位或上下椎体出现多方位移位的情况，在实施手法治疗时应分别给予矫治，并整复椎间盘。以解剖学为标准，正骨、正肌，有利于颈椎和相关组织在伤后回复到正常位置上进行良性修复，对颈椎伤后真正获得康复有着重要的意义与价值。

七、典型病案

宁某，女，9岁，学生。2007年1月6日就诊。

[**主诉**] 颈部痛，头痛，头晕，左手麻痛，3天。

[**现病史**] 患儿3天前去山上游玩，下山时乘坐"翻滚过山车"，因滑车速度过快，经过多处急转弯滑行，头颈不停向前、后、左、右摇摆不定，下车后即感觉颈部痛、头痛、左手麻痛。先后去过几家医院检查治疗，均以颈部伤情复杂且严重而未能给予治疗。让做理疗以止痛。

[**既往史**] 无颈部受伤史。

[**家族史**] 家中人无特殊病史。

[**临床检查**]

手法检查：颈部从C_{1-2}至C_7，脊柱两侧和椎间隙组织均有炎症反应，触按疼痛明显，以C_{1-2}和C_{5-7}部触按疼痛反应较重。组织炎症反应较为明显。左右肩与背部肌肉、筋膜组织出现大面积疼痛反应（为肌肉组织被牵拉所致）、手臂麻痛（为臂丛神经被牵拉与受挤压所致）、双下肢力弱（为颈脊髓被挤压所致）。

影像学检查：颈椎正位片显示C_{1-2}齿状突向右侧偏移位，头向左侧歪斜，C_{3-6}椎体移位，脊柱向右侧弓变形。侧位像显示C_{2-3}向右后侧移位，颈脊柱向后弓变形。

[**诊断**]

（1）颈椎挥鞭式损伤。

（2）颈椎1、2、3、4、5、6移位。

（3）颈脊柱变形（严重）。

（4）颈椎病（神经根型）。

（5）颈椎病（混合型）。

[**治疗**] 手法矫治治疗，分部位进行。第一步先矫整L_{1-2}复位，第二步矫整C_{3-6}，第三步矫整椎间盘。治疗后经海军总医院MRL复查，"颈脊柱各椎体位置恢复正常"。患者头痛、头晕、手臂麻痛、下肢力弱等症状消失，头、颈、肩端正，头、颈活动自如，功能恢复良好。

附：影像学资料（图2-8-5、图2-8-6、图2-8-7、图2-8-8）

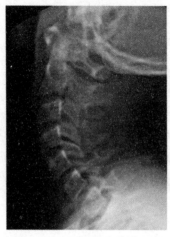
图2-8-5　颈椎治疗前侧位片

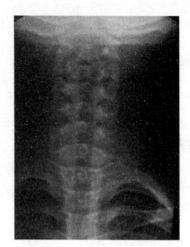
图2-8-6　颈椎治疗前正位片

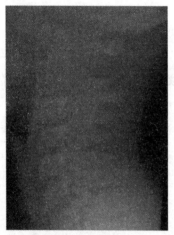
图2-8-7　治疗后侧位片

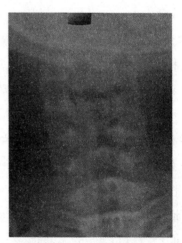
图2-8-8　治疗后正位片

第四节　老年颈椎病

一、概述

凡60岁以上的人患颈椎病即可称为老年颈椎病。中医学认为该病是阴阳失调，正虚邪实，虚实夹杂所致。起病多隐袭，且多病相兼，病势缠绵，又易感外邪，易生他变。其特点如下。

1.从病史上看，往往长达几十年。从症状、体征上看，一般较严重，多存在颈部疼痛与颈部功能障碍和肢体功能障碍，以及椎动脉型脑部供血障碍。X线资料显示，颈椎骨性结构的改变多较重，而且多为固定性或僵直性，骨质均有程度不同的疏松，椎体、椎间关节多有增生，韧带钙化、增生，椎间盘多间隙脱出。

2.从颈椎病发生和发展情况看，老年人所患颈椎病的时间一般较长，多有几十年颈部受伤和颈部疼痛及不断加重史，患者常诉说"患病几十年一直得不到正确有效的治疗"，而使颈椎病不断发展。从临床实际观察，患者因年龄大，症状、体征重，又多出现不同类型的颈椎病综合征。

3.从合并症上看，老年人多合并心脑血管病、肺病、糖尿病、高血压或低血压症，因此给临床治疗增加了不少困难。

二、伤因机制

老年型颈椎病大多数患者均有颈椎外伤史，以及颈部疼痛逐渐加重等情况。有的来自青少年时期或中年时期的颈椎急性损伤，有的因受反复多次损伤或慢性损伤，有的因特殊职业强迫头颈在歪斜姿势下长年劳作，有的因发生车祸造成扭挫伤或"挥鞭式"损伤，也有的因不良习惯长期低头屈颈或使颈椎倾斜，或因受风寒湿热邪气侵害所致。

三、症状、体征

老年型颈椎病临床症状、体征与伤因机制、患者全身健康状况、颈椎病发生和发展的程度有关。常见症状为头部疼痛、耳鸣、耳聋、双眼视力障碍；椎动脉受挤压，脑供血不足之头晕、眩晕；神经根性颈、肩、背部与双上肢麻痛，或肌肉萎缩无力。严重者可出现颈、肩、背部与双上肢至手指的神经性水肿、功能障碍，或脊髓被挤压的下肢沉重无力及功能障碍，或交感神经受累的皮肤过度敏感，或多汗或无汗症，或怕风吹、怕衣物刺激，或颈性心脏病、呼吸受抑制症，或程度不同的颈椎椎管狭窄症等。

四、临床检查

对老年型颈椎病，临床检查要特别细致，检查手法要轻缓稳妥。

望诊：可见患者出现头颈前屈或向一侧倾斜、或向一侧旋转的形态改变。

触诊：可触及颈椎上下排列不整，颈脊柱侧弯、"S"形变或后弓改变；有椎体移位者可触及上下椎体间出现台阶样改变；颈部肌肉张力较大，弹性差；有的可触及肌肉组织出现的僵硬块状物或条索状物，以及肌肉软组织中所产生的炎性改变，因对触按疼痛反应较敏感，严重者因可诱发或加重疼痛而拒绝触诊检查。颈部活动不同程度受限，颈部功能明显障碍；后颈部大小枕神经炎性增粗，触按疼痛并放射到头部；上肢麻痛或肌肉萎缩，下肢肌肉萎缩无力；颈椎动脉因受累，供血受阻所致的头晕眩，严重者可出现脑供血不足性休克症，或出现肢体瘫痪症状。

影像学检查：可显示颈椎骨性结构改变，骨质疏松和骨质增生，韧带软组织钙化与增生，有的可见椎体间骨桥形成，或出现椎体间骨性融合、椎间盘脱出、椎管变形与狭窄、椎动脉受压血流受阻、脊髓神经被压等。

实验室检查：可帮助临床诊断与鉴别诊断。

五、诊断要点

1. 颈椎骨性结构改变。
2. 颈椎间盘损伤。
3. 颈部组织退行性变。
4. 老年发病。

六、临床治疗

1. **中医药内治法**　治养结合，分清主次，辨证施治，调理阴阳，扶正祛邪，攻补兼施，缓急兼顾。

2. **中药外用热疗法**　运用专用热疗床，以祛风活血药物为主进行热疗。以颈部为主兼热疗全身，以全身调理带动颈部治疗，活血祛瘀，化滞排毒，促进血液循环，加速新陈代谢，软化血管，稀释血液，促进骨组织、血管与脊髓神经组织、韧带肌肉软组织良性修复。

3. **点穴法、针灸法**　以督脉和手三阳、足三阳经为主循经选穴治疗，以畅通经络，运行气血，促进颈部组织和相关系统与脏腑功能的良性转变，辅助性治疗颈椎病。

4. **理筋法**　理治颈部和肩背部及出现功能障碍部位的肌肉组织，解除其肌肉纤维间、肌束间的粘连，调理肌肉组织，促进良性转变。

5. **手法矫治法**　因人因伤而治，根据患者身体健康状况和承受能力及心理素质，决定治疗体位。手法矫治要掌握原则，手法要轻、稳、准，在松解颈脊柱内外及周围韧带组织与肌肉的同时，利用有利时机矫正椎体、脊柱和整复椎间盘。目的是将颈椎骨性结构和韧带、肌肉组织矫正到位，利于颈部组织在良好的状况下进行良性修复，促使颈部功能恢复，达到治疗颈椎病和力争根本治愈的目的，有效提高患者的生活能力和生存质量。

第九章　其他型颈椎病诊断与治疗

第一节　颈椎心脏综合征

一、概述

指颈椎病所致心脏病症。在临床上常见一些患者有心慌、胸前区疼痛、心律不齐、心率快或慢，或心绞痛的症状。经医院检查，未发现心脏血管和心脏本身病变。但患者自觉心脏不适且随着时间或年龄增长而不断加重。比较细心的患者常觉得病情与颈部活动或所处位置有关，经详细检查才发现与颈椎病的发生与发展有关。临床上常见患者以中老年发病者为多。

二、伤因机制

与颈椎受到急性或慢性损伤严重程度有关。颈脊柱变形，脊髓、神经根、椎动脉受累，进而影响到交感与副交感神经，产生对心脏外部传导神经的伤害。

三、症状、体征

与伤因机制有关，与颈椎病发生、发展程度有关。患者可自觉颈部活动较多或颈椎处在某一位置时，心前区闷痛、心慌、气短、憋气情况可自然减轻或一时获得缓解。有的患者在心脏不适或发作加重时，自觉颈前侧有一条粗线状物连接胸部和心脏，随即呼吸、心脏受影响。去医院检查多查不出原因。服用治心绞痛等心脏病类药物多无明显效果，且不能阻止其发生与发展。临床可同时出现颈椎病所致脊髓、神经根、椎动脉、交感神经不同程度受累的症状、体征，多以椎动脉受累的头晕、眩晕、烦躁、易怒等脑供血不足症状为主，严重者常出现"眼黑症"和瞬间失去意识等症状，或伴有心脏不适症状。

四、临床检查

可发现颈椎病所致脊髓、神经根、椎动脉受累的症状与体征。可见颈部肌肉软组

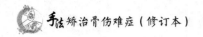

织受累的炎症、痉挛、挛缩等病理改变。强制活动颈部可诱发心脏不适或症状加重。

心脏听诊：可闻及心律不齐、心率快或慢。

心电图检查：可帮助鉴别诊断。

影像学检查：可显示颈椎病类型与程度的改变。

五、诊断要点

1.颈脊柱变形。

2.颈部软组织损伤。

3.颈交感神经受累，影响心脏。

六、临床治疗

首先以治疗颈椎病为主，中医药内治、外治等辅助治疗可减轻症状。经手法矫治，心脏病和呼吸症状会随着颈椎病的逐步好转而有所减轻。当颈椎病被治愈后，心脏不适、呼吸受抑制等相关症状会同时消失。此时再运用颈部脊柱相关检查法观察，来自颈部的异常电冲击点和传导线路均消失。

第二节　颈椎第二横突综合征

一、概述

1.根据人体解剖学、生物力学和颈椎第二横突所处位置，以及相连接组织较多、相邻组织较密集的特点，加上第二颈椎具有转动较灵活的特点和功能，故易受损伤。其上方与第一颈椎和颅底部相连接，横突孔有椎动脉血管穿行，有副神经和迷走神经经过，有头夹肌、颈夹肌止于乳突和上三位颈椎横突。临床多因伤因机制或风寒邪毒侵害机制致第二横突肌肉软组织损害而产生疼痛；又因第二颈椎转动灵活性大、转动幅度较大，或出现超负荷转动，或强制性转动，或因头枕物不合适造成头颈过度、长时间被拉伸，横突部头夹肌、颈夹肌等肌肉连接组织损伤；又因横突处在寰枢椎活动中心轴的最外侧，受牵拉力、应力均较大，容易造成组织损伤。C_{1-2}椎间的旋转急剧而强烈，或转动幅度过大，可造成该部肌肉和相邻神经组织、椎动脉被强制性牵拉致伤，特别是在特殊情况下，受到急剧性扭转的外力时，常常强制性损伤颈椎第二横突部肌肉、椎动脉和神经组织。

2.因颈椎第二横突位置较高，在室外或睡眠时均不易被衣服和被子遮盖住，特别是在天气寒冷或睡在有空调冷气的房间，颈椎第二横突部较容易受凉，受风寒邪毒侵害。如果因头与颈位置不合适，或第二横突处在旋转受牵拉状态，该部组织更易受到伤害。严重者会出现肌肉组织炎症与僵硬改变，形成第二横突炎性肿物，产生剧烈的疼痛，使头颈倾斜、不敢活动，睡卧时也不敢靠压枕头。一般3~7天，症状即可减轻或缓解，全部症状消失则所需时间较长，与患者全身健康状况、免疫功能有关。严重者可因炎症得不到控制而继续扩展，受伤害组织增多或程度加重，可产生疼痛、头痛、头晕、眩晕、心慌、恶心、呕吐、烦躁易怒、呼吸受抑制等症状，颈部疼痛难忍，头部失稳，或可引起颈部功能障碍，导致严重的颈椎第二横突综合征。

二、伤因机制

与急慢性损伤机制有关，与受风寒湿热邪毒侵害因素有关。与颈型颈椎病和各类型颈椎病的存在与发展密切相关。

三、症状、体征

颈上部一侧或两侧肿胀、疼痛，头痛、头晕、眩晕、恶心、呕吐、心慌意乱、烦躁易怒、憋气、头部失稳，患者常用手扶托头部，以减轻疼痛刺激。夜间睡眠常因无意转动头颈而被痛醒。临床可出现颈型颈椎病疼痛与活动功能障碍的症状、体征。

四、临床检查

望诊：可见患者头向后仰或呈倾斜状，当头向后仰时疼痛可缓解，当一侧横突出现症状时，向病变侧倾斜则疼痛减轻。局部肿胀明显。

触诊：可触及第二横突部炎性肿块，触按疼痛明显，并向头部、耳部及面部放射。颈与头项部活动明显受限，较严重者，或急性期，可见患者头颈呈僵直或强直状。

影像学检查：颈椎骨性结构正常，第二横突部软组织出现肿大阴影，颈椎病患者可显示其颈椎骨性结构改变。

五、诊断要点

1.颈部软组织损伤。
2.颈椎第二横突部组织损伤。

六、临床治疗

1.**中医药内治法**　以活血化瘀、祛风散寒、消炎止痛为主，应因人因病辨证施治。

2.**中药外用热疗法**　以活血化瘀、祛风散寒、解毒祛痛药为主外用配方。可选用局部熏洗法、药袋热疗法，也可用热疗床热疗法。目的是促进血液循环，加速组织细胞新陈代谢，使组织良性修复。

3.**点穴法、针灸法**　以局部循经取穴治疗为主，可配手三阳、足三阳经选穴治疗。局部用针法和灸法常易被患者接受，特别是灸法，因无直接刺激所致疼痛，效果常较佳。

4.**理筋法**　理治局部与头颈部肌肉组织，解除肌肉痉挛、挛缩，可获得理筋舒筋的良好治疗效果。

5.**手法矫治法**　只在出现局部和头颈部较严重的粘连或挛缩时使用。运用手法矫治法将头与颈部连接组织和相关肌肉组织理顺，可有效治愈颈椎第二横突综合征。

第三节　颈椎寰枢关节脱位

一、概述

临床上常见颈椎寰枢关节脱位，往往因伤因机制的不同而临床表现各异，可能与脊髓、神经根、椎动脉、交感神经、迷走神经受累情况与程度，以及与韧带、肌肉组织受损伤所产生的急性和慢性炎性反应有关。临床分急性颈椎寰枢关节脱位和慢性颈椎寰枢关节脱位。前者发病急、症状重；后者发病缓慢，开始时症状较轻，往往不被重视，等较严重时，即临床症状、体征明显加重时，才去医院检查。

二、伤因机制

1.寰枢关节先天性发育异常，或长期习惯性头颈姿势不正。但临床上最常见又较严重的是外伤造成寰枢关节脱位及枢椎骨折，也是较常见的颈椎外伤。

2.寰枢关节面近似水平，关节吻合面较浅，项夹肌、半棘肌、多裂肌仅附着于枢椎。这些解剖学与功能上的特殊性，也是寰枢关节易发生脱位的因素。

3.寰枢关节灵活性及活动范围较大。长期头颈部姿势不良或特殊职业形成的强迫性头颈歪斜，头部带动寰枢与椎间的反向作用力或超负荷的应力，是导致寰枢关节错位及韧带、关节囊损伤的主要因素。

4.头部与颈部外伤，如直接暴力作用下寰枢关节超负荷、大幅度牵拉移动，或加撞击力、旋转应力，均可造成寰枢关节脱位，这是由于没有及时而足够的精神准备，关节囊在松弛情况下失去正常保护功能所致。其脱位程度与外力造成寰枢间反作用力的大小、患者的精神状态、防范措施是否及时、颈部韧带和肌肉的发育情况、寰枢关节的韧带强弱及寰枢关节的骨性发育状况有关。另外，颈部上呼吸道炎症等疾病、风寒湿热邪毒侵害、自身免疫功能减弱，影响神经、体液及软组织保护功能也与本病的发生有一定关系。

三、症状、体征

与伤因机制有关，轻者在损伤早期头颈倾斜，可有肌肉痉挛、肌紧张，头痛、头晕、恶心，颈部疼痛伴颈部活动功能受限。严重者可出现头痛、眩晕、恶心、呕吐、烦躁、心慌等症状。

四、临床检查

望诊：可见患者头颈倾斜，不能端正。

触诊：C_{1-2}部位触按疼痛明显，并可触及深部组织炎症表现、颈脊柱倾斜改变，患者视物模糊不清、耳鸣、四肢无力、疲劳、行走失稳等。

影像学检查：开口正位片，根据寰椎正中位与枢椎齿状突间关系、偏离距离、移动或旋转状况与程度，即可确定寰枢关节脱位情况。

五、诊断要点

1.颈部组织损伤。

2.颈椎寰枢关节脱位。

六、临床治疗

对急性损伤者，应争取及时诊断，尽早治疗。直接运用手法矫治法给予一次性矫正，可有效防止症状加重。

对慢性损伤者，一般按病变程度进行治疗，因为寰枢关节囊、横韧带、翼状韧带和肌肉组织相继产生了变化，所以应同时进行治疗。先进行中药外治热疗，以活血化瘀、消炎祛痛为主，促进软组织良性转变，改善关节、软组织的退行性变。在辅助性治疗的基础上，再进行手法矫正效果较好，可有效稳定寰枢关节，有利于颈椎寰枢关节脱位的康复。

第四节　风寒性颈椎畸形

一、概述

风寒性颈椎畸形指颈部组织因受风寒湿热等病邪的侵袭，血液循环出现障碍，引起急性或慢性缺血，导致组织产生病理性急性改变或慢性退行性改变而出现颈椎畸形。此类型颈椎病症在临床上并不少见，给患者造成的痛苦与危害往往是十分严重的，也是造成其他类型颈椎病的病因基础之一。

二、伤因机制

风寒的刺激可导致颈部骨性结构和神经、血管、韧带、肌肉软组织缺血、缺氧，使血液循环出现不同程度的障碍。本病与头颈姿势、形态，或受扭挫等伤因机制有关；与患者睡卧环境有关，如睡卧房间潮湿寒冷、冷气开放；与伤后颈部肌肉组织僵硬、痉挛、挛缩，对颈椎产生不正常的牵拉也有关系。以上诸多因素综合造成颈部疼痛、活动功能受限，或产生僵直性改变，导致风寒性颈椎病。

三、症状、体征

与伤病机制、受风寒的程度和时间有关，临床患者常常因受风寒侵害的程度不同，所产生的症状、体征也有所不同。一般患者极度怕冷，面色苍白或灰暗；颈部肌肉不自主痉挛、抽搐或呈现僵直状态；头颈出现歪斜不正或特殊形态的畸形改变；颈部皮肤、肌肉、骨性结构疼痛；躯体和四肢怕冷、肌肉抽搐、功能受限。常见患者用双手扶住头颈部，这是为减轻疼痛症状而采取的自我保护性措施。

四、临床检查

望诊：可见患者全身畏寒发抖，头颈歪斜或出现僵直性畸形状态。多有特别痛苦的表情。

触诊：可触及颈部明显发凉。肌肉组织僵硬，弹性消失；有较广泛的炎症表现和触按疼痛反应；可触及颈脊柱歪斜状况与棘突左右偏歪不正、排列不整的现象；肩背部肌肉多有受累，出现肌肉痉挛和广泛的炎症表现与触按疼痛反应。

上肢可出现神经根性肌力减弱与疼痛症状，或出现脊髓受累；下肢沉重无力。

影像学检查：X线平片正侧位片、双斜位片可显示颈脊柱不同形式的变异、椎管变形影像。

CT、MRI、ECT检查：可显示颈椎椎管变形与狭窄情况。脊髓、神经根、椎动脉受累情况与程度。

实验室检查：血常规、白细胞计数可升高。

五、诊断要点

1.颈部受风寒侵袭。
2.颈部组织缺血，功能障碍。
3.颈脊柱变形。
4.颈椎畸形。

六、临床治疗

对风寒性颈椎病，应根据急性和慢性、病因机制、症状、体征等决定治疗方案。

1.**中医药内治法** 要因人、因病情而治。以祛风散寒，补气养血为主。

2.**中药外用热疗法** 用祛风散寒、活血化瘀、强筋壮骨药配方外用，可局部熏洗，也可用药袋热疗法，或专用热疗床热疗法治疗，以专用热疗床热疗效果最好。可以颈背部为主，兼热疗全身，以全身带动颈部祛寒排出邪毒，促进血液循环，加速新陈代谢，改善颈部供血、供氧，使颈部组织得到快速良性转变与修复。

3.**点穴法、针灸法** 以督脉为主，配十二经，循经选穴治疗，可畅通经络气血运行，祛寒止痛。临床灸法治疗效果好。

4.**理筋法** 理治颈、肩、背部和相关受累部位肌肉组织，以舒筋止痛。

5.**手法矫治法** 在进行上述辅助治疗，肌肉、血管有明显改善的情况下，采取一次性矫正到位法，可有效、快速治愈急性风寒性颈椎病所致的颈脊柱变形。

对风寒性颈椎病属慢性者，因为颈部受累组织产生病理变化且情况复杂，故应在进行上述辅助治疗后，颈部症状获得改善的情况下，再分次进行手法矫正，并配合辅助性治疗，直到将颈脊柱矫正到正常位置，理顺韧带、肌肉组织，解除颈椎管变形与狭窄，消除颈脊髓、神经根、椎动脉、副神经、迷走神经、交感与副交感神经受累症状为止。

第五节 颈痛与颈性头痛

一、概述

人体颈部是脊柱最上段——颈脊柱段，简称"颈椎"。颈椎骨性结构由七节不同形态的椎体上下有序排列而成，称颈椎系列。与之密切相关联的有颈段脊髓及节段性前后神经根，有左右椎动静脉伴行。颈部具有前屈、后伸、侧屈、旋转、点头和支撑头部连接部的功能。临床C_6副棘突症、C_7横突钩状畸形，是引起颈部疾病的先天性因素。C_6副棘突症，男女均可出现，可能与遗传因素有关；X线影像学检查显示，副棘突生长方式均向后上，与C_6棘突间呈关节形式连接（男，54岁，图2-9-1）、（男，55岁，图2-9-2）、（女，54岁，图2-9-3）。C_7横突呈对称性钩状（女，54岁，图2-9-4）。

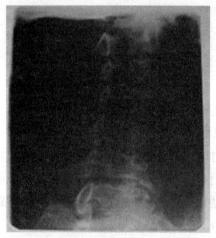 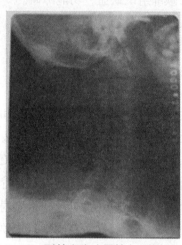

图2-9-1　C_6副棘突症（男性）X线侧位片显示　图2-9-2　C_6副棘突症（男性）X线侧位片显示

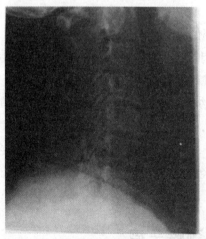 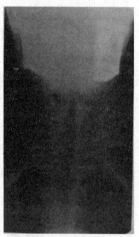

图2-9-3　C_6副棘突症（女性）X线侧位片显示　图2-9-4　C_7副棘突症（女性）X线正位片显示

二、伤因机制

颈痛：指颈部及其相关联的组织，因急慢性损伤，或风寒湿热侵袭，或感染等所致的疼痛。伤因和病因均是造成颈部组织改变，产生病理变化而诱发颈部疼痛的原因。继而可诱发头痛等临床痛症。

颈性头痛：在整个脊柱棘突的排列中，颅骨与脊柱交界部外形结构呈现排列的对称性斜坡。颅枕部突起，颈椎第一节寰椎无棘突，呈现下陷凹至颈椎第二节的棘突。此棘突发育一般较大，故呈现"V"形波涡状。该部即寰枢椎部位，是重力传导力的转折部或称过渡地带部，常出现先天性结构异常，也是常见的发病部位。位于寰椎后弓和枢椎椎板之间的背根神经节受到挤压或牵拉刺激，可产生其支配区头部疼痛。

有专家发现在颈脊髓上端和延髓下端存在着"重叠连接"，即支配面部、头前半部分的感觉神经元与支配颈部、头前半部分的感觉神经元存在着"重叠连接"。这种连接解释了上段颈功能紊乱和头痛的相关联性。另一项研究发现，在头后小直肌和颈脊髓硬膜之间，由一通过寰枕膜的结缔组织桥相连。当伤因机制所致头后小直肌产生痉挛时，可通过该结缔组织桥传导，使硬膜激惹，脑脊液循环受部分阻碍，而产生头痛。该项研究为颈部手法治疗、缓解头痛提供了解剖学理论基础。颈脊柱椎关节突存在半月板样膨出结构，显微镜观察该结构组织是关节囊的滑膜皱襞。滑膜皱襞有感觉神经纤维。当滑膜膨出造成滑膜嵌顿时，会引起剧烈疼痛。从这一研究分析，手法的治疗可迅速缓解一部分病人的急性颈部疼痛。有专家反映，刺激小关节囊可减少疼痛向大脑皮层的输入，以及使一节段和相邻节段的肌肉痉挛得以松解。有专家使用神经追踪和光镜技术，描绘了脊柱前后纵韧带的感觉神经分布。这项研究表明，前后纵韧带可成为一种潜在的造成颈部疼痛的病源。当颈椎因伤造成失稳时，滑移的椎体又因前后纵韧带的牵拉或扭转，以及椎间盘组织向椎管突入的挤压刺激，导致颈部疼痛的发生和发展。当运用手法治疗恢复颈椎位置和脊柱正常形态，可缓解或解除疼痛，对肌肉损伤点所触及的捻雪样组织炎性水肿积液改变及因支配神经区域受刺激或挤压产生的痛症等，均有明显的治疗作用。手法治疗可调理肌肉组织，促进肌肉组织代谢，减轻或解除对神经的刺激和损伤。

椎间盘损伤和脱出造成的疼痛：一是椎间盘组织具有感觉神经支配，椎间盘组织损伤刺激感觉神经产生疼痛；二是椎间盘脱出继发损伤纤维环组织、椎体后方纵韧带，严重者压迫硬脊膜、脊髓神经而产生疼痛。当整复椎间盘后，疼痛即可减轻或消失。

神经根性疼痛：常因椎体移位对神经根的牵拉刺激、椎间孔的改变或增生等因素，造成神经根直接受挤压，导致神经根性疼痛。当运用手法矫治椎体后，疼痛一般均可解除。临床上治疗原则，一是解除神经根机械性挤压；二是改善神经根微循环，以减轻或消除神经根炎性水肿或脱髓鞘反应，促进局部代谢功能，使其达到消除疼痛、促进神经根良性修复的治疗目的。

三、症状、体征

与伤因机制有关。可出现头痛、头胀、头晕、偏头痛，多为阵发性，有的持续

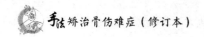

时间较长，有的出现眼部胀痛等不适，程度有轻有重。患者头颈常向一侧倾斜，头颈部肌肉可出现痉挛或僵直，侧屈转动受限。可出现患侧半身较健侧发凉，感觉敏感或减退。可伴有头昏、眩晕。严重者可出现眼睑下垂、眼裂变窄、瞳孔变小的霍纳综合征。阵发性体表发凉变白、发绀、局部疼痛，遇冷刺激发作、遇热刺激减轻的雷诺征。

四、临床检查

望诊：患者痛苦面容，头颈常向一侧倾斜。

触诊：常在颈项部相当于风池穴部位出现明显的触按疼痛，并可向头部至颞部、枕部放射。可发现颈椎病不同类型的阳性体征。

影像学检查：对存在颈椎病的病例，可显示颈椎病特有的颈椎改变影像。

五、诊断要点

1.颈部痛、头痛。

2.颈椎病。

六、临床治疗

1.**中医药内治法**　应因人因病情辨证论治，效果多佳。

2.**中药外用热疗法**　用活血化瘀、祛风止痛、通经活络药物，可用药袋热疗法、局部熏洗法，或用专用热疗床法治疗，以活血化瘀、消炎祛痛，促进血液循环，增强新陈代谢。一般均会使疼痛减轻或消除。

3.**理筋法**　通过手法治疗刺激皮下及深部组织，使组织内神经末梢产生神经性冲动，并与周围组织传导向脊髓和脊髓以上的中枢水平产生整合效应。或使感受器受刺激，引起本体觉的冲动传导，激活后角板层的本体觉，调节痛觉向更高系统传入。手法治疗可促进内源性阿片样物质的分泌，起到镇痛作用。说明了手法治疗的作用和产生生理性镇痛的原理。

4.**点穴法、针灸法**　畅通经络气血运行，可有效治疗颈部疼痛和头痛。

5.**手法矫治法**　原则应根据症状、体征和伤因机制，以及伴有各类型颈椎病情况、骨关节改变情况、椎间盘脱出情况等，严格针对性的治疗。

七、点评

临床颈痛、头痛常见，机制较复杂，因此在诊断和治疗上往往很困难。从患者年龄上看，从青少年到中老年发病率均较高。疼痛性质与程度及合并症均有明显差别。

可能与颈型颈椎病、上颈段神经根型颈椎病、颈椎第二横突综合征、寰枢关节损伤错位所致头颈失稳定性因素有关。在临床上还应注意，与颈椎骨及软组织感染、结核、肿瘤等疾病进行鉴别。

在治疗上，首先明确诊断与鉴别诊断。在诊断明确的情况下，对症治疗，针对伤因机制治疗。对颈椎病或寰枢关节或齿寰关节，或颈椎第二横突综合征所致者，应在配合中医药辅助治疗，症状缓解，颈椎骨性结构与韧带、肌肉、神经、血管、血液循环改善的情况下，再运用手法矫治法，将其骨性结构、韧带、肌肉调理到位，解除对神经、血管组织的挤压、牵拉刺激，从根本上治愈颈痛、头痛。

第十章　颈椎病难症诊断与治疗

第一节　颈椎齿寰关节损伤综合征

一、概述

C_1、C_2在中轴位，C_2齿状突与寰椎前弓后壁凹构成齿寰关节，以与C_{2-7}颈椎间连接方式不同为其特点。在解剖、生理、病理及临床意义上与C_{2-7}颈椎均不相同。第1颈椎有前后弓和两侧块组成为环形骨性结构，因此称为寰椎。寰椎以两侧侧块上面关节凹与枕骨构成寰枕关节，其关节面近似水平位。寰枢椎中间部位以齿寰关节相连接，其两侧有寰枢关节（关节突关节）。齿寰关节损伤在临床上常见与上颈段损伤同时并存，临床症状又多为一致，故本书以颈椎齿寰关节损伤综合征进行论述，对寰枢关节（即关节突关节）损伤则以颈椎寰枢关节脱位进行论述。

寰椎椎孔较大，前部由枢椎齿状突占据。齿状突与寰椎前弓的后壁、侧块的侧壁保持着一定的距离，寰齿两侧间隙正常情况下保持左右对称。齿状突后方有一连接寰椎两侧的横韧带，起着限制齿状突过分后移及稳定关节的作用，也有保护颈脊髓的作用。如果横韧带出现损伤或断裂，齿状突即可能出现向后移位，可能挤压脊髓硬膜。从寰椎横突孔起，沿侧块外侧及后侧有一骨沟，称椎动脉沟，椎动脉由此通过。在颈椎外伤特别是在外伤后期，椎体与韧带软组织出现退行性变，或出现骨质增生时，即可影响椎动脉，严重者可使椎动脉血流受阻碍。当转动头颈时，会出现椎动脉供血严重障碍，产生明显的脑供血不足性头晕、眩晕等症状。

枢椎椎体上部向上生长，即齿状突，伸入寰椎椎孔前部构成齿寰关节，因其形态似门枢，故称为枢椎。

椎动脉在颈部经各横突孔上行，在寰枢间向后外倾斜，或呈弧形弯曲。椎动脉出寰椎横突孔后近乎垂直转弯，经椎动脉沟行向后内方，至枕骨大孔又近似垂直转弯，经枕骨大孔进入颅腔组成基底动脉。当头颈转动时，椎动脉会随着被牵拉、扭曲或挤压，特别是当椎动脉有不同程度的硬化或有梗阻者，即可使椎动脉血管腔更加狭窄，严重者可引起血管闭塞。还可因颈椎失稳性刺激血管，引起椎动脉痉挛，导致单侧或双侧椎动脉血流受阻，而造成脑部供血不足症状。

脊髓在椎管内下行，在枕骨与第1颈椎之间发出第1对脊神经，又分别在以下各颈椎间发出第2～7对颈神经，在颈椎上方椎间孔穿行。第1～4颈神经组成颈丛，发出皮支和肌支，皮支自胸锁乳突肌后缘中部发出，分布于内侧枕部、耳郭及附近皮肤。肌支则支配颈深肌群、肩胛提肌、舌骨下肌群和膈肌。因此当上颈椎受伤害时，可影响脊髓部至上胸部的皮肤感觉和肌肉运动。

颈交感神经节有上、中、下3对。颈上神经节位于C_2、C_3横突的前方，其分支有：灰交通支，连于上4对颈神经；颈内动脉神经，分布到口、鼻黏膜的腺体、血管，并进入眼眶连于睫状神经节，分布到甲状腺、舌、面部和脑膜中等动脉，并形成神经丛；此外，有分布到心脏、咽壁的分支。因此当上颈椎被伤害时，或受损伤后期组织发生退行性变时，会影响交感神经，可导致头颈部多处器官、内脏功能失调。由于寰枢椎受伤害，直接刺激、牵拉机制引起咽部、颈后枕下肌肉组织出现疼痛、活动功能受限等。

二、伤因机制

颈椎齿寰关节损伤为外伤机制所致，如头顶受重物垂直挤压加旋转应力性损伤，搏斗中将头颈急剧扭转加牵拉旋拧力导致上颈椎和寰枕关节与齿寰关节严重损伤；司机开车在急速行进中因车祸造成向前后、左右、旋转的"挥鞭式"损伤，以及头颈部摔伤、扭挫伤、撞伤等。凡是能使头颈急剧超负荷前屈、后伸、侧屈、旋转的应力，均是颈椎齿寰关节损伤、寰枕关节损伤或移位的伤因机制。此外，睡卧当风、睡姿不正等均会导致颈椎齿寰关节、寰枕关节、寰枢关节突关节损伤移位，以及韧带、关节囊、神经、血管、肌肉组织受损，还可因骨性结构和上述软组织缺血，造成头颈部严重疼痛与活动功能障碍。

三、症状、体征

患者特发性斜颈畸形，以头颈向一侧倾斜并屈曲为特点，头面部歪斜，头部疼痛，呈剧烈性发作，有时用镇痛药都无法缓解，哌替啶注射只能暂时减轻症状。颈部疼痛无力，头颈失去平衡和稳定功能，患者往往用颈托或双手扶助头部以减轻疼痛。头颈部肌肉组织僵硬，不能俯仰与转动，严重者可出现高颈髓或脑干综合征。

转头或改变体位时症状加剧，并可突然诱发剧烈性头痛，主要出现头晕或眩晕，枕后部痛或偏头痛，或出现麻胀痛，或出现半身发凉、发麻，常常自觉无法忍受，不能睡眠、心慌、心烦意乱，因此常被误诊为"神经官能症"。

四、临床检查

1.**望诊** 颈椎变形，头颈歪斜。

2.**触诊** 局部组织炎性肿胀，压痛敏感。

3.**影像学检查** 可帮助诊断与鉴别诊断。开口位片可显示齿寰关节损伤产生的变异。

（1）水平位旋转型：齿状突居中，与寰椎两侧块之间隙基本对称，一种情况可因寰椎的旋转所致，此种情况下会合并寰枕关节损伤和移位。一种情况可因枢椎旋转性改变所致，此种情况下会出现寰枢关节突关节损伤和移位。

（2）侧偏旋转型：寰齿左右间隙不对称，齿状突移向一侧；C_2棘突偏向对侧。

（3）侧向偏移型：寰齿左右间隙不对称，齿状突和C_2棘突横向同侧偏移。齿状突的纵轴线偏离寰椎两侧块外下角连线的垂直平分线。

（4）侧倾型：齿状突向一侧倾斜，其纵轴线与寰椎两侧块外下角连线的垂直平分线互成夹角，双侧寰齿间隙形成一侧上宽下窄、另一侧上窄下宽、双侧寰枢关节突关节间隙出现相应的改变，齿状突倾向侧较宽，而另一侧较窄。

（5）前倾型：寰椎或颅骨前倾，C_2棘突与枕骨或寰椎后结节的距离明显增宽，或枕枢角大于30°，则要注意寰枢关节脱位的可能。个别人可见寰齿前间隙出现"∨"或"∧"形改变。还有其他不同类型的齿寰关节变异症。

五、诊断要点

1.头颈部外伤。

2.颈椎齿寰关节损伤。

3.颈部软组织损伤，功能障碍。

六、临床治疗

应根据颈椎齿寰关节损伤的骨折情况、移位情况，或急性损伤与慢性损伤不同伤因机制进行治疗。

对急性损伤，有寰椎或齿状突骨折者，可采取手法整复，在整复骨折对位后，进行外制动固定6周。经X线检查骨愈合后，去除外固定，进行功能练习，或进行辅助性综合治疗以利于康复。可用牵引方式治疗，在临床上可根据患者具体条件决定治疗方式方法。

对急性损伤，齿寰关节移位者，可采取手法整复，在整复后进行外制动固定4周。经X线检查，齿寰关节关系恢复正常，再去除外固定，进行功能练习，或经辅助性综合治疗，加速康复。

对伤后时间较长，或为陈旧性齿寰关节损伤移位者，即出现颈椎齿寰关节损伤综合征时，因局部组织相继出现了退行性变，并影响到中枢神经、脊髓神经、交感神经，或影响到副神经、迷走神经、椎动脉，临床上应从根本上按程序进行治疗。

1.**中医药内治法** 可用总煎十三味方（《点穴法真传秘诀》）。

方药：川芎7g，归尾10g，延胡索7g，木香7g，青皮7g，乌药7g，桃仁7g，红花7g，远志7g，三棱5g，蓬莪术7g，骨碎补7g，赤芍7g，苏木7g。

加减：大便不通者加生大黄7g；小便不通者加车前子10g；胃口不开者加厚朴7g，砂仁7g。

用法：水二碗煎至半碗，用陈酒冲服，一日1剂。

2.**中药外用热疗法** 用活血化瘀、祛风散寒、通经活络、强筋壮骨药配方。用专用热疗床，以颈部为主，兼热疗全身，以促进颈椎骨性结构和韧带、神经、血管、肌肉软组织的血液循环，加速其良性修复。

3.**点穴法、针灸法** 以督脉、手三阳、足三阳经为主循经选穴治疗，以畅通经络气血运行，通络止痛。

4.**理筋法** 舒筋、理筋、祛痛，理治颈部与颈枕部肌肉、筋膜，解除组织炎症、积液与粘连。

5.**手法矫治法** 以坐式法为例，患者端坐在有靠背的凳子上，助手扶持患者，医者一手臂将头部前与左右两侧固定，以胸前侧紧贴患者头后部形成头部四周固定方式，并做好顺脊柱正牵的准备，另一手用拇、示两指握住C_2左右横突，或用拇指扶助C_2棘突与椎板间，根据齿寰关节损伤移位情况或骨折移位情况决定具体位置。当双手臂准备好，患者和医者心态均很平静时，医者双手臂相配合将其矫正，并争取一次性矫正到位，医者可根据手感测试矫正到位情况。患者可明显感觉到颈部骨头（可出现在齿寰关节、寰枕关节、寰枢关节突关节）相继移动回位动向，并可听到发出的响声，随即局部疼痛缓解。关节复位后，医者双手保持治疗方式不动，以防止肌肉痉挛或患者因过度兴奋乱动引起关节不必要的损害。待患者稳定后医者再放开手，进行必要的外固定制动，并进行治疗后X线复查，证实关节对位正常后，再教患者功能练习法，进行正确的保健，预防复发。

第二节 颈椎急性损伤骨折、错位

一、概述

颈椎急性骨折、错位为临床常见和多发性伤病。因伤因机制的不同，造成颈椎伤害的性质与程度也有区别。严重者可造成脊髓受累，下半身瘫或高位截瘫，或致椎动脉型、交感神经型、颈型颈椎病。一般性颈椎损伤可因椎体错位，致伤椎平面以上神经根受累，出现上肢麻痛或功能部分障碍。一般不很严重者常不被患者重视，经一般性治疗或休养，疼痛逐渐减轻或主要症状得到缓解，即不再重视。只是当再次受伤，颈椎病发展，症状严重时，才引起重视。或是到了中老年时期，骨性结构和韧带、肌肉软组织自然老化，或因活动量减少，颈部组织退行性变，导致颈部疼痛或头部疼痛、肢体麻痛，或肢体出现功能障碍，去医院检查时才被发现早年颈椎受过外伤，认识到早年时期的颈椎外伤所导致的中老年时期严重颈椎病的情况。

颈椎急性损伤多发生于青少年，是因为青少年多好动，又不知危险或往往不顾及后果，或受点伤不在乎。中年人多发生于车祸。另外，地震伤、高处重物坠落击伤、撞伤、摔伤、扭挫伤，以及原有颈椎病又遭受外伤或扭挫伤，也可导致颈椎的急性损伤或错位。

二、伤因机制

多因外伤机制直接对颈椎垂直性挤压，加前屈或后伸，或左右侧屈挤压，以及旋转应力所伤。

三、症状、体征

临床多因受伤程度的不同，症状、体征有明显的不同。轻型者可产生颈椎轻度骨折或错位，常有颈部疼痛，颈部活动功能受限，或出现肩背部疼痛；重者可出现颈脊柱和颈部软组织损伤与变形；可出现颈型颈椎病骨性结构的骨折与错位；可出现椎动脉受累的头痛、头晕、眩晕症状；可出现神经根受累产生的神经性头痛，颈部与双上肢麻痛，神经性耳鸣、耳聋、视力减弱；可出现交感神经受累导致的颈性心脏病症和呼吸受抑制症；还可出现脊髓神经受累导致的脊髓损伤症状。

四、临床检查

临床上可见头颈倾斜，不能端正；颈脊柱常有前屈或后伸，或向左或右倾斜；或有颈部疼痛、出血、肿胀；可有椎动脉供血受阻碍的头部疼痛、头晕、眩晕表现；可有神经根受挤压出现神经性头痛、偏头痛、耳鸣、肩背部及双上肢麻痛，和功能不同程度的障碍。严重者可出现肢体功能障碍或高位截瘫。常出现交感与副交感神经受累的心律失常、皮肤过敏性痛症，或呼吸受抑制症。

影像学检查：摄颈椎正侧位片、双斜位片，认真观察颈脊柱骨性结构、形态，骨折和椎体、椎间关节错位情况与程度，以及椎间盘、纤维环、黄韧带、纵韧带和脊髓、神经、椎动脉情况。在X线平片和MRI片检查中，常常显示有所不同，应相互参照。

五、诊断要点

1.颈椎外伤，颈脊柱变形。

2.颈椎急性损伤，骨折、错位。

六、临床治疗

对颈椎急性损伤、骨折、错位的治疗，应根据临床检查和X线检查所反映的情况、伤后时间与所经过治疗的方式与过程，颈部脊柱骨性结构的形状与稳定情况，椎间盘、韧带、肌肉、血管、脊髓、神经情况，以及患者全身情况，决定治疗原则、治疗方案、方式方法和治疗程序。

1.对急性颈椎损伤的骨折、错位，在无活动性出血、患者生命体征较稳定或较安全的情况下，根据患者的要求和实际伤情，即在伤情和条件许可的情况下，可先运用手法矫治法整复骨折与错位，经X线复查，认为达到标准，即可进行有效的外固定制动。待骨折愈合，颈椎稳定后，再进行临床综合性康复治疗。

2.对急性颈椎骨折、错位较严重，脊柱失去稳定者，可在治疗床上头部牵引下行手法矫正，在整复骨折、错位后行维持量牵引，待骨折愈合后去掉牵引，再进行临床综合性康复治疗。

3.对颈椎损伤后数月或时间较长的患者，应根据颈椎骨折或错位情况和伤后组织出现的变化，按照综合性治疗程序进行治疗。

（1）中医药内治法：应根据患者具体情况辨证论治。可用活血化瘀、接骨续筋、补肾壮骨中药进行治疗。

方药：钩藤、土三七、五加皮、制乳香、制没药、白芍、延胡索、续断、红花、桃仁、鹿茸、赤芍、黄柏、茯苓、白术、木瓜、白芷、粉葛根、当归、煅自然铜。

用法：适量，水煎分服。

（2）中药外用热疗法：用活血化瘀、祛风散寒、通经活络、行气祛痛药配方外用。用专用热疗床，以颈部为主，兼热疗全身，以促进局部和全身血液循环，加速新陈代谢和损伤组织良性转变。

（3）点穴法、针灸法：以督脉、手三阳、足三阳经为主循经选穴治疗，以畅通经络气血运行、行气止痛。

（4）理筋法：理治颈部肌肉软组织，解除肌肉痉挛、炎症与粘连。

（5）手法矫治法：对颈椎急性损伤、骨折、错位，在诊断明确、患者生命体征安全和条件许可情况下，应一次性手法矫治到位，使骨折与错位回复到原位。在手法矫治前做好准备工作，并将医生的治疗方法和意图，以及在瞬间矫治中可能出现的情况和所产生的响声、治疗分析和可能出现的改变，尽可能让患者知道或明白，并得到患者的同意和密切配合。在治疗时，医患双方均要心态平静，特别是主治医生，这样才能充分运用好手法矫治的技术、技能、技巧。

方法：根据患者的年龄、心理素质和伤情及全身情况决定卧式法或坐式法。

以坐式法为例，患者端坐在靠背椅上，助手对患者进行保护并固定躯体。医者站于患者侧后方，一侧胸壁紧贴患者后枕部，一手臂托住下颌并固定头部左右两侧，使患者头部四周固定，并做好顺脊柱正提的准备，另一手用拇指扶住错位椎体椎板与棘突间部，其余四指从颈侧至颈前贴住，并辅助拇指操作。当双手臂准备好，利用患者自然呼气末之机实施瞬间矫治，将骨折、错位一同矫治到位，使脊柱形态恢复正常。时间一般为1～3秒，当矫治到位后，医者仍维持双手不动，保护住患者头颈部，以有效防止肌肉痉挛牵拉颈椎反弹。待局部和患者心情稳定后医者再缓缓放开双手，然后进行颈部外固定制动。时间一般为4～6周。治疗后应进行X线复查，在确定颈椎骨折与错位复位后再进行外固定。骨折愈合后，去掉外固定，后期再决定辅助治疗法和中药热疗法，进行康复性治疗，促进颈部骨性结构和软组织在具有良好血液循环的情况下良性修复。必要时应口服钙剂与强筋壮骨药，以及有助于骨生长、肌肉组织修复的中药。

第三节　颈椎外伤半身截瘫

一、概述

颈椎外伤半身截瘫是指颈椎因受严重外伤造成的半身高位截瘫，临床上可分真性半身截瘫、假性半身截瘫和不完全性半身截瘫。但是从临床所见，当颈椎受到较严重的外伤后，出现颈椎移位和椎间盘膨出，导致颈椎椎管变形，节段性严重出现狭窄时，脊髓神经严重受挤压。临床患者出现半身截瘫时，在早期常常难以明确是真性、假性还是不完全性的。医生一般只能根据患者受伤史和所出现的症状、体征，以及影像学检查资料来做判断，因此临床误诊率高。

二、伤因机制

多因颈椎直接或间接受到较严重的外伤，导致颈椎椎体移位或上下椎体交错移位，或因伤因机制造成颈脊柱生物力学的突然改变，使椎间隙发生破坏性改变，导致椎间盘严重膨出，致使颈椎椎管产生较严重的变形与局部狭窄，造成脊髓神经直接受到挤压性伤害所致。

三、症状、体征

与伤因机制有关，患者可出现头颈旋转与向一侧倾斜的姿势，颈部疼痛，颈脊髓相关部位被挤压的肢体瘫痪，椎动脉受累的头痛、头晕、眩晕，交感神经受累的皮肤无汗、怕冷、肢体发凉感，或心率改变，或呼吸受抑制的憋气、气短、呼吸不畅，甚至大脑中枢神经受累的症状等。

四、临床检查

临床上可见患者头颈向一侧倾斜，自己不能端正；颈部受损伤部位可触及椎体台阶样改变、肌肉软组织的炎症改变；对触按疼痛敏感；健侧肢体感觉和运动正常；患侧肢体出现感觉与运动障碍或功能丧失的症状、体征。

影像学检查：X线平片可显示颈椎椎体移位，颈脊柱变形。CT片、MRI片和ECT片可显示椎间盘膨出、脊髓神经被挤压程度、椎动脉受挤压部位与程度。

五、诊断要点

1.颈椎外伤，半身截瘫。
2.颈椎病急性损伤。
3.脊髓神经型颈椎病症状。
4.椎动脉型颈椎病症状。
5.交感神经型颈椎病症状。

六、临床治疗

1.**理筋法**　理治颈肩背部肌肉组织，解除肌肉痉挛，治理肌肉组织因损伤所造成的炎性粘连。

2.**点穴法**　以督脉为主，选用手三阳、足三阳经循经取穴点治，以畅通经络气血运行，解除肌肉痉挛。

3.**手法矫治法**　根据患者身体情况，采取卧式或坐式。以采用坐式为例，可将患者扶到带有靠背的座椅上，助手从前方和左右两侧将患者扶正，并保护好患者。

手法矫治原则：对伤后时间较短者，在患者心理素质和颈部肌肉条件许可的情况下，对椎体移位、椎间盘膨出采取一次性矫治到位的方法。矫治前要向患者讲清楚治疗经过和可能出现的颈椎动向，以便得到患者的理解、信任与配合，使手法矫治顺利成功。对时间较长、颈部肌肉僵硬的患者，可在手法矫治前利用中药热疗法对颈部充分热疗，松解肌肉软组织后再进行手法矫治。矫治方法可分次按量进行，直至椎体与椎间盘到位，从根本上解除对脊髓神经的压迫、对椎动脉的牵拉挤压、对交感和副交感神经的不良刺激。

4.**中药外用热疗法**　在手法矫治后进行中药热疗，目的是活血化瘀，消炎祛痛，促进血液循环，使受伤的组织进行良性修复和完善功能。

第四节　陈旧外伤型颈椎病

一、概述

陈旧外伤型颈椎病是指颈椎在早年受到较严重的外伤后，造成椎体和椎间关节骨折、移位所产生的颈椎和软组织的退行性改变。

颈椎外伤造成椎体骨折、椎间关节损伤和椎间盘、韧带、肌肉软组织损伤较常见，颈椎早期外伤造成的后期颈椎退变性的颈椎病同样较常见。说明该型颈椎病的存在和发展非常严重，临床治疗困难，给患者造成的痛苦较多，是骨伤科一大难题，也是一难治之症。

二、伤因机制

经临床观察，本病可由于头部对颈椎的垂直性挤压伤导致，可发生单一椎体压缩性骨折，椎间关节骨折或向前、向后、向侧方移位，椎间盘损伤，纤维环、黄韧带损伤，使上一椎体下缘和下一椎体上缘同时出现压缩性骨折、椎体形态改变，同时伤及所有椎体和椎间隙与椎间盘、韧带组织。损伤情况取决于垂直压力和应力的大小，常与颈椎损伤程度成正比。在颈椎受到较严重的损伤后，如早期医疗条件差或经济条件差，或因只是感觉到颈部疼痛、四肢功能不受限，患者有可能不去医院检查治疗。也有的因医院治疗条件和治疗方法有限等原因，使颈椎在受伤后产生变异的状况下自然修复，出现异位固定（或称畸形愈合），致使颈椎间关系和颈脊柱形态在出现异常改变的情况下产生新的相互制约，并出现韧带组织炎性粘连和挛缩、变性的改变。加上颈椎骨性结构所产生的骨质增生、骨质疏松，导致颈椎和相伴随的软组织共同出现退化与变性，造成颈周围长肌的劳损与伤害。严重者使颈动脉、脊髓神经、交感神经、副交感神经、副神经、迷走神经及中枢神经受累，形成特殊性的陈旧外伤型颈椎病。

三、症状、体征

与伤因机制有关，与伤后发展趋势和程度有关。患者可出现头颈不能自正其位，颈部前屈、后仰或侧弯形态变异，颈部疼痛，强制性活动可诱发相关症状加重；椎动脉受累的血管性头痛、头晕、眩晕、耳鸣、耳聋、双眼视力减弱；神经根受累的神经性头痛及颈肩背部疼痛，或上肢麻痛；脊髓受累的躯体与下肢沉重无力；交感神经受累，影响心脏神经传导的心脏病症状，或一过性脑缺血样休克症状；还可出现呼吸受抑制的胸闷、气短、憋气等症状。

四、临床检查

望诊：可见患者头颈前屈或后仰，或见头颈向一侧旋转与倾斜状改变。患者自己不能端正头颈，出现受制约状况下的变异形态。

触诊：可见颈部肌肉僵硬、弹性差，深部肌肉受累较重，可触及肌肉粘连或变性所形成的条索状物，或结节状硬块样改变；颈椎排列可不整齐，或有脊柱侧弯、直变或后弓等改变；颈部活动受限，可出现部位较广泛的触按疼痛；严重者可出现椎动脉、脊髓神经、交感神经等受累症。

影像学检查：可显示颈椎单椎体或多椎体陈旧性骨折；单椎间隙或多椎间隙纤维环组织损伤；多椎间隙椎间盘损伤、脱出或膨出；椎动脉、脊髓神经受累情况；骨性结构的骨质疏松与增生情况；韧带组织炎性变性增厚与钙化、增生情况等。

实验室检查：可帮助诊断与鉴别诊断。

心电图检查：可帮助对心脏病的诊断与鉴别诊断。

五、诊断要点

1.颈椎陈旧性外伤疼痛。

2.颈椎骨性结构损伤。

3.颈部组织退行性变。

4.颈椎功能障碍。

5.颈段脊髓神经受累。

六、临床治疗

1.**中医药内治法** 根据患者的具体损伤情况及所出现的症状、体征辨证施治。

2.**中药外用热疗法** 可运用活血化瘀、强筋壮骨药配方，用专用热疗床治疗。热疗以颈部为主，兼顾全身，以促进血液循环、骨与软组织的良性转变。

3.点穴法、针灸法　以督脉和手三阳经、足三阳经为主，根据临床中医归经所主病症循经选穴，以畅通经络，促进气血运行，消滞止痛。

4.理筋法　理治颈部和肩背部及相关受累部位的肌肉软组织，解除组织粘连，促进组织代谢。

5.手法矫治法　因人因伤情，分次分量进行治疗。手法矫治与患者密切相配合。可在进行逐步松解的情况下矫治椎体，整复椎间盘，从根本解除椎动脉、脊髓神经、交感神经受累症，使颈椎骨性结构和韧带肌肉组织在正常位置和正常状况下得到良性修复；消除疼痛，使颈部活动功能得到改善，颈椎病获得临床治愈。

第五节　颈椎手术后遗症

一、概述

颈椎手术后遗症是指颈椎手术后，颈椎正常生理解剖关系发生改变，颈脊柱生物力学也随之改变所产生的症状。

二、伤因机制

与颈椎病在手术治疗前存在的多处复杂伤病及手术治疗的局限性问题等原因有关。如颈椎骨性结构多处受到损伤，手术治疗只解决一部分；或颈椎椎间盘发生多椎间隙脱出，手术治疗只解决一个椎间隙的椎间盘脱出；或因手术后颈椎、颈脊柱整段因生物力学产生了改变，稳定性减弱，功能受到一定程度的影响等原因所致。

三、症状、体征

与伤因机制及手术治疗的局限性等有关。临床可见患者头颈形态不能端正，出现活动度减少的功能障碍，颈部疼痛及肩背部疼痛；可出现椎动脉受累的头晕、眩晕，神经根受累的头痛、耳鸣，颈肩背部及上肢麻痛与肌肉萎缩无力，脊髓受累的下肢沉重无力，交感神经受累的皮肤疼痛或怕风吹、怕衣物刺激，迷走神经受累的头晕、恶心、呕吐及眩晕等症状。

临床所见颈椎外伤高位截瘫患者，在进行手术探查治疗后，原截瘫症状可明显好转，有的可以站立与缓步行走，转变成不完全性脊髓神经损伤，临床表现只有躯体感觉和部分功能障碍。但此类患者常遗留 C_1-C_4 神经根受累的头痛、颈肩背部疼痛症状。有的出现交感与副交感神经受刺激征，可影响全身皮肤产生疼痛，可影响心脏神经传导产生心脏病症状，可出现呼吸抑制的憋气、气短、呼吸受阻症状等，给患者遗留较大的痛苦。

四、临床检查

望诊：可见手术治疗切口缝合痕迹。可见有的患者出现头颈姿势不端正，不能自正头颈。

触诊：可见头后枕部大小枕神经炎性肿大、触按疼痛敏感并放射到头部；可触及颈椎排列不整，颈部肌肉炎性肿胀和触按痛点较广泛；可见颈椎第2横突部肿胀明显，对触按疼痛反应敏感，颈部活动度不同程度受限、功能障碍。

影像学检查：可显示颈椎部分因手术治疗所致骨缺失；颈椎骨性结构存在的不正常改变；椎管变形与狭窄；手术治疗以外的椎间隙间盘脱出影像或手术治疗椎间隙软组织突入椎管影像；脊髓神经或椎动脉受挤压影像；骨质疏松或椎体与椎间关节增生影像；韧带软组织炎性增厚、钙化增生等影像。

实验室检查：可帮助诊断与鉴别诊断。

五、诊断要点

1.颈椎外伤手术治疗后颈部疼痛。
2.颈椎间盘切除术后颈部功能障碍。
3.颈部组织退行性变症状。

六、临床治疗

1.**中医药内治法** 辨证施治，培元固本，活血化瘀。

2.**中药外用热疗法** 应根据患者各自的伤情和全身状况遣方配药。用专用热疗床热疗，以颈部为主，兼顾全身，以促进血液循环，增强新陈代谢，改善机体免疫功能，使颈椎骨与韧带、肌肉软组织良性修复。

3.**点穴法、针灸法** 以督脉、手三阳经、足三阳经为主循经选穴治疗，以疏通气血、通络止痛。

4.**理筋法** 理治颈肩背部及相关部位受累肌肉软组织，解除粘连与挛缩，改善肌张力，使肌肉、筋膜软组织恢复应有的弹性及功能。

5.**手法矫治法** 因人因伤情而治。要求手法稳妥、适宜、准确，特别强调精益求精。在充分认清颈椎遗留症和特殊性的情况下，分次按量进行，直至矫正颈椎骨性结构的移位改变，使颈脊柱恢复正常或接近正常的形态，目的是从根本上治疗颈椎病术后遗留症，促进血管、脊髓神经和骨与肌肉、韧带软组织在正常状况下进行良性修

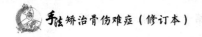

复，使颈椎病患者获得较好的康复。

第六节　颈脊柱反弓变形

一、概述

颈脊柱反弓变形导致的颈椎病临床多见，不但出现在中老年颈椎病患者中，在青少年中也常见，其危害性较大，症状、体征常较严重，应引起关注。

人体的颈脊柱从颅底与C_1的软组织连接到T_1为颈椎段脊柱。脊柱从C_1-C_7椎体从正位、侧位观察，正常形态应是从上至下有序的整齐排列，在侧方影像应是向前屈曲成自然抛物线弧度，具有脊柱生物力学的性能，可适应来自头颅的正常压力，并使头颈有良好的活动度。

颈椎和颈部软组织遭遇急慢性损伤时，颈椎骨性结构和韧带、椎间盘组织、肌肉软组织同时受伤，导致颈脊柱变形。脊柱反弓变形是颈椎损伤变形中较严重的一种。颈脊柱后弓变形时有两种情况：一是当颈脊柱某一节段或全段脊柱出现轻度反弓时，如果能指导患者进行正确有效的功能锻炼，并注意保护，症状即可以获得减轻，韧带、肌肉组织重新粘连，形成新的固定方式，将变形段脊柱较牢固地固定住，即产生新的制约机制。但如果症状不严重，一般不会重视，患者也不会去医院检查。二是颈脊柱节段性或全颈椎段出现反弓，患者又认识不了颈椎病的存在，或不够重视，不去采取有效措施进行保健预防，或再次及反复造成颈椎损害，颈脊柱反弓变形就会继续发展、加重，导致颈脊柱严重反弓变形类颈椎病。因此对颈椎病颈脊柱变形的治疗，笔者主张用"手法矫治法——矫形"，从颈椎病产生变异的形态上给予矫正，这也是从根本上治疗颈椎病的正确手段。多年临床实践证实了这种思路是正确和可行的，而且安全有效。

二、伤因机制

与颈椎急性损伤和慢性劳损伤害有关，与头颈向前倾斜和长期低头劳损有关。

三、症状、体征

1.颈上段C_{1-2}后侧间隙加大，造成枢椎齿状与寰椎齿突凹部分分离，齿状突尖部前倾，挤压脊髓硬膜，还会造成十字韧带、翼状韧带、齿突韧带、寰枢外侧关节、关节囊和小直肌、头大直肌、头上下斜肌等肌肉损伤，导致脊髓神经、椎动脉、交感神经、迷走神经受累的头痛、头晕、眩晕、恶心、呕吐、颈项疼痛，头部不稳，站、坐时患者常需用手扶持头部进行保护，以防疼痛加重。睡眠时常用俯卧位，多伴有头晕、心烦意乱、睡眠差、心慌、呼吸受抑制等症状，或疲劳综合征。

2.颈上段C_{2-4}反弓变形时，出现点头行礼状，头前倾；C_{2-4}椎间隙后侧增宽，前部变窄，挤压椎间盘向后突入椎管，导致脊髓受挤压。C_{2-4}节段神经根受累，产生神经根性头痛、耳鸣、颈肩背疼痛，严重者可见头痛、头晕、心烦意乱、心慌、气短、呼吸受抑制等症状。椎动脉受累出现头昏、眩晕、脑供血不足症状。可出现交感神经受累症状、疲劳综合征。

3.颈中段C_{4-6}出现反弓变形时，头颈呈轻微前倾状。C_{4-6}椎间隙后侧增宽，椎间盘因椎间隙前部变窄被挤压向后突入椎管，直接挤压脊髓，出现脊髓神经受累症状。C_{4-6}神经根受累，出现颈肩背部疼痛和上肢神经根性疼痛与功能障碍。椎动脉受累，出现头痛、眩晕等脑供血不足症状。可出现交感神经受累症状。

4.颈下段C_{5-7}出现反弓时，头与颈上端呈现前倾状。C_{5-7}椎间隙后侧增宽，椎间盘向后突入椎管导致脊髓神经挤压，产生脊髓神经受累的症状、体征。C_{5-7}神经根受累产生上肢麻痛，或肌肉萎缩、无力症状。椎动脉受累产生脑供血不足症状。交感神经受累产生相关症状。易产生疲劳综合征。

5.颈脊柱全段反弓造成C_{1-7}椎间隙后侧间隙增宽，C_{2-7}椎间盘不同程度突入椎管，产生椎管变形与狭窄，导致脊髓神经、多节神经根、椎动脉、交感神经受累较重的症状、体征。可出现颈椎病综合征。

四、临床检查

望诊：可见患者头颈前倾姿势和相关症状、体征，可见头颈姿势的不同改变形式与程度。

触诊：可触及反弓椎体与棘突向后移位，前屈曲度消失。被牵拉致伤的棘上韧带、棘间韧带炎症改变，触按疼痛明显；颈后部肌肉组织炎症反应和明显的触痛反应；颈、肩、背部广泛性触按痛或炎症反应；上肢脊髓神经受累的麻痛，肌肉萎缩、无力，下肢沉重无力等体征；椎动脉脑供血不足、交感神经受累的体征。

影像学检查：可明确显示颈脊柱各节段、全颈段脊柱反弓情况与程度；椎间隙改变，椎间盘脱出的情况、数量与程度；椎管变形与狭窄的情况与程度；脊髓神经、神经根、椎动脉受累情况；骨质疏松与骨性增生的情况与程度。并可帮助诊断与鉴别诊断。

五、诊断要点

1.颈椎急慢性损伤椎体移位。

2.颈椎后弓变形性损伤。

3.颈部软组织损伤疼痛。

4.颈椎管变形狭窄，脊髓神经受累。

六、临床治疗

1.**中医药内治法** 一是根据颈椎病症状、体征、伤因机制、颈部组织受伤情况，因人因伤辨证施治；二是根据急性损伤、慢性劳损，辨证论治。

2.**中药外用热疗法** 用活血化瘀中药配方，运用热疗专用床治疗。以颈部为主兼顾全身，以使颈脊柱骨性结构、韧带、肌肉软组织获得良性转变。

3.**点穴法、针灸法** 以督脉为主循经选穴，以通经活血止痛。

4.**理筋法** 理治颈肩背部肌肉组织，解除粘连、痉挛与挛缩。

5.**手法矫治法** 根据颈脊柱反弓类型与程度，和韧带、椎间盘组织、肌肉软组织受累情况与程度，因人因伤矫治。矫治应注意周围组织，特别是血管、食管、气管等，以避免损伤。

手法矫治应使各段反弓移位的椎体复位，青少年、中年患者应以颈脊柱恢复前屈曲度为准，老年人应以颈脊柱接近正常形态为准，各项条件均许可者可矫正到脊柱正常形态。

第七节 颈脊柱侧弯变形

一、概述

颈脊柱应是正直的，与头部和肩背之间是端正的。颈部受损伤后，颈脊柱失去正常形态，向左或向右倾斜侧弯，严重者上段与下段分别向左与向右侧弯，出现"S"形侧弯变形。本书重点论述后天性急慢性损伤造成的脊柱侧弯。

二、脊柱侧弯分型

1.**结构性脊柱侧弯** 主要是颈椎骨性结构和因椎间盘损伤向一侧突，导致椎体倾斜，造成脊柱侧弯。其次是颈脊柱急性损伤侧弯后，椎体、椎间关节向一侧倾斜，无骨质破坏，在脊柱侧弯变形以后导致颈脊柱平衡失常，韧带、肌肉组织损伤后，一侧组织被拉伸变长，另一侧组织被挤压折叠，久之脊柱侧弯。严重者韧带、椎间关节、关节囊、椎旁组织出现粘连、钙化、挛缩，产生不同程度的退行性变，将颈脊柱限制在侧弯变形状态。

2.非结构性脊柱侧弯 是指这种脊柱侧弯在改换头颈位置时可被动改变或消失。

三、伤因机制

与颈脊柱受到急性创伤有关，如左右挥鞭式损伤；与特殊职业的慢性劳损及不良习惯有关，如口腔科医生、技术员等强迫头颈向一侧屈曲，或头颈经常处于侧弯的形态下，或因劳作及睡眠时头颈处在侧屈位，或受风寒。总之，凡是能造成颈脊柱骨性结构和韧带、肌肉软组织损伤，并使脊柱向一侧弯曲的种种因素，均可视为颈脊柱侧弯变形的伤因机制。

四、症状、体征

与伤因机制有关。常见患者头颈向一侧倾斜。临床上不同患者可因伤因机制的不同、年龄的不同、体质的不同和职业的不同，症状、体征表现各不相同。但对造成脊柱骨性结构、椎间盘组织、韧带、肌肉组织损伤，和相继产生的伤害性质与程度表现则是一致的。可因椎间盘多间隙脱出或突入椎管造成椎管狭窄，如突向椎体前方造成食管挤压产生综合征，向侧方突出造成脊髓、神经根挤压。因此脊柱侧弯变形必然导致椎管变形与狭窄，使颈脊髓、神经根、椎动脉和交感神经受累，出现颈部变形、疼痛的症状、体征，并可出现脊髓、神经根、椎动脉、交感神经受累的症状、体征；可出现颈脊柱周围肌肉组织受累的症状、体征，影响到副神经、迷走神经和颈前部食管、气管，还可导致相关的症状、体征。

五、临床检查

望诊：可见头颈向一侧倾斜改变。

触诊：可触及颈脊柱斜向一侧，颈部肌肉痉挛；可触及颈部两侧广泛的触按疼痛和炎症情况；可出现脊髓、神经根被挤压、椎动脉受累、交感神经受累的阳性体征。

影像学检查：可显示颈脊柱侧弯改变及其程度，骨质疏松与骨性增生的改变及其程度，椎间盘脱出的数量与程度，椎管变形与狭窄情况，脊髓、神经根受累情况，椎动脉受累情况。

六、诊断要点

1.颈部损伤脊柱向侧方移位。

2.颈部软组织损伤，功能障碍。

3.颈部组织退行性变。

七、临床治疗

1. **中医药内治法** 根据患者临床病症辨证论治，或根据骨质疏松及韧带、肌肉等组织退变情况，给予强筋壮骨、活血化瘀、通经活络等中成药治疗。

2. **中药外用热疗法** 运用专用热疗床，以活血化瘀中草药为主进行热疗。以颈背部为主，兼顾全身，以改善受伤组织血供，软化韧带、肌肉组织，使其恢复应有的弹性。

3. **点穴法、针灸法** 以督脉为主，足三阳经为辅，选穴治疗，活血行气止痛。

4. **理筋法** 对颈部两侧至肩背肌肉组织行舒筋活血手法，解除肌肉组织的粘连、挛缩。

5. **手法矫治法** 原则是矫正颈椎骨性结构，调理颈部周围韧带、肌肉组织，整复椎间盘，纠正脊柱侧弯变形，解除椎管变形与狭窄，进而解除颈脊髓、神经根、椎动脉、交感神经受累，使颈脊柱恢复正常形态。

颈脊柱急性损伤侧弯，在临床运用手法矫治时，要求一次性矫正到位，同时整复椎间盘，使椎间隙恢复平衡机制，韧带、肌肉组织在正常位置上尽早获得良性修复，颈脊柱在侧弯纠正后获得稳定，有效保障颈部的功能恢复。

颈脊柱慢性损伤和劳损者，临床应根据颈脊柱骨性结构、韧带、肌肉组织情况，分部位、分次按量进行矫治，直至脊柱侧弯矫正。还应根据患者的年龄、要求和相关条件分别对待，不可强求一致。

青少年、中年和身体条件较好的老年人，可争取矫正到脊柱正常形态。

第八节　颈椎椎管变形与狭窄

一、概述

颈椎椎管变形与狭窄的患者以中老年人为多，但青年人发病率有逐渐上升的趋势。男女性别无明显差别，但在专业运动员中，女性常多于男性。临床各种类型的颈椎病均与颈椎椎管变形与狭窄有密切关系。引起颈椎椎管狭窄的因素众多，其形式与程度也不相同，故很难统一认识，只能简要进行分型。

1. **发育性颈椎椎管狭窄症** 在年轻时期一般较少出现此症状，只有当受到外伤，颈脊柱与椎体失稳，或椎体出现移位、压缩骨折，椎体后缘骨质增生，椎间盘损伤，或椎间关节改变，韧带增厚、钙化与增生，或椎管扭曲变形时，才出现症状，是某些

152

疾病的促发因素或病因基础。椎管矢状径在10mm或以下，又无先天性畸形，椎管矢状径–椎体矢状径比值连续三节≤0.7，称为发育性颈椎椎管狭窄，因此而使脊髓压迫出现症状者，称为发育性颈椎椎管狭窄症。

2.**退变性颈椎椎管狭窄症** 是指由于椎间盘组织退行性变，广泛性骨质增生，后纵韧带增粗或骨化，黄韧带炎性肥厚或骨化增生等，继发退变性病变所致椎管狭窄。其特点是椎管矢状径原来＞13mm，但当出现相关病变，占据了一定的椎管内位置，使椎管矢状径值≤10mm，椎管内病变组织占据＞3mm，或椎管矢状径与椎体矢状径比值≤0.7，出现临床脊髓受压症状，则为退变性颈椎椎管狭窄症，或以占据椎管的具体组织病变命名。如椎体后缘骨质增生症、椎间盘脱出症、黄韧带增生症等。

3.**混合性颈椎椎管狭窄症** 指在发育性狭窄的基础上，继发组织退变狭窄。

二、伤因机制

颈椎椎管狭窄症和颈椎椎管变形与狭窄，在临床上和一些伤病所致的椎管狭窄，性质有所区别外，表现程度也各不一样，但均可导致对颈脊髓的挤压与损伤。在临床上主要与急慢性损伤有关，故可分为急性损伤性颈椎椎管狭窄和慢性损伤性颈椎椎管狭窄，发病也有急性与慢性之分。

1.**急性发病** 多在一定的诱因下发生，常见如突然猛力回头，椎管扭曲旋转变形性狭窄；或损伤椎体、椎间关节、椎间盘组织和韧带组织，导致椎管变形和椎管内占位性狭窄，脊髓受牵拉被挤压；或因车祸或紧急刹车，惯性作用引起头颈急剧前屈与后伸、左屈与右屈，造成颈脊柱和颈部组织，特别是颈椎椎管产生复杂而严重的变化；或乘车颠簸，头撞击车顶盖，导致颈椎椎管急性变形与狭窄；或跳水时头部撞击在物体上，致椎管垂直挤压变形与狭窄；或长期低头写作等，造成的颈椎椎管慢性损伤与狭窄；或脊柱骨性结构、椎间盘组织、黄韧带、后纵韧带产生退行性变。总之，一是外力直接造成椎管狭窄；二是闪挫等原因造成颈椎椎管一节段或多节段变形与狭窄。

2.**慢性发病** 多与颈椎椎管所致各类颈椎病的发生与发展有关。其特点是进行性发展。早期症状轻或不明显，多不受患者重视，中后期症状明显或严重时去医院检查才被发现。

三、症状、体征

与伤因机制有关。可见患者头颈不能端正，颈部前屈或后伸或倾斜；颈部疼痛，颈部肌肉劳损与失平衡；脊髓不同程度受损伤的症状、体征，如皮肤出现不同平面的感觉减退、肢体无力等。

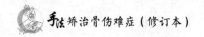

四、临床检查

在临床检查中，可见男性与女性所从事的职业不同，和受损伤的机遇不同，导致颈椎椎管狭窄症的发病与程度不同。

影像学检查：可较明确地显示颈椎椎管狭窄情况，椎管狭窄产生的病理性改变，颈脊髓受累情况和程度，可帮助临床诊断与鉴别诊断。

五、诊断要点

临床上对颈椎椎管狭窄症的诊断，主要依据颈脊髓损伤程度和症状、体征。

1.颈椎损伤骨性结构出现变异。

2.颈椎椎间盘损伤，脱入椎管内。

3.颈段脊髓神经被挤压。

六、临床治疗

治疗方式、方法和程序与脊髓型颈椎病相同。因为颈椎椎管狭窄症主要是造成颈脊髓损伤，因此应按治疗脊髓型颈椎病的原则实施治疗。

手法矫治是临床治疗颈椎椎管狭窄特别是颈椎椎管变形与狭窄的独特方法。应以矫正颈椎椎体、整复椎间盘、矫正颈脊柱椎管、解除颈脊髓受挤压为原则。但对椎管和椎管内组织的严重退行性变，同其他治疗方法一样，只能争取改善。

第十一章　颈椎间盘脱出症诊断与治疗

一、概述

椎间盘是由软骨终板、髓核和纤维环构成。其功能为连接椎体，缓冲椎体间压力与应力。椎间盘是构成椎间的特殊型关节，以其具有的韧性和弹性吸收能力参与椎间运动。颈椎6个椎间盘分别分布在C_2-T_1椎间隙。颈椎间盘组织结构较胸、腰椎间盘组织小而弱，又因椎间盘本身无血供，较易发生退行性变。颈椎间盘纤维环以Sharpr纤维附着于颈椎骨骺环，其纤维较薄弱，当颈椎突然过度屈曲、后伸旋转、侧屈超负荷时，或头颈部受外界压力与应力，或因受大的震荡时，则易发生颈椎间盘脱出或严重膨出。

二、伤因机制

颈椎间盘脱出多为人们在生产劳作或生活中受急性与慢性损伤或劳损所致，与风寒、风湿等有害物质的侵袭、职业性强迫头颈与躯体处于不良位置及习惯性姿势不良、先天发育不良、颈部骨与软组织疾病、颈脊髓神经类疾病等有关。

颈椎间盘损伤脱出可为纤维环部分破裂所致，或为纤维环破裂后再次受到椎体的挤压导致再脱出现象。发病后椎间隙变窄，椎间关节关系改变，破坏了椎体间的平衡生物力学，破坏了颈脊柱生物力学性能，限制了颈部功能，使颈椎骨性结构、钩椎关节、上下关节突关节、关节囊和黄韧带、纵韧带相继产生病理变化，同时使颈部肌肉、软组织相继产生退行性变。因此颈椎间盘损伤脱出症实际上为颈型颈椎病、脊髓型颈椎病、神经根型颈椎病的病因，也是诱发椎动脉型颈椎病、交感神经型颈椎病的病因。

从解剖学、生物力学、运动医学、生理与病理学角度研究，颈椎间盘脱出症实际上可称颈椎间盘脱出型颈椎病，与各类型颈椎病关系密切。颈椎间盘损伤脱出，直接影响到椎体和椎间隙的正常关系，造成脊柱形态的改变，在椎间盘脱出和颈脊柱变形的情况下，即产生了颈椎管变形与狭窄，导致颈椎病的发生与发展。

三、症状、体征

1.急性颈椎间盘脱出　早期呈现颈部疼痛与不适感，患者常有被卡住或顶住感，可出现落枕症状并常常发作。白天休息时和颈部稳定时疼痛减轻，患侧上肢抬高感觉舒适，头颈常偏向一侧。夜间疼痛较重，也较敏感，严重者平卧时加重、坐位时缓解。症状、体征与受伤及发展程度有关，与时间较长产生的椎间盘组织、颈椎骨性结构和韧带软组织退行性变有重要关系；与炎性反应、身体免疫功能、健康状况有关。在急性期，头部位置异常是重要的征象，经过一段时间可自行调整，或产生适应性，或受累组织相对稳定，或经临床治疗后症状、体征可获得不同程度的改善。

2.椎间盘挤压脊髓　临床可因椎间盘脱出的数量较多，造成脊髓多节段挤压。当椎间盘膨出时，对脊髓的挤压程度较大，脊髓受累的症状、体征常较严重。下肢沉重无力，行走不灵活，并可逐渐加重，出现痉挛性轻瘫，或上肢麻木、肌肉萎缩无力，精细操作动作障碍。一般下肢症状出现早，上肢症状出现较晚。上肢反射亢进，下肢病理反射出现阳性。可出现直肠、膀胱障碍，亦可出现不同程度的尿潴留。

3.神经根表现

C_{2-3}椎间盘脱出：C_3神经根受损害，疼痛由颈后部放射到枕后区、耳区，出现偏头痛或麻木、耳鸣。上颈椎侧弯、直变，特别是反弓时，C_{2-3}椎间盘脱出而且较明显。

C_{3-4}椎间盘脱出：C_4神经根受损害，可产生颈、肩、背部疼痛。C_4神经根支配膈肌，可出现膈肌痉挛，并常常发作。颈后伸时疼痛加重。

C_{4-5}椎间盘脱出：C_5神经根受损害，可出现肩部疼痛或麻木，并可放射到上臂外侧。C_5神经支配三角肌，影响上肢抬举，严重时三角肌可出现瘫痪症，梳头动作受障碍，穿衣与进食动作常困难。对冈上肌、冈下肌及某些屈肘肌，因有其他神经根协同作用，不易单个检查。可有肱二头肌肌腱反射减弱表现。

C_{5-6}椎间盘脱出：C_6神经根受损害，临床最为常见，发生率也最高，常较严重。疼痛由颈部沿肱三头肌与前臂外侧至手拇指尖端、示指尖端放射。C_6神经根受挤压，肱三头肌反射减弱或消失，肱二头肌萎缩，屈肘力量减弱，感觉平面变化较少，主要为肘部以下至拇指、示指背侧。因此，C_6神经支配的前锯肌、旋后肌、伸拇长肌、伸腕长肌肌力减弱。

C_{6-7}椎间盘脱出：C_7神经根受损害。疼痛或麻痛由肩背部向上臂后侧、前臂后外侧至中指放射，又与C_6神经支配区联系。检查时肱三头肌反射早期表现减弱或消失，亦有肱三头肌肌力减弱，有的可出现胸大肌萎缩症状。

C_7-T_1椎间盘脱出：C_8神经根受损害，疼痛或麻痛由肩背部向上肢后外侧至小指放射，主要在腕关节以下。小指、环指尺侧感觉减弱。肱三头肌，尺侧伸、屈腕肌，部分功能减弱。C_8神经根大部分为运动神经纤维，故表现为手部功能受到影响。

四、临床检查

1.**急性颈椎间盘脱出症**　多因急性外伤机制所致，检查时可见症状、体征较严重。

2.**慢性颈椎间盘脱出症**　多因颈椎反复损伤机制所致，检查时可见不同程度和不同类型的体征。

3.**亚急性颈椎间盘脱出**　临床检查时可发现有颈椎损伤，脊柱骨性结构因损伤产生不同性质与不同程度的变异。可见有椎间纤维环损伤，颈椎间盘脱出或膨出及相应的功能障碍体征。椎间盘脱出的检查，可帮助临床诊断与鉴别诊断。

望诊：可见患者头颈倾斜、前屈形态的改变。

触诊：可触及椎间盘脱出的椎间隙有软组织炎症反应，触按痛明显；椎旁可有触按痛，并可放射到上肢；可出现脊髓受累，下肢沉重无力，严重者可出现瘫痪。

影像学检查：可显示一椎间隙或多椎间隙椎间盘脱出，C_2-T_1椎间盘不同程度的脱出，脊髓、神经根多节段受压；可显示椎间隙的改变与程度，脊柱椎管的变形与狭窄程度，椎间孔狭窄程度，颈椎病发生与发展程度。

五、诊断要点

1.颈椎损伤椎间隙改变。

2.颈椎间盘组织损伤脱出。

3.颈部疼痛，功能障碍。

4.颈脊髓神经挤压。

六、临床治疗

临床上颈椎间盘脱出症的治疗，除应根据椎间盘急性与慢性脱出的不同特点，以及脱出的数量、部位、程度，与椎管内组织的关系，和所出现的颈椎病改变与程度进行治疗外。还应根据患者的年龄、体质、合并症情况，患者的要求和相关条件等情况决定。

一般先采取辅助性治疗，如中医药内治法、中药外用热疗法、点穴法、针灸法、理筋法，然后再进行手法矫治。其目的是改善颈部骨与软组织血运，减轻症状，使椎间盘回归原位，并恢复其功能。

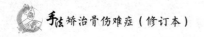

第十二章　颈椎伤治疗医案

颈椎病的治疗方法很多，各有利弊。笔者主张治标和治本相结合，以治本为主。对严重骨折和椎间盘破裂、硬化及不稳定者，应选择手术治疗。对颈椎急慢性损伤、多间隙椎间盘脱出及退行性变严重者，可选择手法矫治，效果较好。

一、颈椎急性损伤半身截瘫

通过对颈椎急性损伤半身截瘫的早期诊断与手法矫治分析，早诊断、早治疗，采取一次性矫治到位，可使脊髓神经、椎动脉功能迅速恢复，安全可靠，效果理想。

病例：赫某，女，26岁，哈尔滨某铁路局列车员，1995年7月15日就诊。

[**主诉**] 头部被撞伤，左半身瘫痪3个月。

[**现病史**] 患者于3个月前，在行进列车低头工作时，不慎被急风吹动的列车门重击头部，当即昏迷，送铁路医院抢救后苏醒，但左侧肢体不能自主活动。医院脑CT检查未见颅内出血，颈椎X线片见颈椎 C_{5-6} 间隙移位，椎管变形狭窄。MRI检查，颈椎 C_{5-6} 错位明显，压迫颈脊髓左侧半。检查报告脊髓左侧半横断，遂请某医科大学专家教授会诊。确诊为 C_{5-6} 错位，颈椎段脊髓横断伤，左半身瘫痪。治疗用维生素类药物，并让患者休息。后分别于5月5日到上海某军医大学附属医院、5月17日到上海某医科大学附属医院求医，请专家会诊，均诊断为颈椎病，椎间盘膨出，压迫硬脊膜脊髓，建议用颈复康、维生素类药物治疗。5月22日于北京某大学附属医院请专家会诊，诊断和治疗同前。失望之余，经朋友介绍到我处求医。

[**既往史**] 健康。

[**个人史**] 已婚。

[**家族史**] 无特殊病史。

[**检查**] 患者痛苦面容，有求生愿望，在人搀扶下可坐，头颈向一侧倾斜，颈部不能自正。触诊，颈 C_{4-6} 处触按疼痛，C_{5-6} 棘突偏离脊柱轴位线，C_{5-6} 椎旁右侧压痛，左侧触痛，颈部运动检查未做，头后半棘肌、小直肌、头上下斜肌、头后大直肌

部触压疼痛明显，并影响枕大、枕小神经。左侧肢体感觉、运动消失，肢体不能自主运动。上下肢肌肉萎缩，皮肤发干。右侧上肢有时疼痛，上下肢可自由活动，身体瘦弱。检查病理反射未引出。胸部无畸形，心肺未见明显异常，腹部软，肝脾未触及，二便可自解。

[X线检查] 颈脊柱变形：C_{4-6} 椎体移位，椎管变形狭窄。

[MRI检查] 颈 C_{4-6} 椎管狭窄，椎间盘膨出，脊髓硬膜左侧受压，神经根受压。

经研究患者资料，认为患者颈椎外伤机制明确，以颈 C_5-C_6 错位较重，椎间盘膨出，压迫脊髓神经左侧。故只要解决 C_5-C_6 椎体错位和椎间盘膨出，即可有效解除脊髓神经受压，恢复脊髓神经传导功能。

[病情分析]

（1）从患者受伤情况分析：患者处于低头弯腰姿势，列车门从头部一侧撞击，撞击力从头部传至颈部，而后传至躯体，并将患者击倒在地。当时列车摇摆动荡，人体颠簸，无法站稳，当撞击力传至颈椎即形成一种折屈力，又因受躯体的阻力，相继通过颈部，将身体带倒，同时对颈部受力起到缓冲作用，并在瞬间因头部首先被撞击震动而出现昏迷。可能没有时间形成头颈与躯体间挥鞭式反弹，或引起头颈左右摇摆反弹性挫伤机制，就是在瞬间有反弹力也会相当小，或不足以将错位的颈椎拉回原位，伤情和体征明确。X线平片与MRI显示真实，并不是头颈挥鞭式损伤后，经过颈部肌肉反弹性牵拉颈椎形成的假象。伤后患者经抢救苏醒，躯体恢复知觉后才发现左侧上下肢失去知觉和不能自主活动。医院在排除颅脑出血、血肿的情况下，颈椎X线平片和MRI片证实颈 C_4、C_5、C_6 椎体移位，以 C_5-C_6 较严重，C_5-C_6 椎间盘损伤膨出，压迫脊髓神经左侧半出现病理体征。

（2）专家们对该患者的颈椎与脊髓神经损伤的诊断一致，都认为脊髓神经左侧半横断不可逆转，因此都没接收入院治疗与观察，同样在每次会诊后处理用药均使用维生素类药物和颈复康药，没有提出手术探查及别的治疗方法来解除颈椎的错位，和治疗颈 C_{5-6} 椎间盘膨出，解决脊髓神经仍处在受压迫的现存病变。笔者认为，西医学在没有更科学的检查方法和仪器进行鉴别脊髓神经损伤真实性质与程度的情况下，仍维持脊髓受压状况，说明都确认脊髓左半侧横断性损伤，对临床治疗均不认为有多大希望。

[临床诊断]

（1）头颅部撞击伤，脑挫伤。

（2）颈 C_4、C_5、C_6 外伤移位，左侧肢体瘫痪。

[治疗] 治疗难度非常大，风险度相当高，既要矫正颈脊柱变形、C_5-C_6 严重错

位，又要整复C_5-C_6椎间盘膨出。笔者决定运用手法矫治技术治疗。

搀扶患者背靠椅背坐正，亲属保护患者躯体，按住下肢，平静患者心态。

先运用手法理治颈、背、肩部肌肉组织，防止肌肉痉挛，再按手法矫治规程进行治疗。以一手臂环患者头前颌下并固定（即从患者头部四方位稳妥固定），用另一手拇指贴扶颈C_5-C_6，其余四指贴在患者颈部一侧和前方，两手臂配合，瞬间给予矫治，手感颈C_6、C_5和膨出的椎间盘呈现滚动性回纳到位，同时发出连续性响动声。患者同时感觉到骨动，并听到所发出的响声。此时，患者即有触电感传到手指、脚趾，上下肢可自主活动。医患保持体位，待患者相对安定后，再将双手缓缓放松。扶起患者站立，让患者自主行走，患者可自主挥动上肢和手，并能抬动左下肢行走。

治愈后处理情况：在运用手法一次性矫治后，笔者根据响动声音的传导和手感，判断颈C_4、C_5、C_6椎体整复到位，C_5-C_6椎间盘回纳，脊柱相对稳定，临床体征迅速呈良性转变，随即运用自制颈托给患者做制动性固定保护，并让患者自行活动和行走练习，患者自我感觉良好。

[复查]

（1）患者头颈端正，颈部肌肉轻微疼痛，2周后消失，运用中药进行热疗活血化瘀、消炎治疗。检查颈部肌肉张力和弹性恢复正常。左侧上下肢活动自如，肌力增加，行走稳定，可跳动。保持颈托制动性保护。

（2）X线平片和MRI片显示颈脊柱正常，颈C_4、C_5、C_6位置良好，C_5-C_6椎间盘回纳，脊髓受压解除。

（3）5年后复查颈脊柱正常，功能良好。

临床确定为高标准治愈。

[讨论]

（1）对颈椎急性外伤，脊髓神经受压的早期诊断和治疗问题，笔者主张：对此种类型颈椎外伤所致颈脊柱变形，椎体移位、椎间盘膨出，明显压迫颈脊髓神经、血管，造成肢体瘫痪者，建议手术探查纠正颈椎变形，或摘除膨出的椎间盘，尽早解除脊髓神经的压迫，然后再行临床观察和药物治疗。也可使用颈椎牵引疗法治疗观察。如能运用手法矫治更好，但要运用正确，注意安全。

（2）笔者的诊断和采取的一次性矫治方法和效果，说明了伤后诊断和治疗前后情况的显著变化是真实的。

附：影像学检查资料（图2-12-1、图2-12-2、图2-12-3、图2-12-4、图2-12-5、图2-12-6）。

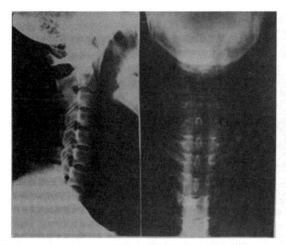
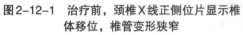
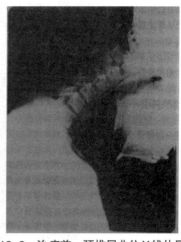

图2-12-1 治疗前，颈椎X线正侧位片显示椎
体移位，椎管变形狭窄

图2-12-2 治疗前，颈椎屈曲位X线片显示椎
体移位，脊柱变形

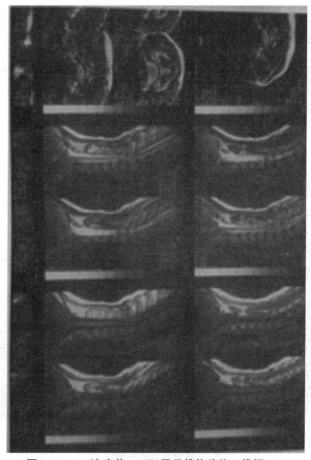

图2-12-3 治疗前，MRI显示椎体移位、椎间
盘膨出压迫颈脊髓情况

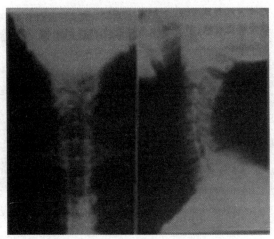

图2-12-4　治疗后，颈椎X线正侧位片显示椎
体与脊柱被矫正

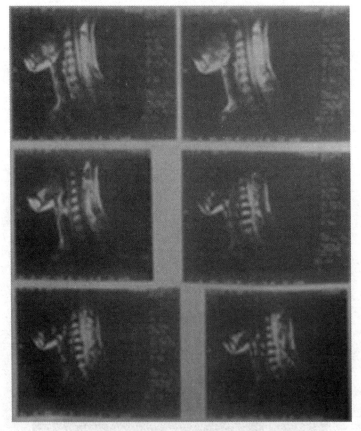

图2-12-5　治疗后，第一次复查MRI片显示脊
髓受压迫被解除

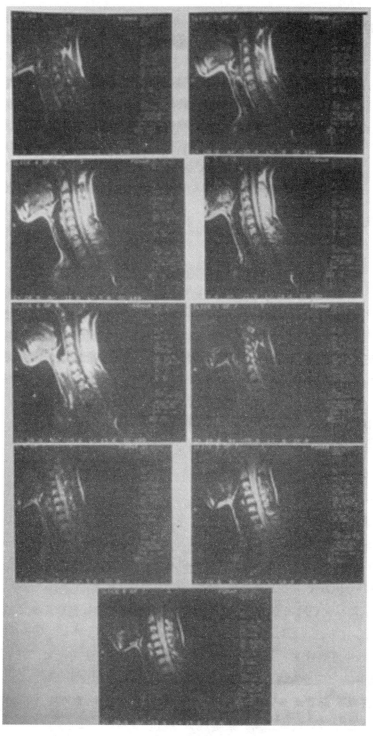

图2-12-6 治疗后，第二次复查MRI片显示颈
脊柱与脊髓情况

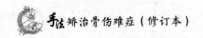

二、颈椎病（风寒型）

通过对颈部肌肉组织被风寒侵袭所致的僵直改变，探讨中药热疗、手法矫治，以及患者的特点及处理方法。采用中药热疗，一次性手法矫治。对颈椎急性风寒所致伤情，利用中药热疗兼尽早运用手法矫治使其早期治愈。结论，风寒侵害对颈椎、颈部肌肉和软组织的损伤机制明确而后果严重。选用中药局部和全身热疗，运用手法矫治全方位治疗，安全迅捷，治愈标准高，对防止继发性损伤和尽快康复至关重要。

病例：藤某，男，18岁，军事现代五项队员，1997年7月18日就诊。

[**主诉**] 头颈部因受风寒，强制歪斜疼痛一天。

[**现病史**] 患者于1997年7月17日，因天气炎热，在比赛前住进有空调的房间休息。晚上进房后即俯卧式头颈向左侧旋转倾斜位睡着（房间空调冷气直接影响颈部），第二天早上醒后颈部僵硬疼痛，不能活动（用手扶托头颈部以缓解症状），上肢麻痛较轻，但四肢可自由活动，躯体功能不受限。当即送某大医院检查，后转某院请专家会诊，建议理疗，因头颈部疼痛无法忍受而到本处治疗。

[**既往史**] 有颈、腰部骑马摔伤史。

[**个人史**] 未婚。

[**家族史**] 无颈椎病史。

[**检查**]

望诊：患者用手扶托头部，头颈向左侧歪斜，面向右侧，强迫体位，表现十分痛苦。

触诊：颈肩部背部明显发凉，肌肉僵硬，弹性差，头颈不能活动。轻度影响呼吸，影响进食饮水。胸部、心、肺未闻及异常。腹部未见异常。四肢活动不受限，双上肢麻疼但不重。病理试验阴性。

X线检查：正位片显示颈椎向左侧倾斜，颈脊柱侧弯、旋转变形。C_{2-3}向左上方倾斜，C_{1-2}齿状突移位，C_{4-5}在其中旋转倾斜。C_{6-7}向右倾斜。侧位片显示颈椎强制性向前向左侧屈曲位，颈C_{2-7}向后方移位，以C_4、C_7为重，以C_{6-7}为中心向后弓成角。诊断为颈椎病（风寒型）。

[**诊断**] 颈椎病（风寒型）；颈部肌肉软组织损伤。

[**治疗**]

（1）中药外用热疗法：以颈背肩部为主兼全身热疗，祛风散寒，活血化瘀，解除肌肉软组织僵化，促进血液循环，增强免疫功能。

（2）理筋法：舒筋活血，理治肌肉软组织，使其恢复正常的张力和弹性。

（3）点穴法：活血通络止痛，促进气血运行。

（4）手法矫治法：在上述方法辅助治疗的基础上，运用正牵扶正手法矫治。将头颈轻轻托起缓缓正牵，扶正手从C_7开始逐椎节扶正，依次矫治。手感C_7开始至C_2、C_1

连续性移动，同时发出"嘎叭"响动声。患者明显感觉颈椎骨动和听到响声。一次性进行整段颈脊柱矫治后，头颈端正，疼痛消失，头晕和无力感消失，患者自行活动头颈自如。治疗后用自制颈托做制动和保护。

[复查]

（1）X线平片正侧位置显示正常。

（2）患者头颈端正，活动自如，自我感觉良好，症状和体征消失。自诉当日恢复训练，并在全国比赛中发挥正常。无后遗症。

[讨论]

此例颈椎病，伤因机制明确，因俯卧不良姿势睡眠，被空调冷气侵害所致。治疗及时，恢复理想。

附：影像学检查资料（图2-12-7、图2-12-8、图2-12-9）。

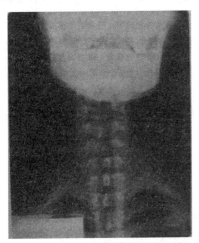 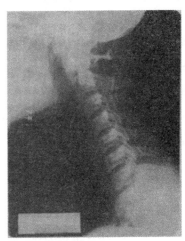

图2-12-7　治疗前，颈椎X线正位片显示脊柱变形　　图2-12-8　治疗前，颈椎X线侧位片显示脊柱变形

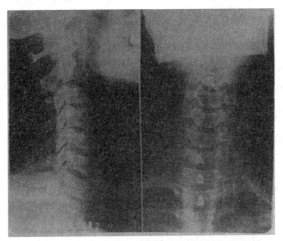

图2-12-9　治疗后，颈椎X线正位片显示脊椎
被矫正情况

三、颈椎陈旧性外伤综合征

1976—2002年，对颈椎陈旧性外伤综合征行中药热疗，以及以手法矫治为中心的松解和整复，使脊柱内外骨与关节、韧带、肌肉组织得到良性改善，脊柱粘连与僵化解除，正常曲度恢复，颈椎活动度与功能恢复正常。说明本法有效。

病例1：李某，男，49岁，海南省某市委干部。2001年9月21日就诊。

[主诉] 颈部痛伴胸闷、心律失常加重1年半。

[现病史] 患者自觉颈部不适多年，并觉逐年加重，活动受限，相继出现肩背部及双上肢麻痛，头痛头晕，耳鸣，双下肢沉重、力弱。于2000年5月开会期间，突然自觉心跳过速，头晕，眼前发黑，胸闷气短，自觉从颈部左侧至胸部心脏有一条线样物直接牵拉，同时心脏刺痛，心律失常，一直认为是心脏病变。先后到北京多家医院检查，均未发现心脏病变。曾服用扩冠状血管类药物，症状无明显改善，心律不齐仍经常出现。血压（150~160）/100mmHg，长期服用降压药。后怀疑颈椎病，用药物治疗虽好转，但手法治疗无效，颈肩背疼痛、下肢沉重及头晕耳鸣无明显改善，影响工作和生活。

[既往史] 患者上中学时，曾从单杠上头朝下着地摔下，当时颈部只有轻微疼痛，但因条件所限，未做检查。有长期低头写作史。

[个人史] 已婚，爱人和孩子健康。

[家族史] 家族有高血压病史。

[检查] 神清，能自诉病情，头颈部外观直变、不灵活，颈部较粗，颈周围肌肉触之较僵硬，颈椎前屈、后伸、左右侧屈、旋转疼痛，不敢活动，保持中立位。压颈试验阳性。左右上肢与颈牵拉试验阳性。颅底枕部与颈 C_1、C_2 连接部肌肉、韧带广泛性触痛。枕部大小枕神经触按痛明显，并向头部、耳部放射。头后小直肌、头上下斜肌、头大直肌、头半棘肌、头颈夹肌及第2颈椎横突部、颈侧副神经、颈周围肌肉软组织及肩背部肌肉触按疼痛，肌肉纤维僵硬。由浅至深触按局部组织可使头痛头晕加重，伴有恶心、心慌感。颈前动静脉、气管、甲状腺未见异常。

胸部无畸形，双肺未闻及异常，心脏听诊心律不齐。

腹部软，肝脾未触及。

背部肌肉僵化、板样变，大小菱形肌左右均有明显压痛，胸脊柱有"S"形变，后弓度尚好，背部肌肉较发达，张力大，弹性差。

腰部板状，肌肉较僵硬，脊柱两旁有广泛性触痛。椎旁间隙有压痛，无明显放射性痛。腰脊柱直变，活动度明显受限。

骶部及骨盆外观未见明显异常；二便正常。

四肢骨关节未见异常，感觉和运动检查未见明显异常，病理反射未明显引出。

X线检查：颈椎正位片显示，椎体排列不整，椎体有压缩骨折出现的陈旧性改变，骨质密度明显减低，椎间关节和椎体前后缘骨性增生。软组织钙化阴影明显。C_5-C_6 间隙窄变，增生明显。侧位片显示，颈脊柱直变，并以 C_5 为中心向后成角反弓，颈 C_2-C_6 椎体间隙后方明显增宽；C_4-C_6 段椎管狭窄，前后径 0.67~0.8cm。双斜位片显示，C_3-C_6 两侧椎间孔均呈现不同程度的明显变形狭窄，C_5、C_6 椎体有陈旧性压缩变形。腰椎X线正位片显示，脊柱侧弯，C_3-C_4 椎体右侧有骨桥形成，骨性增生严重。侧位片显示多椎体压缩变形。

CT检查：C_2-C_6 椎间盘脱出，以 C_5-C_6 椎间盘膨出严重，压迫脊髓硬脊膜，椎管狭窄明显，黄韧带增厚。

MRI检查：C_2-C_6 椎间盘脱出，椎管狭窄。

[诊断]

（1）颈椎陈旧性外伤；C_5-C_6 椎间盘膨出；颈椎骨质疏松、增生；黄韧带增厚，后纵韧带钙化剥离。

（2）颈性耳鸣、视力减弱。

[治疗]

（1）中药外用热疗法：先进行颈肩背骶部及全身热疗，以活血化瘀，畅通经络，运行气血，促进代谢与排毒，增强机体免疫功能，促进心脑供血良性循环。总之，以全身良性转变带动颈部修复，促进脊柱骨关节对钙离子的吸收利用，改变骨关节、韧带、肌肉软组织的退行性变，改善血管壁弹性，为手法矫治打下良好基础。

（2）理筋法：理治颈肩背及腰骶部肌肉、韧带、筋膜组织，解除肌肉痉挛和挛缩，舒筋活血。

（3）点穴法：通经络，活血，畅通气血运行，改善脊柱与相关脏腑功能。

（4）手法矫治法：整复颈脊柱椎体，整复各椎间隙脱出的椎间盘。先以松解为主，并在松解的同时从颈 C_7 开始向 C_1 进行矫治。共治疗11天，治疗肌肉软组织与矫治颈脊柱和椎间盘同时进行，分左右主次协同使用手法矫治，并与中药热疗同步进行。使颈脊柱从下至上全部松解矫治到位，再整复各椎间隙脱出的椎间盘，最后调整颈脊柱与脊柱内外及颈周围组织，使颈脊柱前屈度接近正常解剖学形态。治疗后临床症状与体征消失，患者颈部前屈、后伸、左右侧屈及旋转度恢复正常。

[复查] 颈、肩、背部肌肉组织炎症消失；板状背腰被松解开；头颈肩背、双上肢、下肢肌张力和肌纤维弹性与肌力恢复良好。颈前屈后伸、左右侧屈及旋转度恢复正常。

X线复查：显示颈椎排列整齐，前屈度正常。

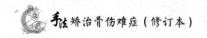

[讨论]

（1）此类颈椎陈旧性外伤综合型颈椎病，为颈椎病疑难症之一。因早年的颈椎外伤性损伤，造成中年时期的颈椎骨关节、韧带、肌肉软组织严重退行性改变，引起临床较复杂的症状与体征，并出现血压持续性升高与颈椎陈旧性外伤所致综合型颈椎病。对这类颈椎病的治疗，笔者是在医患充分理解、密切配合的原则下，在中药热疗的基础上一步步进行，最后达到松解矫正，整复椎间盘、颈脊柱变形与反弓的目的。

（2）医生在使用手法矫治中要心中有数，感知手下不同组织的变化，掌握好手法矫治的度，不能太过，以免造成损伤或椎体及椎间不稳。所以笔者强调要因人而治，因局部伤情而治。

此外，笔者主张在治疗前和治疗中禁用止痛、镇静和麻醉药，目的是让患者在十分清醒而又心态平静的情况下配合医生治疗，这样患者的感受和局部的感知觉会较清楚。医生利用个人的感觉和患者能忍受的感觉决定矫治进度。

患者的感觉有特殊性。如当解决椎动脉受压后，患者即感觉有两股热流通向头部，随即头脑清凉舒适。感觉传到耳部，患者即有一种清凉感，耳鸣随即消失。这些均可提供给医生参考。

（3）此患者经手法矫治，辅助中药热疗、理筋点穴相配合治疗，头颈部、肩背部及腰部症状明显改善，四肢活动自如有力，心律正常，血压较稳定，头晕、耳鸣消失，患者精神状况良好，精力充沛，全身运动自如，明显提高了患者的生存和生活质量。

（4）笔者在对该患者检查时，除对各项检查资料研究与分析外，还观察到颈椎病是颈性心律失常和产生类似冠心病症状的病理根源。

提示：①正确运用手法矫治技术，是治疗颈椎病的基本要素。此外，医患双方的相互理解、相互信任也至关重要。②颈椎陈旧外伤综合征，为伤因机制所致的特殊类型。在临床上见此类型颈椎病较多，而且较为严重，常因颈脊柱的生物力学发生了不良性改变而使头颈不稳。常因出现颈部疼痛等症状而自行限制其活动，导致颈椎骨性结构组织和椎间连接组织、椎间盘组织、韧带组织与颈部肌肉组织等相继出现较严重的、不易逆转的退行性变。

临床上见患者出现的症状、体征较多且重，又随着年龄增长与体质的改变而衰变，而受过伤害的颈部组织必然会出现更加严重的退行性变，导致症状、体征越来越重，常对患者的工作、生活和生存质量带来较大的影响。

经过临床正确的医治，达到康复标准后，要特别重视加强保健，才能确保颈部组织及全身器官组织的良性转变，否则骨与软组织还会出现退行性变，这也是由人类身体组织随时间的变化而变化的必然性所决定的。要以颈部组织的健康促进全身健康，同时还要以全身的健康促进颈部组织的健康，局部与全身是一致的，是可以相辅相成的。治疗康复后的自我保健很重要，也可以让医生帮助患者进行保健，确保颈部组织的功能恢复。

附：影像学检查资料（图2-12-10、图2-12-11、图2-12-12、图2-12-13）。

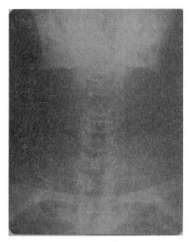

图2-12-10 治疗前，颈椎X线正位片显示骨与软组织退行性变情况

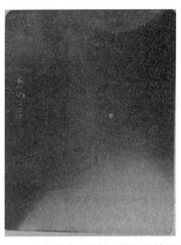

图2-12-11 治疗前，颈椎X线侧位片显示椎体陈旧性损伤情况

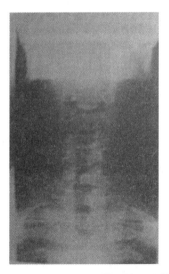

图2-12-12 治疗后，颈椎X线正位片显示骨性结构转变情况

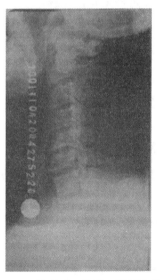

图2-12-13 治疗后，颈椎X线侧位片显示骨性结构转变情况

病例2：王某，男，54岁，海南省某干部，2001年10月20日就诊。

[主诉] 颈部疼痛伴头痛、心慌、易疲劳多年，加重1年。

[现病史] 患者颈部疼痛，相继出现头痛、头晕、眼前发黑和一过性思维中断，并逐年加重，每日发作次数增加，记忆力减退。伴耳鸣、听力减退和双眼视力减弱。肩与背部疼痛，双上肢麻痛。症状加重时常伴有心慌、胸闷气短、恶心、心律不齐。双下肢自觉沉重、发凉、无力。先后在北京、上海、广州等地医院会诊，曾服用中、西药物，定期双眼药物封闭治疗，但上述症状时轻时重，严重影响生活和工作。

[既往史] 30年前颈部摔伤，后又有多次遭受颈部闪挫伤。

[个人史] 已婚，爱人和孩子有颈、腰椎病。

[家族史] 家中老人有高血压、心脏病。

[检查] 患者神清，自诉病情，面部暗黑色，双眼发干，五官端正，鼻中隔歪曲（有过敏性鼻炎）。气管居中，甲状腺不大，颈动静脉未见异常。头颈前倾和侧歪。枕颈部软组织触压痛明显，触按枕大、小神经引起头、眼、耳部疼痛。头后大、小直肌，头上、下斜肌，头半棘肌，头夹肌、颈夹肌等肌肉触压痛明显，并有捻雪样炎性表现。肌肉较僵硬，弹性差。第2颈椎横突部肿胀，触压痛明显，触压可引起恶心、心慌不适。颈两侧肌肉组织触按痛，炎性变明显。副神经触按疼痛明显。肩背部肌肉僵硬，并触及广泛性炎性变。双上肢以桡神经支配区疼痛明显，无肌肉萎缩。肢体感觉和运动未见明显异常。胸廓无畸形，心肺听诊未闻及明显异常。背部、腰部较板，肌肉弹性较差。腹部软，肝脾未触及。二便正常。四肢病理试验阴性。

X线检查：颈椎正位片显示，开口片C_1与C_2齿寰关节不正，齿状突右移位，颈椎排列不整，骨质疏松，骨密度明显减低；侧位片显示：以C_4椎体为中心向后成角，脊柱稍有后弓；C_3-C_5椎间隙后方增大。双斜位片显示，右侧C_3-C_7椎间孔明显狭窄，左侧C_4-C_7椎间孔明显狭窄。

MRI检查：C_2-C_7椎间盘脱出，以C_4-C_5椎间盘膨出较重，与椎管后方突出物形成前后挤压脊髓硬脊膜状态，脊髓硬脊膜被压缩窄约1/2。C_5-C_6椎间盘膨出，挤压脊髓硬脊膜。椎管从C_2-C_7狭窄，以C_4为最明显，颈脊柱退行性变。

[临床诊断]

（1）颈椎陈旧性外伤，黄韧带、后纵韧带钙化。

（2）颈椎管C_2-C_7段狭窄。

（3）颈性疲劳综合征。

[临床治疗]

（1）中药外用热疗法：以颈部为主，兼热疗全身。

（2）理筋法：理治肌肉软组织，解除肌肉与软组织粘连和僵化，使肌肉软组织良性修复。

（3）点穴法：疏通经络，畅通气血运行。

（4）手法矫治法：在上述治疗的基础上，利用手法矫治方法松解颈脊柱椎间关节、纤维环和韧带及脊柱周围组织。一边松解，一边矫正脊柱和整复椎间盘。先后经6次矫治和调整。患者症状和体征明显改善。

［复查］

（1）X线检查：在进行手法矫治过程中，治疗一次复查一次，借以掌握每次治疗的进展程度、颈脊柱变化情况，以使颈脊柱骨性结构形态恢复到接近正常或完全达到正常形态。

（2）临床症状和体征消失，颈部活动自如，全身状况得到良性转变，精神状况恢复良好。

［讨论］

（1）此例颈椎陈旧性外伤患者在受伤早期因各种原因没有得到正确有效的治疗，伤后又无预防和保健措施，加上工作劳累和反复多次的损伤，导致症状一天天加重，并出现头晕、耳鸣等症状。随着颈椎病的治疗，以上症状明显好转，说明这些均与颈椎神经根和椎动脉受累有关。

（2）对颈椎外伤或外伤后因各种原因导致颈椎病加重，并出现脊髓、神经根、椎动脉、交感神经症状，以及因脊髓骨性结构的变异和继发颈肩背部为主的肌肉软组织损伤，或临床出现相关体征及不断加重，而一般治疗无显效者，应特别注意进一步检查颈椎。

（3）对颈椎陈旧性外伤引起的类心脏病心慌、心律紊乱等症，除加强治疗外，还应加强预防。

（4）对此类颈椎疑难病，中药热疗、理筋法和点穴法治疗均有积极的治疗意义和效果。对正确使用手法矫治，防止颈椎医源性损伤及血管与脊髓神经损伤十分重要，应特别重视。

（5）对颈椎陈旧性外伤综合征的复杂症状和体征，可辨证施治与手法矫治、中药热疗、点穴相结合，或与西医的输液相结合，以尽快改善症状。

提示：注意实验室检查，对帮助分析病情、鉴别诊断与临床治疗均有特别重要的意义。

附：影像学检查资料（图2-12-14）。

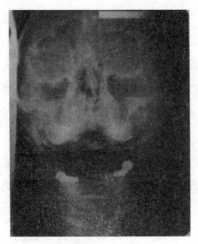

图2-12-14　颈椎齿寰关节错位C_1-C_2X线正位
片显示

病例3：李某，男，36岁，哈尔滨市人，2001年9月28日就诊。

[**主诉**] 颈痛多年，伴剧烈头痛2年。

[**现病史**] 患者自觉头颈部疼痛，时重时轻，不能自正头颈位置。头痛发作时疼痛剧烈，服用强烈镇痛药或可暂时减轻。颈部疼痛多伴双肩及背部疼痛，常因疼痛加重而不能睡眠，有时疼痛发作时伴有恶心、呕吐和心慌。先后多处求治，以颈椎外伤后遗症进行治疗，开始有效，时间长了又复加重。头颈歪斜，有时疼痛无法忍受，严重影响生活和工作，常常不敢活动头颈部，怕引起剧烈性头痛发作。

[**既往史**] 有多次颈部扭挫伤史。

[**个人史**] 已婚，爱人、孩子健康。

[**家族史**] 家人有颈、腰椎病史。

[**检查**] 患者神清，自诉病情，表情痛苦。外观头颅与颈部偏歪倾斜，头颅斜向左侧，自己不能也不敢正其位，怕引起头与颈部疼痛。从站立位变卧位时，需要用双手扶撑头部慢慢靠在床枕上。颈部外观除稍向前倾斜外，颈部较粗，触诊颅底与颈椎交界处皮下肌肉肿胀，头后大、小直肌，头上、下斜肌，头半棘肌、头夹肌，颈夹肌等均有明显炎症，触按痛明显，有捻雪样感（肌肉和组织间炎性肿胀）。枕大、小神经触之有肿痛，并向头两侧放射。颈部肌肉张力较大，弹性差。头颈部不能前屈、后伸、左右侧屈及旋转。颈部前方气管居中，甲状腺不大，颈动静脉未见异常。胸廓无畸形，心肺未闻及异常，腹部软，肝脾未触及。胸、腰脊柱有"S"形变，骶椎与骨盆未见明显异常。病理试验阴性。

X线检查：开口正位片，见C_1-C_2齿寰关节脱位，C_2齿状突向左侧移位，两侧间距右较左明显。颈椎正位片见C_2-C_7排列尚可；侧位片见C_2、C_3、C_4段直变，C_2-C_4椎体后方间隙增宽，提示有椎间盘脱出。

[诊断]

（1）颈椎C_1-C_2齿寰关节错位。

（2）颈神经性头痛。

[治疗]

（1）中药外用热疗法：以头颈部为主，兼全身热疗。

（2）理筋法：理治颅底与颈椎相连的肌肉、颈项韧带。

（3）点穴法：活血通络，消炎止痛。治疗肌肉粘连挛缩。

（4）手法矫治法：运用手法矫治方法松解和调整头颈部及C_1-C_2间韧带、颈脊柱相关韧带、纤维环、椎间隙、椎间盘和脊柱周围肌肉组织。并利用有利时间矫治C_1-C_2齿寰关节和C_2-C_4椎间隙的改变，同时整复颈C_2-C_4间隙椎间盘。

[复查]

（1）X线检查：显示颈C_1-C_2齿寰关节位置正常；颈C_2、C_3、C_4前屈度恢复。

（2）头颈部前屈、后伸、左右侧屈和旋转活动恢复正常，无痛感。全身自感舒适有力，睡眠好。

[讨论]

（1）颈椎陈旧性外伤型颈C_1与C_2齿寰关节错位和C_2、C_3、C_4为上颈脊柱段直变临床并不少见，只是损伤程度有轻重之别，病程有长短之分。临床症状和体征主要以剧烈头痛、头晕、颈部疼痛为主。症状和体征与受伤机制关系密切，与受损伤次数和时间有关；与伤后能否得到早期正确诊断或能否得到正确有效的治疗有关；与伤后有无正确有效的保护措施有关。此病例损伤后虽经多次检查和治疗，但病情仍在加重，严重影响了患者的生存质量。

（2）进行有效的中药热疗，可迅速缓解肌肉和软组织的炎症，减轻组织与细胞的炎性肿胀，促进局部炎性渗出物质吸收，迅速改善症状。理筋法和点穴法均可活血通络，均有积极的辅助治疗效果。为手法矫治打下了良好的基础。

（3）手法矫治要求稳、准、可靠，对颈C_1-C_2齿寰关节错位，应在情况有利时一次矫治到位。对C_2、C_3、C_4可分次矫治，难度和风险度较高。

病例4：谢某，女，28岁，哈尔滨某制药厂技术员，1998年4月5日就诊。

[主诉]头颈部疼痛伴双手麻痛无力2年。

[现病史]患者2年前因车祸，头部撞击在车顶受伤，造成头颈前屈和后伸及旋转扭挫损伤。伤后颈部持续疼痛，伴有头痛、头晕、双手臂麻痛无力。先后行颈椎牵引、理疗、按摩，并用特制颈托保护，但未见减轻，反而随着时间延长而逐渐加重，

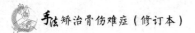

严重影响精神、情绪及生活。

[既往史] 无特殊病史。

[个人史] 未婚。

[家族史] 其父母有颈、腰椎病史。

[检查] 患者颈部戴塑料特制颈托固定器，除下颈托后可见头颈不正，表情痛苦。触诊，头后大、小直肌，头半棘肌，头上、下斜肌，头夹肌，颈夹肌，颈项韧带和肩背肌肉组织触压疼痛明显，有捻雪感。头后枕大、小神经触之敏感，并引起放射性头痛和双耳、双眼部不适。第2颈椎横突部明显肿胀，触按痛明显并影响头颈部，并出现头晕、恶心、呕吐、心慌。颈肩背部肌肉僵硬，不能前屈、后伸、左右侧屈和旋转颈部。按头压颈试验阳性，弹中指试验阴性。颈前部甲状腺、颈动静脉未见异常。心肺未闻及异常。腹部未见异常。腰椎间盘脱出。

X线检查：颈椎正位片显示颈脊柱不正，椎体排列不整。C_1-C_2齿状突有移位，未见骨折。侧位片显示颈C_3、C_4、C_5后移位，椎间隙后方增宽，以C_4-C_5椎间隙为中心向后弓成角变形。斜位片显示，椎间孔左、右不同程度狭窄变形。

MRI检查：C_3-C_5段椎管狭窄，C_3-C_5椎间盘膨出，脊髓硬脊膜明显受压。

[诊断]

（1）颈部陈旧性外伤。

（2）颈椎病（混合型）。

[治疗]

（1）中药外用热疗法：以颈部为主，兼热疗腰部和全身。

（2）理筋法：理治肌肉、筋膜软组织。

（3）点穴法：疏通经络，畅通气血运行。

（4）手法矫治法：先重点松解颈与颅底部、颈脊柱椎间关节、韧带、椎间纤维环和脊柱周围小肌肉及颈肩背部长肌肉。在逐步松解的同时，利用有利时机，分别矫治C_1、C_2和C_3-C_5椎体及整复椎间盘，后用自制颈托固定和制动。矫治后患者即感觉头颈部、肩背部和全身性舒适，头颈活动自如。

[复查]

（1）X线平片显示颈脊柱正侧位形态恢复正常，开口位片C_1-C_2正常。

（2）MRI片显示，颈C_3-C_5椎间盘回复较好。椎管狭窄明显改善，脊髓压迫解除。

（3）患者颈前屈、后伸、左右侧屈和旋转正常。头痛、头晕消失。双手有力，双手臂麻痛消失，精神状态良好。

附：影像学检查资料（图2-12-15、图2-12-16、图2-12-17、图2-12-18、图2-12-19）

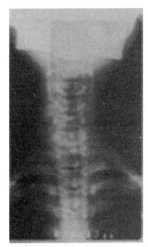

图2-12-15　治疗前，颈椎X线正位片显示椎体损伤、脊柱变形情况

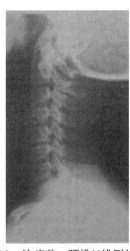

图2-12-16　治疗前，颈椎X线侧位片显示脊柱变形与椎管狭窄情况

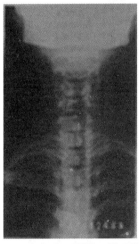

图2-12-17　治疗后，颈椎X线正位片显示被矫正

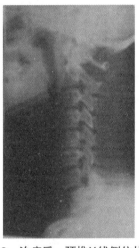

图2-12-18　治疗后，颈椎X线侧位片显示脊柱被矫正情况

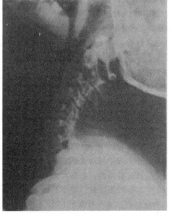

图2-12-19　治疗后，颈椎后伸位X线显示被矫正

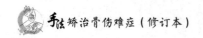

四、颈椎慢性损伤反弓型

反弓型可分两类，一是以单一椎体为中心，二是以两椎间隙为中心，向脊柱后侧成角反弓变形。对颈脊柱向后成角反弓及椎体左右移位及旋转移位，传统认为手法禁忌的病例，经手法矫治后，颈脊柱形态恢复正常，同时椎体侧方及旋转性移位得到矫治，各椎间隙脱出的椎间盘得到整复，患者得到康复。此型手法矫治难度大，医患要有良好的心理素质。

病例1：张某，女，46岁，海南某公司经理，2001年11月1日就诊。

[**主诉**] 头颈部疼痛伴双上肢麻痛多年，加重1年。

[**现病史**] 患者从几年前开始自觉颈部疼痛，相继出现双肩、背部疼痛、双手臂麻痛，近年来逐渐加重，并伴有头痛、头晕、胸闷气短、心慌、疲劳、睡眠差、全身无力。曾到多家医院检查，均未发现心脏和脑部病变，后以疲劳综合征对症治疗，但不见好转，反而不断加重，影响了生活和工作。

[**既往史**] 有颈部扭挫伤史和长期低头屈颈工作史。

[**个人史**] 已婚，爱人、孩子健康。

[**家族史**] 家中老人有颈部痛病症。

[**检查**] 神志清楚，自诉病情，心理素质较好，外观头颈前倾，气管居中。触诊：甲状腺不大，颈动静脉正常。枕部与颈椎连接部，头后大、小直肌，头上、下斜肌，头半棘肌，头夹肌，颈夹肌，颈项韧带等肌肉软组织，从浅至深部组织触按疼痛明显，触及有捻雪感。触按枕大、小神经头痛加重。第2颈椎横突部肿胀，触之出现头痛、头晕、恶心、心慌，颈肩、背部肌肉僵硬。两肩胛内侧至胸棘突部均肿胀，触按疼痛明显。大、小菱形肌两侧触之肿胀和疼痛敏感。胸廓无畸形，心肺未闻及明显异常，腹部未见异常。从C_2棘突向下触摸，颈、胸、腰椎排列不整，脊柱"S"形变，并有棘突向左或向右偏歪。双上肢自觉麻痛，检查感觉和运动未见明显异常。垂直按头压颈试验阳性。上肢与头颈牵拉试验阳性。颈部不敢前屈、后伸、左右侧屈及旋转。双下肢麻痛。腰脊柱不正，L_4-L_5椎间隙左侧有深压痛，并放射到左下肢。L_5-S_1右侧压痛，并放射到右下肢。直腿抬高试验阳性，足背屈试验左、右侧均为阳性。四肢病理试验阴性。

心电图检查：心律不齐。

X线检查：颈椎正位片显示椎体排列不整，C_4向右移，C_5向左移，脊柱骨密度减低。侧位片显示：以C_5椎体为中心向后成角，脊柱反弓。C_3-C_6椎间隙后方增宽，韧带钙化。腰椎X线平片显示：脊柱变形。

MRI检查：C_2-C_7椎间盘脱出。以C_5-C_6脱出明显，压迫脊髓硬膜。椎管狭窄。腰L_{4-5}-S_1椎间盘脱出，腰骶椎管狭窄。

［**诊断**］颈椎病（神经根型）。

［**治疗**］

（1）中药外用热疗法：以颈部为主，兼全身热疗。

（2）理筋法：治理颈、背、肩、腰部肌肉筋膜组织，解除组织炎性粘连与挛缩。

（3）点穴法：疏通经络。

（4）手法矫治法：在以上辅助治疗的基础上，利用手法矫治，对颈部肌肉、韧带进行内外整体松解，并矫正椎体，整复C_2-C_7椎间盘。由下至上逐椎节矫治，最后进行颈脊柱与颈部肌肉、韧带、筋膜组织的整体理顺性矫治。患者自我感觉良好，治疗一次即有明显改善，直至全身症状和体征消失，疲劳症消除。

［**复查**］

（1）患者症状和体征消失，头颈活动自如，颈前屈、后伸、左右侧屈及旋转度正常，精神状态良好，自觉全身有力，睡眠、饮食正常。

（2）X线复查显示颈脊柱完全恢复正常形态。过伸和过屈位均不受限。腰椎和胸椎恢复正常。

总结：对此类型颈、胸、腰及四肢伤病，经中药热疗、手法理筋和点穴法辅助治疗，再运用手法矫治，可使颈、胸、腰脊柱完全恢复到正常形态。

［**讨论**］

（1）对颈椎慢性损伤所致颈脊柱变形与反弓，临床可根据患者的要求和条件、伤病情况，骨与关节及韧带、椎间盘脱出情况，椎管情况，患者年龄、体质情况等综合分析，再决定治疗方案。

（2）对合并症和相关组织退行性变要诊断明确，在治疗前要向患者讲清楚，以提高患者对自身和伤病程度的认识，这对治疗有重要意义。

附：影像学检查资料（图2-12-20、图2-12-21、图2-12-22、图2-12-23、图2-12-24）。

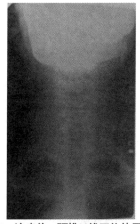 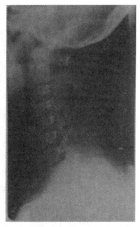

图2-12-20　治疗前，颈椎X线正位片显示脊柱变形　　图2-12-21　治疗前，颈椎X线侧位片显示脊柱后弓

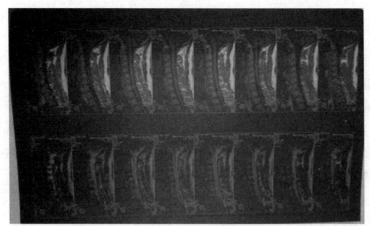

图2-12-22　治疗前，MRI片显示颈椎管狭窄情况

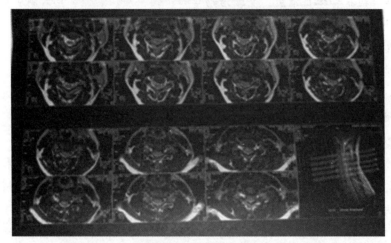

图2-12-23　治疗前，MRI片显示颈脊髓受挤压情况

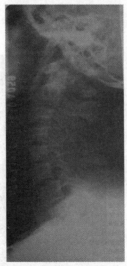

图2-12-24　治疗后，颈椎X线侧位片显示颈脊柱被矫正

病例2：何某，男，40岁，某省银行干部，2001年11月就诊。

[**主诉**] 颈部疼痛多年，伴头痛、上肢麻痛加重1年。

[**现病史**] 患者腰部摔伤后相继出现颈部、肩背部痛、头痛及上肢交替性麻痛，时轻时重，有时自觉心慌、胸闷气短，曾到全国多家医院检查治疗，均可暂时缓解，但日后又复加重。常常感觉疲劳而不容易消除，较严重影响生活和工作。药物治疗效果不明显，多家医院主张用手术治疗。

[**既往史**] 有颈部、腰骶部外伤史，有多年低头屈颈工作劳损史。

[**个人史**] 已婚，爱人和孩子健康。

[**家族史**] 父母有颈、腰椎病。

[**检查**]

望诊：患者神清，心理素质好，自诉病情。外观头颈有前倾习惯姿势。颈前部气管居中。

触诊：甲状腺不大，颈动静脉正常。胸廓无畸形，心肺未闻及异常。腹部未见异常。颈后部肌肉触按疼痛明显，可触及捻雪感。触按枕大、小神经疼痛明显并放射到头部。颈、肩背部肌肉张力较大、弹性差，僵硬，触压痛明显。双肩胛内侧角部肿胀。触诊棘突C_2–C_7和胸腰椎排列不整，并有明显触按疼痛。颈部疼痛，不敢前屈、后伸、左右侧屈及旋转活动。头垂直压颈试验阳性。C_5、C_6、C_7两侧椎间隙深按压痛，并放射至左右上肢麻痛，L_{4-5}左右两侧深压痛，并放射至左右侧臀部及下肢。直腿抬高试验双侧阳性。足背屈试验阳性，病理试验阴性。

X线检查：颈椎正位片显示，C_4、C_5、C_6棘突偏斜；椎体旋转改变，C_4向左偏，C_6向右偏。侧位片显示，以C_5椎体为中心向后成角，脊柱反弓变形。骨质密度减低，韧带有钙化阴影。椎管狭窄。斜位片显示，左侧C_2–C_4椎间孔、右侧C_3–C_5椎间孔变形狭窄。

MRI检查：颈C_3–C_7椎间盘脱出，以C_5–C_7椎间盘向后脱出较严重，明显压迫脊髓硬脊膜约2/5。

[**临床诊断**]

（1）颈椎病神经根变形。

（2）颈椎病心脏综合征。

[**临床治疗**]

（1）中药外用热疗法：以颈背部为主，兼热疗全身，以促进全身性新陈代谢，利于损伤组织修复。

（2）点穴法：疏通经络，运行气血，活血祛痛。

（3）理筋法：理治肌肉粘连与挛缩。

（4）手法矫治法：分节段进行，在上述辅助治疗的基础上，采取从下至上的逐部位治疗。利用不同的矫治手法，松解颈脊柱周围肌肉、颈项韧带与筋膜，以及连接椎体的相关韧带和纤维环组织，同时手法矫治各椎体，整复椎间盘，调整脊柱和椎管，解除脊髓、神经根、椎动脉的压迫。分主次共调整治疗6次，临床症状和体征全部消失。

［复查］

（1）X线检查颈脊柱和腰脊柱均恢复正常。

（2）患者原有症状和体征全部消失，自我感觉良好。

［总结］对此类型颈椎慢性损伤和合并症，笔者主张在条件具备的情况下，先中药热疗、理筋及点穴法辅助治疗，再以手法矫治为中心矫整脊柱、椎间盘，矫治肌肉、韧带、筋膜，有针对性地逐步解决问题，可取得理想疗效。

附：影像学检查资料（图2-12-25、图2-12-26）。

病例3：王某，女，27岁，海南省海口市人，2001年10月28日就诊。

［主诉］颈部疼痛伴头痛、双眼视力减弱1年。

［现病史］患者颈部痛多年，逐年加重，相继出现头痛、头晕，自觉与睡眠和用枕有关，一度加高枕垫，但颈部疼痛不断加重，并出现上肢麻痛，肩背部疼痛，全身疲劳，双眼视力明显下降。曾多次到医院检查，均未发现病变，严重影响生活和工作。

［既往史］有颈部扭挫伤史，低头屈颈玩电脑及习惯性屈颈斜身卧位看电视史。

［个人史］已婚，爱人健康。

［家族史］家中父母有颈椎病。

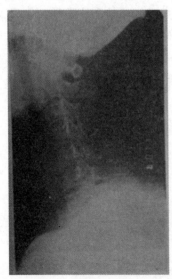 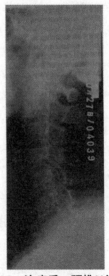

图2-12-25　治疗前，颈椎X线侧位片显示脊柱后弓变形　　图2-12-26　治疗后，颈椎X线侧位片显示脊柱被矫正

[检查]

望诊：精神欠佳，外观头颈呈前倾姿势。五官端正，口唇淡白，有贫血表现。气管居中。

触诊：甲状腺不大，颈动静脉正常，颈后部肿胀，触痛明显。枕大、小神经触按敏感，并有明显放射性头痛。下颈部、双肩与背部肌肉较僵硬，两侧肩胛内上角肿胀明显、触痛。两侧大、小菱形肌及深部肌肉触痛，有捻雪感。棘突 C_2-C_7 和胸腰椎棘突排列不整。胸腰脊柱呈"S"形变。双下肢直腿抬高试验阳性，足背屈试验阳性。四肢病理试验阴性。因颈部痛未做运动检查。

X线检查：颈椎正位片显示椎体排列不整。侧位片显示以 C_5-C_6 椎间隙为中心向后成角，颈脊柱反弓。

MRI检查：颈 C_2-C_7 椎间盘脱出，以 C_4-C_6 椎间盘脱出较严重（中央型），压迫脊髓硬脊膜约1/3。C_2-C_6 段椎管前后径小于1.0cm；颈椎退行性变。

[临床诊断]

（1）颈椎椎管狭窄。

（2）颈椎病（混合型）。

[临床治疗]

（1）中药外用热疗法：以颈、肩、背部为主，兼热疗全身。

（2）理筋法：理治相关肌肉、筋膜及软组织，解除肌肉粘连、痉挛和挛缩。

（3）点穴法：疏通经络，治疗头痛，畅通局部和全身气血。

（4）手法矫治法：在上述治疗的基础上，运用手法矫治颈部肌肉、筋膜、韧带，分主次进行松解和调整；从 C_6、C_7 开始矫治上颈椎；分节段矫正椎体和整复椎间盘。先后经3次矫治，颈脊柱反弓变形得到矫正，整复了脱出的椎间盘，有效地解决了 C_2-C_6 段椎管狭窄，解除了椎动脉、脊髓、神经根受压症状。治疗后使用特制软颈托制动，保护颈部。患者自我感觉良好。

[复查]

（1）X线检查正位片显示颈椎排列整齐，侧位片显示颈脊柱前屈曲达到正常形态。

（2）颈部前屈、后伸、左右侧屈及旋转度均正常。头颈肩背部疼痛消失，活动自如，上肢麻痛症状消失，双眼感觉舒适，疲劳综合征迅速改善，睡眠、饮食改善，贫血减轻。

[总结]此例颈椎病患者虽然年轻，但颈脊柱变形和椎间盘脱出导致椎管变形与狭窄，椎动脉、脊髓神经受累较重，明显影响患者的生存质量，并因此出现颈脊柱与相关组织退行性变和疲劳综合征，如果得不到正确有效的治疗，发展结果必然会相当严重，故应该从年轻时期就开始注意自身保健。

附：影像学检查资料（图2-12-27、图2-12-28、图2-12-29、图2-12-30）。

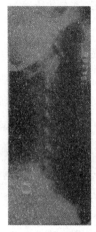 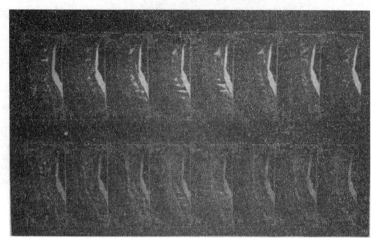

图2-12-27　治疗前，颈椎X　　　　图2-12-28　治疗前，MRI片显示脊柱变形，
线侧位片显示脊柱后弓变形　　　　　　　　　　　　椎管狭窄

病例4：吴某，女，58岁，北京某单位教师，1998年11月30日就诊。

[主诉]颈、背、肩、双臂、手肿痛30余年。

[现病史]患者于30年前下乡劳动期间，颈腰部因干重体力劳动多次扭挫伤，后因习惯性转动姿势引起劳损。颈、肩、背、双手臂疼痛→肿胀→麻痛，逐年加重。左右上肢及各关节肿痛，活动受限，疼痛呈持续性，夜间或阴雨天症状明显加重，并有周期性轻重变化。无发热、头部疼痛、胸闷气短，有时心慌。曾在某研究所治疗，因搬动颈椎造成神经根性损伤水肿，症状加重，卧床3个多月，头痛头晕加重，来诊治疗。

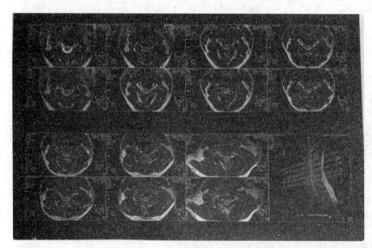 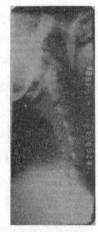

图2-12-29　治疗前，MRI片显示椎管狭窄程度　　　图2-12-30　治疗后，颈椎X
线侧位片显示颈脊柱被矫正

[既往史]颈、腰多次扭挫伤史；长期低头写作史。

［个人史］已婚。

［家族史］无特殊疾病史。

［检查］患者神清，自诉病情，心理素质较好，外观头颈倾斜，不能自正。五官端正，心肺未闻及异常，腹部未见异常；头颈至背腰部肌肉左侧特别发达，右侧明显薄弱；头与颈联合部肌肉肿胀，触按痛明显，触之有捻雪样感；按压枕部大、小神经可引起头痛；第2颈椎横突部肿胀疼痛，触按向头部及颈肩部放射。有臂丛神经挤压症状。下颈部、背部、双肩、臂至手指炎性肿胀明显，肌肉僵硬，弹性较差，以前臂下1/2至腕、掌、手指端最为严重，手肿发亮，血液循环明显障碍；肩、肘、腕指关节粘连，自主活动差，强制性屈伸时除疼痛不可忍受外，屈伸度受阻明显；肌肉和肌腱鞘内积液，手感积液黏稠如胶冻样，推之可移；皮肤色暗，感觉迟钝；弹中指试验阴性；腰部严重变形；双下肢行走不受限；大小便无明显影响。

X线检查：颈椎正位片显示，C_2–C_7分别向左向右椎体交替性移位，并有侧弯、倾斜、旋转变形；脊柱椎体排列紊乱，椎体、椎间关节增生移位；侧位片显示，骨质疏松、韧带钙化明显，椎动脉影密度增高；颈脊柱前屈度改变，椎体多发性移位、旋转、倾斜；椎间隙改变提示C_2–C_7椎间盘脱出；双斜位片显示左、右侧椎间孔均狭窄变形。

心电图检查：心脏供血不足。

［诊断］颈椎病（椎动脉型）。

［治疗］

（1）中药外用热疗法：以颈、肩、背、上肢和腰部为主，兼热疗全身。

（2）理筋法：理治肌肉、韧带、肌腱与腱鞘间粘连，活动各关节，改善双上肢→肩→手指功能。

（3）点穴法：疏通经络，畅通气血，调整受累脏腑功能。

（4）手法矫治法：在上述各项辅助治疗的基础上，分次、分椎节段，由轻到重一步步松解和矫治。经6次手法矫治，手感颈脊柱整段已调整矫正，疼痛和体征明显好转。

病例5：左某，女，40岁，北京市某区街道办事处干部，2000年5月28日就诊。

［主诉］颈部痛伴双上肢麻痛十多年。

［现病史］患者十多年前滑冰摔伤头颈部和骶部，当时诊断为骶骨骨折，颈椎损伤变形。伤后颈部疼痛，伴有头痛头晕、双上肢麻痛，时轻时重，随身体健康状况而呈周期性变化，明显影响生存质量和生活。

［既往史］有摔伤史和按摩治疗史。

［个人史］已婚。

[**家族史**] 父母有颈椎病。

[**检查**] 患者神清，自诉病情，身体较瘦弱，头颈部外观向前和向侧方倾斜，不能端正。胸廓无畸形，心肺未闻及异常，腹部未见异常。触诊，项韧带压痛明显。头半棘肌，头后大、小直肌，头上、下斜肌，头、颈夹肌，颈椎第2横突部压痛，并向头颈部扩散，重按时头晕、恶心、心慌。颈中、前斜角肌压痛。颈前屈60°，左、右侧屈各30°，后伸20°，左右旋转受限，颈部活动时头颈部疼痛加重。按头垂直压颈试验阳性，头颈与上肢对抗牵拉试验阳性，弹中指试验阴性。双手握力较弱。双下肢未见异常，巴宾斯基征阴性。

X线检查：颈椎正位片显示，椎体上下排列不整，有多椎体向左与右移位。侧位片显示，颈脊柱前屈曲度消失，以C_4椎体为中心向后成角反弓。C_3、C_4、C_5椎间关节骨性增生明显。骨关节、韧带有明显退行性变。C_3-C_5椎间隙后方增宽。斜位片显示，C_3-C_5左右两侧椎间孔变形狭窄，以左侧为重。

CT检查：C_3-C_5椎间盘脱出，椎动脉和神经根受压。

[**诊断**] 颈椎病（交感神经型）。

[**治疗**]

（1）中药外用热疗法：以颈部为主，兼热疗全身。

（2）理筋法：理治肌肉、韧带、筋膜，治理组织粘连，松解肌肉挛缩。

（3）点穴法：疏通经络，畅通气血运行。

（4）手法矫治法：根据手法矫治先松解并同时矫治的原则，进行一次性从下至上矫治。手感颈椎移动和旋转性移动明显，椎间盘出现如捻豆样回纳，同时发出"嘎叭叭"响动声，手感矫治到位。患者即感头脑清凉舒适，全身轻松，头痛头晕等症状消失。

[**复查**]

（1）X线检查正侧位片显示颈脊柱恢复正常。

（2）患者症状和体征消除。

病例6：旺某，女，40岁，兰州某医院护士长,1998年4月21日就诊。

[**主诉**] 颈部痛、头痛、双上肢麻痛4年多。

[**现病史**] 患者4年前回头说话时，自觉颈部"咔叭"一声响动，随即颈部剧痛，头痛头晕。当地医院以颈椎扭伤错位，给予牵引理疗无效，后转多家医院仍无效，经人介绍特来治疗。

[**既往史**] 有长期低头工作史，多年头颈部疼痛史。

[**个人史**] 已婚。

[**家族史**] 家中无特殊疾病史。

[**检查**] 患者神清，自诉病情，心理素质较好。外观头颈前屈倾斜，不能自正。

触诊头颈部、颈椎第2横突部均有明显捻雪感，压痛明显。触按颈椎第2横突部可引起头晕、恶心、心慌。颈椎两侧及肩部、背部肌肉僵硬，触按痛广泛而明显。颈部疼痛，不敢前屈、后伸、左右侧屈及旋转。双下肢沉重无力。按头垂直压颈试验阳性；弹中指试验阴性；巴宾斯基征阴性；戈登征阴性。

X线检查：颈椎正位片显示椎体排列不整，椎间关节骨性增生，颈两侧椎动脉影像密度增高并有扭曲表现。多椎间隙左与右不对称。侧位片显示颈脊柱以C_{5-6}椎间隙为中心向后成角，颈脊柱反弓。C_5-C_6椎间隙后方增宽。项韧带钙化，骨与关节、韧带退行性变。

MRI检查：颈C_5-C_6椎间盘膨出，向后挤压脊髓硬脊膜明显，左、右侧神经根在椎间孔处受挤压，椎动脉受累。

[临床诊断] 颈椎损伤（颈椎反弓变形）。

[治疗]

（1）中药外用热疗法：以颈部为主兼热疗全身。

（2）理筋法：理治肌肉，解除肌肉粘连和挛缩，促进组织代谢和良性修复。

（3）点穴法：疏通经络，畅通气血。

（4）手法矫治法：在上述辅助治疗的基础上，运用手法矫治对颈脊柱内外松解，同时针对颈脊柱变形和椎间盘脱出分次矫治。共治疗3次，从下至上，以正常颈脊柱解剖学为依据和标准，矫正颈脊柱相关椎体，矫治脊柱后弓，同时整复脱出的椎间盘。矫治后，用自制颈托对颈部制动和保护。并继续中药热疗3天，进行康复性治疗。

[复查]

（1）颈椎X线片见颈椎正侧位均接近正常形态。

（2）患者自觉症状和体征消失。

[讨论] 从患者的病史和X线检查资料分析，患者在4年前已有颈椎病，而且相当严重，只是没有重视，一直到诱发急症，导致症状和体征加重，进行X线检查才发现颈脊柱已严重反弓变形和椎间盘膨出。伤后虽经多家医院检查、治疗但效果不佳，这说明颈椎病早期发现、早期预防非常重要，否则会造成严重后果。

五、颈椎外伤反弓型

临床常见因外伤所致颈脊柱直变、向后反弓变形的病例，多为C_5、C_6椎体向后移位和以C_5-C_6椎间隙为中心向后成角改变，这种类型以C_5-C_6椎间盘向后脱出常较严重，常伴有C_5、C_6椎体和椎间关节损伤。如果在伤后得不到正确有效的医治，症状在中老年时期就会逐渐加重，并可相继出现一些合并症。如颈椎骨与连接组织的退行性变，将导致颈椎管变形、狭窄，使颈脊髓、椎动脉、脊神经等神经和颈部肌肉软组织受累，造成颈部疼痛加重，影响头部、胸部脏器组织，出现较多而且更加严重的症

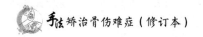

状、体征，严重影响患者的生活与生存质量。

病例1：陈某，女，26岁，青海人，2013年1月30日就诊。

[**主诉**] 颈部疼痛，伴有头痛、头眩晕、胸闷、心慌、气短3年。

[**现病史**] 患者在上大学期间常自觉颈部痛，头痛眩晕，不断加重。并相继出现胸闷、心慌、气短，常与颈部活动有关，时轻时重，严重时常伴有恶心、全身无力、易疲劳等症状。经医院检查，诊断为"颈椎病"，给予对症药物治疗，但症状仍经常发作。患者认为难以治好了，放弃了医院治疗。

[**既往史**] 出生在青海，小时候有头部摔伤史，但因不是很重没有去医院治疗。在上学期间，常因低头看书写字而出现颈部痛、头痛、头眩晕。

[**个人史**] 已婚。

[**家族史**] 家中无特殊遗传病史。

[**检查**] 患者神志清楚，自诉病情，头颈部外观见向前倾，向后仰伸受限。向左右侧屈与向左右转动头颈因诱发疼痛而受限。

触诊见颈周围肌肉软组织多处出现捻雪样炎症，对触按疼痛较敏感。触按颈部两侧交感神经节部位，软组织出现的炎症较明显，并可引起颈部痛、头痛、眩晕、胸闷、心慌、恶心等不适症状。颈后上部左、右枕大、小神经走行的部位，对触按疼痛敏感，并出现向头部、面部放射性疼痛。颈部气管居中，甲状腺未见异常。胸部发育正常。心肺未闻及异常。腹部软，肝脾未触及。背部两肩胛与脊柱连接部位及肩胛与颈部连接的肌肉较僵，多处出现炎症表现，对触按疼痛反应敏感。腰骶部与四肢未见明显异常。

影像学检查：颈椎正位片C_2-C_7排列不整。颈椎侧位片C_2-C_6段直变，以C_6椎体为中心向后移位，脊柱反弓成角。C_{5-7}椎间隙后方增宽（提示有C_{5-7}两椎间盘组织损伤，并向后脱出）。C_6椎体上下缘有增生样改变。提示：C_6椎体有陈旧性损伤。

[**临床诊断**]

（1）颈椎病（外伤型）。

（2）颈椎病（脊髓型）。

（3）颈椎病（椎动脉型）。

（4）颈椎病（神经型）。

（5）颈椎病（交感神经型）。

[**治疗**] 手法矫治法：从颈C_6、C_7椎间开始至C_2，从下至上的方式逐椎体矫治，同时理治肌肉组织，治疗枕大、小神经，颈交感神经。经8次治疗，患者自诉症状消失，颈部向前、向后及向左、向右侧屈与向左、右旋转度均恢复正常。影像学复查，颈脊柱得到矫正，患者康复。

附：影像学检查资料（图2-12-31、图2-12-32、图2-12-33、图2-12-34）。

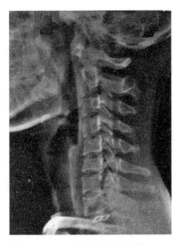

图2-12-31　治疗前侧位片

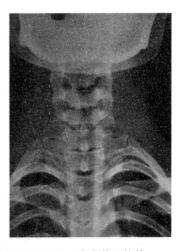

图2-12-32　治疗前正位片

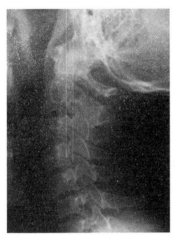

图2-12-33　治疗后侧位片

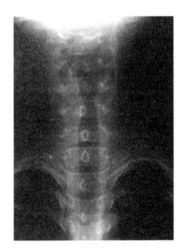

图2-12-34　治疗后正位片

病例2：张某，男，49岁，海南某部医院副院长，心内科专家。

[**主诉**] 颈部疼痛，头痛、头晕数年。

[**现病史**] 患者在长期伏案写作中，发现颈部疼痛不断加重，伴有头晕。颈部影像学检查，发现颈椎C_{5-6}前后移位呈台阶样改变，颈脊柱前弓消失，脊柱向后弓变形。经理疗和进行颈椎多次牵引治疗，颈部疼痛、头痛可减轻。但对颈椎移位、脊柱变形问题和易疲劳症状不能解决。请骨科专家检查，并决定手术治疗。因本人不愿意手术，托朋友找到笔者治疗。

[**既往史**] 无外伤史。

[**个人史**] 已婚，从事心脏内科学研究。

[**家族史**] 无家族遗传病史。

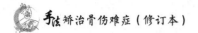

[临床检查]

触诊检查：见头颈向左侧歪斜，右肩高，左肩低，个人不能自行端正。颈部C_{1-2}后部与左、右两侧可触及深部组织有炎症表现，触按疼痛明显。从颈后部触诊，见脊柱向后弓，棘突上下排列不整，棘间韧带出现炎症改变，触按疼痛明显。C_1、C_5、C_6棘突间与左、右两侧组织出现炎性改变明显。两侧深部肌肉组织出现炎性肿胀与粘连，形成条索样硬性包块，触按疼痛明显。头颈前屈功能尚可。头颈向后屈明显受限，向左、右侧屈与旋转受限，功能障碍。手、脚病理反射阴性。

影像学检查：X线正位片显示椎体上下排列不整，C_{1-2}正位片（开口正位片）显示齿状突向右侧偏移。侧位片显示C_{2-6}椎体后移位。C_{4-6}呈台阶样改变，C_{5-6}向后移位严重。MRI片显示，C_{3-6}椎间盘脱出，以C_{5-6}椎间盘脱出较严重，颈脊柱以C_{5-6}间隙向后成角变形，颈椎管变形狭窄。骨质疏松，椎体边缘出现骨性增生，韧带钙化（骨性结构和韧带软组织出现退行性变）。

[诊断]

（1）颈$_{5-6}$向后移位成角变形。

（2）颈椎病综合征。

[治疗]

（1）中药外用热疗法：以颈肩背部为主，兼热疗全身，促进组织血液循环，增强组织细胞新陈代谢，消炎止痛，活血化瘀，辅助手法矫形治疗。

（2）手法矫治法：采用颈椎手法矫治法，从下颈椎C_{1-6}开始分次矫治。因治疗时间有限。经部分矫治后，进行影像学检查，见颈椎得到明显改善。

附：影像学资料（图2-12-35、图2-12-36）

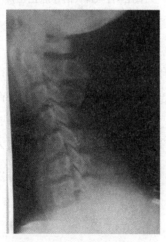

图2-12-35　治疗前侧位片

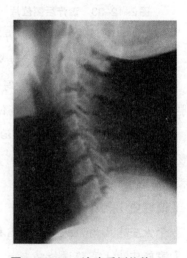

图2-12-36　治疗后侧位片

六、高龄老年颈椎病型

70～85岁的老年人，颈脊柱变形、椎间盘脱出者也可行手法矫治，但难度大、风险高、困难多，使用安全有效的治疗方法至关重要。先中药热疗（无条件热疗者，可用理筋法舒筋），再运用手法矫治，可明显改善患者的生存质量。

病例1：邓某，女性，74岁，上海市某区干部，1998年4月21日就诊。

[**主诉**]颈部疼痛，头痛，双上肢麻痛30多年。

[**现病史**]患者从30多年前，自觉慢慢出现颈部疼痛，并逐年加重。相继出现头痛、头晕，双上肢至手麻痛无力，时轻时重，往往与天气变化有关（阴天时症状加重，晴天时缓解），又似有周期性变化，身体不适时症状加重，有时两眼发黑，头昏和思维突然停止，对往事失去记忆，并随年龄增长而逐渐加重，发作次数增多，发作时间加长，特别是在生气时可突然加重。平时常常自觉全身疲劳无力。先后经过数家医院检查与治疗，多以心脑供血不足、血管硬化或自主神经紊乱对症治疗，有时可有好转。随着年龄的增长，病情不断发展，影响生活和到室外活动。

[**既往史**]有冠心病史、高血压病史，无明显外伤史。

[**个人史**]已婚。

[**家族史**]家人健康。

[**检查**]患者神清，自诉病情，心理素质较好。心肺未闻及明显异常。腹部未见异常。头颈部等肌肉压痛，触及僵硬，有炎性改变。枕部大、小神经部压痛明显，触之可引起头痛。颈椎第2横突部肌肉组织肿胀、疼痛、敏感。颈椎两侧肌肉和肩背部肌肉僵硬炎性变，压痛广泛。副神经触痛明显，触按副神经可引起头颈部不适和心慌等。颈部前屈、后伸、左右侧屈及旋转明显受限，按头垂直压颈试验阳性，上肢与头颈牵拉试验阳性，以右上肢麻痛较重。双上肢自主活动度减少，肩周围组织有粘连，以肱二头肌长、短腱粘连较明显；被动活动肩关节和肘、腕、指关节均有疼痛，活动受限。病理试验阴性。

心电图检查：报告心脏供血不足。

X线检查：颈椎正位片显示，颈脊柱椎体排列不整，骨质明显疏松；椎间关节增生，韧带钙化；颈两侧椎动脉影像密度增高。侧位片显示颈脊柱前曲度消失，颈C_4-C_6段后弓。

[**诊断**]颈椎损伤变形。

[**治疗**]

（1）理筋法：患者没有热疗条件，对之运用理筋法治理颈、肩、背部肌肉，舒筋活血，解除肌肉粘连和挛缩，松解关节。

（2）点穴法：疏通经络，活血止痛。

（3）手法矫治法：有重点地分次进行颈脊柱周围组织松解，并利用有利时机和条件矫治颈脊柱，整复椎体与椎间盘要密切相结合。当手法矫治治疗1次后，要等待患者因手法治疗所致疼痛缓解或消失后，再进行第2次手法矫治。故时间较长，难度较大，逐步矫治，直至颈脊柱后弓改善。每次治疗均以患者比较适应为度。治疗后患者全身症状明显改善。

[复查] X线平片检查，正侧位显示颈椎均有明显良性改善，患者自觉症状减轻或消失，脑供血不足症和疲劳症明显改善，疼痛消失，颈部活动自如，精神状况明显好转，生活自理。

病例2：赵某，男性，84岁，北京某部老干部，1997年10月就诊。

[主诉] 颈部疼痛、头痛伴左上肢麻痛数十年，头晕加重1年。

[现病史] 患者常常自感颈部疼痛，近几年来出现头痛与头晕，并逐渐加重。特别是近1年来出现左上肢麻痛加重，右上肢虽有时出现疼痛但较轻。常常感觉胸闷、气短、心慌。先后经中西医药物治疗，可缓解或减轻症状，但日后又复加重。颈部活动受限，有时转动头颈部出现响动声。

[既往史] 无外伤史，有几十年低头屈颈看书和写作史。

[个人史] 已婚，有冠心病史、高血压病史、气管炎病史、心率过缓病史。

[家族史] 家人健康。

[检查] 患者神清，自诉病情，身体素质较好。望诊，头颈前倾，气管居中，甲状腺不大，颈动静脉未见异常。胸廓无畸形。双肺有干鸣音，心率每分钟56次，搏动有力。腹部未见异常，肝脾未触及。头颈部肌肉触按疼痛明显，按压时可引起头痛。第2颈椎横突部肿胀，触按疼痛明显，颈部两侧肌肉软组织触按痛明显；副神经部触痛明显，颈中、前斜角肌触按疼痛。肩背部肌肉触及有炎性变及广泛触按疼痛。颈前屈50°，左、右侧屈各30°，后伸10°，左、右旋转受限。双下肢正常，四肢病理试验阴性。

心电图检查：心肌缺血，冠心病。

X线检查：颈椎正位片显示，椎体排列不整，椎间关节增生。两侧椎动脉影像密度增高，骨质密度减低。侧位片显示，颈脊柱以C_3-C_6段直变，C_3-C_6椎间隙后方增宽，提示有椎间盘脱出。

[诊断]

（1）颈椎损伤变形。

（2）颈椎病（神经根型）。

［治疗］

（1）中药外用热疗法：以颈部为主，兼全身热疗。

（2）理筋法：理治头颈、肩背部肌肉软组织，解除肌肉粘连和挛缩；治理双肩、肘、腕、指关节，解除关节和腱鞘粘连，帮助双上肢恢复功能。

（3）点穴法：疏通经络，畅通气血运行，治疗头痛头晕，改善气管炎症和心脑供血不足症。

（4）手法矫治法：在上述辅助治疗基础上，运用手法矫治方法，进行颈脊柱与周围肌肉软组织整体性平衡松解，并利用有利时机从下至上矫治颈脊柱各椎体和椎间盘。共进行3次手法矫治，症状随着一次次治疗而明显改善，直至头痛、头晕、上肢麻痛、颈肩背疼痛完全消失。

［复查］

（1）X线检查：颈椎正侧位片显示颈脊柱椎体排列明显改善。

（2）患者原有头痛及颈、肩、背痛和上肢麻痛消失。头部轻松，记忆力改善，颈部活动自如，明显提高了患者生存质量，生活自理，方便参加室外活动。

［总结］从上述典型高龄老年人颈椎病的治疗分析，运用中药热疗治疗见效快。多年来治疗数十例高龄老年人的颈椎病，运用中药热疗效果均很好。

下篇

第十三章　胸椎伤诊断与治疗

第一节　胸脊柱变形

一、概述

胸脊柱变形，临床上一般指胸脊柱侧弯变形、"S"形变和旋转变形及后凸变形与前弓变形。

1.先天性胸脊柱侧弯　指人体先天形成和发育中形成的异常。如胸椎椎体发育性畸形、脊髓纵裂与胸脊膜膨出等。

2.特发性脊柱侧弯　分儿童型、青少年型、中老年型。

3.神经肌肉病因型脊柱侧弯　分小儿麻痹型、胸瘫痪型、骨病类所致脊柱侧弯等。

4.后天性脊柱侧弯　有急性损伤型、慢性损伤型、特殊职业强迫体位劳作损伤型。另有不良习惯、专业运动损伤、脊柱骨折、椎体移位、椎间盘侧方脱出、肌肉损伤短缩向一侧牵拉制约和肌肉左右两侧发育和肌力差别较大所致等。

5.病理性脊柱侧弯　有类风湿、强直性脊柱炎所致等。

6.组织退行性脊柱侧弯　可因伤因机制或病因机制所致脊柱骨性结构、椎间盘组织、韧带肌肉组织出现不同程度的退行性变，导致脊柱骨性结构倾斜，产生固定性侧弯。

二、伤因机制

临床上造成胸脊柱侧弯变形的伤因机制很多，以后天性胸脊柱侧弯变形而论，与垂直性挤压、应力机制，单肩扛、抬、挑、背重物挤压损伤，特殊职业强迫脊柱倾斜位置劳作损伤，行走、坐卧、躯体歪斜劳损，骨质疏松和骨营养不良，创伤、摔伤，颈椎病神经根损伤等，均有密切关系。

三、症状、体征

胸背向一侧倾斜，节段性肋间神经痛，心慌、气短、憋气、呼吸受抑制，可伴有颈脊柱、腰脊柱连合侧弯变形的症状、体征。

四、临床检查

望诊：可见患者上半身向一侧倾斜，不能自我端正姿态，严重者可伴有胸廓畸形。

触诊：可触及胸脊柱向一侧弯曲，或呈现"S"形及复杂性曲度改变，脊柱相邻椎体棘突左右交错偏歪。椎旁可触及较广泛的触按痛点，或出现较广泛的肌肉软组织炎症反应，或肌肉粘连、萎缩、僵硬改变，以及可见胸痛、背痛、心慌、气短、憋气、呼吸受抑制的异常体征。

检查胸椎损伤、脊柱侧弯的部位和节段。

脊柱侧弯变形度的测量：在立位X线正位片上找出原发侧弯的上、下代偿侧弯的交界椎体及脊柱侧弯的顶椎，画出三个椎体的中心点。这三点连线形成的角度为脊柱侧弯角度。

脊柱旋转度的测量：脊柱旋转度的检查使用Moes法，在前后位X线片上找出椭圆形的椎弓根影，根据椎弓根影偏移椎体侧方的程度，分成Ⅰ~Ⅳ度。

影像学检查：可显示胸脊柱侧弯情况与程度，胸椎骨性结构的改变与程度，骨质疏松、骨性增生的情况与程度，胸椎椎管变形、狭窄的情况与程度，胸脊髓神经受牵拉、挤压的情况与程度。可帮助临床诊断与鉴别诊断。

五、诊断要点

1.胸椎损伤骨性结构变异。

2.胸椎骨与软组织损伤脊柱变形。

3.胸椎间盘组织损伤椎间隙改变。

六、临床治疗

1.对先天性胸脊柱变形的治疗，应根据脊柱骨性结构的改变、肌肉失平衡情况，和患者体质健康情况、心理承受能力、要求及相关条件来决定方法。一般可选用适当的牵引方法，调整韧带、肌肉、神经、血管组织，也可选用强筋壮骨中药辅助治疗。在条件许可的情况下，还可手法矫治，矫正胸脊柱侧弯、旋转或所出现的"S"形变及复杂变形。矫正后可利用背胸支撑架进行保护。

2.对急性损伤胸脊柱变形，应根据胸椎骨折、韧带及肌肉损伤情况，椎间盘损伤与脱出情况，有无出血，对胸部脏器影响，和生命体征及X线资料与程度，决定临床治疗。在情况均许可的情况下可进行手法矫治。一般采用俯卧位方式，胸部下方加软垫，让一助手在头上方一侧牵拉双臂，另一助手牵拉双下肢，做对抗性牵引，借以调整脊柱两侧肌肉组织，即进行对称平衡性牵引。医者根据胸脊柱侧弯、旋转、后凸等具体变形情况与程度，选用不同的手法矫正胸脊柱，整复椎间盘，调理椎间关节、椎肋关节和韧带、肌肉组织。胸脊柱矫正到位后，在严格正确保护下，从俯卧位转到仰卧位，背下加适当的软垫休养，使胸脊柱骨性结构、椎间盘组织、韧带、肌肉软组织在正常位置上良性修复。时间应根据具体情况决定。

3.对慢性损伤胸脊柱变形，应根据胸脊柱骨性结构出现的变异、椎间盘脱出、胸椎椎管变形与狭窄、韧带和椎旁肌肉及骨质疏松、血管及对胸廓和脏器影响等情况综合分析。并根据X线资料决定临床治疗方案。

一般应按程序进行治疗。先进行对症中医药内治或中药热疗，活血化瘀，使背胸及颈腰部充分放松；再用点穴法、针灸法，畅通经络；用理筋法，理治脊柱两侧肌肉组织，解除肌肉粘连、挛缩。在上述辅助性治疗基础上采用治疗床治疗。患者俯卧，胸下加软垫，依据X线显示情况，采取与胸脊柱变形相对应的方向分次逐步进行手法矫正，直至矫正到位。

4.对有严重骨折，影响椎管、挤压脊髓神经者，或有骨结核、骨肿瘤等骨病者，以及有椎体严重变形、脊柱侧弯，或合并胸廓变形者，应选择手术治疗。手术治疗后可选择中医药内治与外治，以及点穴法、理筋法辅助治疗。

第二节　胸椎外伤手术后遗症

一、概述

临床指胸椎因严重外伤所致胸椎骨折、错位，椎管变形与狭窄，脊髓神经严重损伤，手术早期探查或去除内固定后，X线显示椎体仍有移位，胸脊柱向后成角变形，对受伤段脊髓仍有挤压，并产生相关症状、体征者。

二、伤因机制

此类胸椎外伤多因垂直、前屈、侧屈暴力，或沿身体纵轴暴力、屈曲旋转暴力或综合性损伤，造成单椎或多椎体压缩骨折错位，或多椎体粉碎性骨折错位，椎间盘损伤，脊柱变形及椎管变形与狭窄，以及胸脊髓神经不同程度的挤压损伤，严重者可致肢体功能障碍或截瘫。

三、症状、体征

早期可能出现躯体变形性改变，不能活动，局部可有出血、肿胀、疼痛，下肢不同程度的功能障碍。后期或经手术探查与内固定后，胸脊柱相对稳定，但脊柱骨关节、软组织和椎体间的稳定与肌肉、韧带组织对脊柱的保护功能减弱，在搬动或者患者强制性活动时，自觉受伤部位骨移动，坐位或站立、行走均感无力。在临床治疗或让患者加强功能锻炼时，应关注这些特殊症状、体征的出现和影响。

四、临床检查

望诊：患者卧床，自主活动能力一般较差。可观察到手术切口缝合瘢痕。

触诊：可触及胸脊柱受伤部位因手术治疗有部分棘突缺失；在搬动患者或让患者坐立时，可触到椎体移动，椎体不稳定。脊髓神经被压迫的临床体征时轻时重，与变动体位和椎体的移动关系密切。

影像学检查：伤后早期可见胸椎骨折、错位、脊柱变形、椎管狭窄、脊髓神经严重受压迫。有手术后内固定器材影像，在去除内固定以后复查可见椎体移位和排列不整，胸脊柱变形、椎管狭窄或原受伤段脊髓与硬膜增粗的表现。

注：胸椎损伤与手术治疗后，早期可因椎体移位或不稳、脊柱变形导致椎管狭窄，后期可因骨与韧带组织、椎间盘组织的退行性变造成脊髓神经受挤压。脊髓与硬膜组织的早期损伤和后期炎症肿胀及增粗是造成脊髓神经内外受压的病因基础，与临床治疗有着十分重要的关系。

五、诊断要点

1.胸椎外伤骨折错位。
2.胸脊柱变形。
3.胸脊髓神经受挤压。
4.胸椎外伤手术后遗症。

六、临床治疗

对胸脊椎外伤所致胸椎骨性结构、椎间盘、脊髓神经、血管、韧带、肌肉等组织不同程度的损害和躯干肢体功能障碍，以及大小便功能障碍，应进行综合治疗，并要特别关注受伤椎体的骨愈合、错位情况和稳固性，以免影响治疗。

1. **中医药内治法** 根据胸脊椎伤不同时期和损伤与程度对全身各系统和脏器的影响，以及相继出现的症状等进行辨证论治。重点对骨性结构与软组织进行治疗，可用活血化瘀、强筋壮骨、补肾健脾、补气补血、通经活络等药物。

2. **中药外用热疗法** 用活血化瘀、通经活络、强筋壮骨类药配方外用。使用专用热疗床，以受伤段为中心，兼顾全身。以增强局部和全身血液循环，促进胸脊柱骨性结构、脊髓神经、韧带、肌肉软组织良性转变与修复。

3. **点穴法、针灸法** 辨证选穴，对脊髓神经和脏腑器官功能进行调理。

4. **手法矫治法** 针对胸椎脊柱损伤后及手术治疗后椎体出现的情况、脊柱变形情况、椎管狭窄情况、脊髓神经受压情况进行治疗。这些情况是以往手法治疗所不敢接受的，或被列为手法治疗禁忌证。选择较安静的治疗室，患者俯卧于治疗床上。医者用双手掌心贴住胸椎矫正部位，先以轻缓手法调整肌肉组织，同时用一手探测脊柱骨性结构与韧带、肌肉组织情况，在有十分把握时针对椎体改变情况准确稳妥地加以矫正，并争取一次到位（经矫正手感觉到相关椎体、椎间盘相继移动，并有确定到位的感觉时，维持按力，观察患者自我反应和神经支配区域变化。如患者可自感骨动和听到所发出的声响，同时可感觉到相关神经支配区域热胀，或出现电传感及相关部位肌肉跳动，或出现小便与肛门部位刺激感）。治疗后医者放开手，可在保护下翻转患者呈仰卧位，让患者保持静卧，时间尽可能长些。在每天进行热疗与其他治疗时，注意保护矫正治疗的胸椎段，使其在正确位置上获得修复并积极进行康复性治疗。

治疗后复查：①MRI可显示椎体移位、脊柱变形、椎管狭窄改善或部分解除。②患者胸脊柱表现稳定。

提示：①对此种类型的胸椎外伤手术后遗症，X线资料常显示椎体有移位和脊柱变形、椎管狭窄、脊髓神经受压。可根据具体情况，以有利于患者的康复为宗旨，进行正确、有效的手法矫治，为治疗脊髓神经损伤创造良好的条件。②运用手法矫治要因人因伤情而治，并以MRI检查资料为依据检验治疗效果。

七、典型病案

谢某，男，26岁，湖南人，2002年10月就诊。

[**主诉**] 胸椎外伤手术治疗后1年。

[**现病史**] 2001年10月抬水泥杆时胸下段不幸被砸伤。双下肢瘫痪、二便失禁，诊断为胸椎T_{10}、T_{11}粉碎性骨折错位，胸脊髓损伤，进行手术治疗内固定。后在上海某医院手术取出内固定，MRI影像学检查示胸椎尚连接，后转北京治疗。

[**既往史**] 无特殊病史。

[**个人史**] 身体健康。

[**家族史**] 无特殊病史。

[**现病史**] 患者卧床，头颈胸部未见异常，心脏未闻及异常杂音。

专科情况：患者背部下胸段有12cm手术缝合痕迹。背部从切口中段以下和腹部脐以下至双下肢感觉和运动功能丧失，二便失禁，双下肢肌肉明显萎缩，呈现低级反射性痉挛，表现为乱动不能控制；胸脊柱不正，T_{10}、T_{11}向后凸，棘突切除。胸椎可随躯体活动而移动，坐立或搀扶下站立时脊柱支撑力不足。

影像学检查：T_{10}、T_{11}骨折向后移位，胸脊柱以T_{10-11}椎间隙为中心向后成角。椎管狭窄，脊髓硬膜部分受压。检查报告为"胸椎尚连接，脊髓损伤"。

[**诊断**]

（1）胸椎外伤手术治疗后遗症。

（2）胸脊髓损伤。

[**治疗**]

（1）治疗原则：内服强筋壮骨、活血化瘀、舒经活络、补肾健脾中药与促进脊髓神经修复的药物。同时外用中药，利用专用热疗床，以胸椎下段为主，兼顾全身热疗，运用点穴法、针灸法循经取穴治疗。

（2）手法矫治：向患者讲清治疗目的，以得到患者的配合。在相对安静的室内，患者俯卧位，腹壁贴住床面，不加垫。医者用双手贴住胸椎后侧，用手心部贴按手术切除棘突的T_{10}、T_{11}后部，缓缓下按，并以手感测试T_{10}、T_{11}椎体与周围组织反应，缓缓施加按力，可感T_{10}、T_{11}联合向前移动，发出连续声响，患者也可感觉到骨动和听见响声，示矫治完毕。

（3）效果：患者出现沿股神经支配区闪电样传感和肌肉跳动；有时感觉小腿内外侧和脚心部热胀；挂双拐站立时，右下肢可以用上肢挂拐撑住，并感觉左脚着地用力；在床上左下肢安静，右下肢有跳动现象。提睾反射，左侧出现睾丸和阴囊活动反应。

2004年2月15日到解放军某医院复查，MRI片显示胸椎T_9、T_{10}、T_{11}复位良好，胸脊柱椎体移位情况明显好转。

复查报告：胸椎排列整齐……脊髓受伤段有增粗。

附：谢某影像学检查资料（图3-13-1、图3-13-2）。

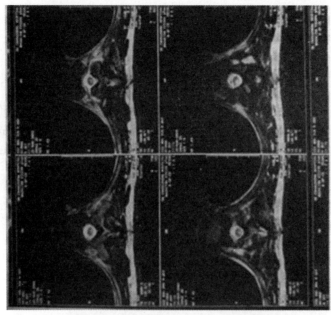

图3-13-1　手法治疗前（胸椎外伤，先后经两次手术治疗，MRI
片显示，胸T$_{10}$、T$_{11}$仍错位，致椎管狭窄、脊髓受挤压刺激）

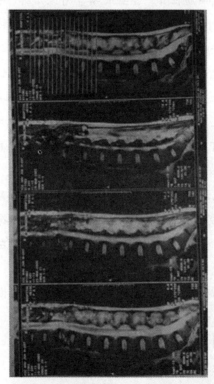

图3-13-1　手法治疗前（胸椎外伤，先后经两次手术治疗，MRI片
显示，胸T$_{10}$、T$_{11}$仍错位，致椎管狭窄、脊髓受挤压刺激）（续图）

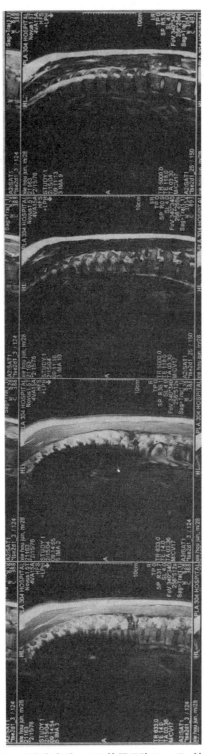

图3-13-2　手法治疗后，MRI片显示胸T_{10}、T_{11}被矫正到位

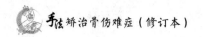

第三节　胸椎间盘脱出症

一、概述

胸脊柱有其自然向后弓的弧度，与颈、腰脊柱自然向前弓弧度相反，故从生物力学角度观察，在胸脊柱椎间隙有使椎间盘向后挤压的机制，特别是在负重情况下，挤压力和应力会更大。但胸脊柱因连接肋骨组成的胸廓，使胸脊柱活动度明显小于颈、腰脊柱，因此椎间盘受损害的机制相对较少。

胸椎椎间盘损伤与脱出后，胸椎椎管狭窄，受累的是胸段脊髓和胸椎部位神经根。

二、伤因机制

本病以外伤明显而且多见，包括慢性反复性外伤；其次是慢性劳损和特殊职业强迫性体位，或超负荷负重。这些因素均可造成胸椎和椎间盘及韧带、肌肉软组织同时受损，产生椎间盘脱出症。总之，只要能造成胸脊柱变形，胸椎间隙改变，特别是胸脊柱后凸加大或变形的因素，均可导致胸椎间盘组织损伤与脱出，引起胸椎椎管狭窄，出现胸脊髓神经受累的症状与体征。

三、症状、体征

临床可出现胸椎节段神经受累的脊神经疼痛，神经支配区肌肉组织炎症表现，肌肉痉挛，肌萎缩无力，肌张力大，肌肉弹性减弱，胸脊髓受挤压的下肢沉重无力，严重者可出现下肢瘫痪。

四、临床检查

影像学检查：可显示胸椎、胸脊柱、椎间隙变化情况与程度；可显示椎间盘脱出的部位与程度；可显示纤维环损伤情况；可显示胸椎骨性结构骨质疏松与骨质增生情况；可显示胸脊髓神经受压情况与程度。可帮助诊断与鉴别诊断。

五、诊断要点

1.椎间盘突出症。
2.脊柱骨与软组织损伤。

六、临床治疗

1.中医药内治法

（1）祛瘀通络汤（《马培之医案》）：郁金、香附、赤芍、桃仁、新绛（红花或茜草）、泽兰、当归、枳壳、苏梗、瓦楞子、玄参。

用法：水煎，分服。

（2）化瘀汤（《中医实用内科学》）：当归、赤芍、桃仁、红花、丹参、甲珠、白术、泽泻、青皮、牡蛎。

用法：水前，分服。

2.中药外用热疗法　用活血化瘀、通经活络药物配方，用专用热疗床，以背部为主，兼顾全身，以促进血液循环，通络祛痛。

3.点穴法　以督脉、足三阳经为主，循经选穴治疗。

4.理筋法　理治背部、腰部肌肉和胸肋部肌肉组织，活血消炎祛痛。

5.手法矫治法　上段胸椎间盘脱出，患者俯卧在治疗床上，胸下加垫（根据椎间盘脱出的方向和程度、椎间隙改变的方位、椎体移位情况、胸脊柱改变情况，决定手按位置、方位和力度，可用单手或双手重叠按压法），先手法松解肌肉组织，在患者呼气末时瞬间加力，将椎体和椎间盘同时整复到位。中段和下段胸椎间盘脱出者，取卧式法，一助手用布袋拢住患者双肩或双手臂向头部顺牵，一助手牵住双下肢，顺脊柱与上肢做对抗牵引，以上、下方力量均等为宜。医者双手叠掌，贴在胸椎间盘脱出的椎间隙或棘突部，在上、下方瞬间加力牵引的同时，医者下按加力，将胸椎、椎间盘整复。

提示：也可用专用牵引床配合手法矫治法。牵引床要求可控、方便、灵活。牵引力要适宜，不可硬性规定牵引量。医者矫正椎体和整复椎间盘时，方位、力度要适宜，以免造成胸部组织损伤。

第四节　胸椎椎管狭窄症

一、概述

胸椎椎管狭窄症为常见病、多发病，严重者可导致胸脊髓神经严重受压，引起胸以下躯体不同程度的功能障碍，或下肢瘫痪、大小便失禁，对生殖器官的功能也会造成不同程度的障碍。

二、伤因机制

1.**急性外伤性**　多为胸椎挤压伤，如双肩部超负荷负重的垂直性挤压，单肩扛、抬、挑、背、提重物的侧方挤压，胸脊柱侧弯、后凸、旋转、"S"形变，椎间关节移位，关节囊、黄韧带、后纵韧带的损伤，出血、炎性渗出物，以及后背着地摔伤等，均可引起胸椎椎管损伤与狭窄。

2.**慢性反复性损伤**　多次反复性外伤所造成胸椎、胸脊柱损伤，也可造成胸椎椎管变形与狭窄。

3.**胸椎椎管组织退行性变**　常见于中老年患者，主要是胸椎和胸脊柱骨性结构和椎间盘组织，黄韧带、后纵韧带组织，在损伤或慢性劳损后，产生的骨质疏松、骨质增生、椎间盘脱出，韧带炎性增厚、钙化、增生症等，造成病理性胸椎椎管狭窄。

4.**先天发育性胸椎椎管狭窄**　为胸椎骨性结构发育异常引起的胸椎椎管狭窄。如先天性胸椎发育畸形、脊柱变形等。

5.**胸椎后凸变形与椎间盘脱出**　可产生混合性因素导致胸椎椎管向后折屈性和被椎间盘突入椎管产生占位性变形与狭窄。

6.**其他**　如氟骨性、骨病所致者，应注意诊断与鉴别诊断。

三、症状、体征

急慢性损伤因素所致者，均会出现背部疼痛、活动受限，或勉强活动时诱发背、胸部疼痛加重。当胸椎椎管狭窄引起胸脊髓神经受累时，可出现肋间神经、脊神经疼痛，神经支配区肌肉、皮肤疼痛及炎症反应，下肢沉重无力或瘫痪。

四、临床检查

望诊：胸背向一侧倾斜，背后凸加重，或胸背倾斜加旋转变形。

触诊：可触及胸脊柱侧弯、后凸"S"形改变。胸椎棘突可出现向侧方偏歪，或上下椎体棘突出现左右交错移位表现。

查体可见损伤平面以下痛觉消失或减退，以及不同程度的截瘫，锥体束反应呈阳性，肌张力高，膝、跟腱反射亢进，可出现髌阵挛、踝阵挛，病理反射阳性，腹壁反射消失。

影像学检查：可显示胸椎骨性结构改变，椎间盘、韧带组织受压，胸椎骨性结构、椎间盘组织、韧带组织退行性变，胸椎管变形与狭窄，胸脊髓受压。可帮助诊断与鉴别诊断。

五、诊断要点

胸脊柱损伤变形，椎管狭窄。

六、临床治疗

应根据胸椎椎管变形与狭窄病因机制，与胸脊柱变形、椎间盘突入椎管的情况决定治疗方法。对情况严重、不宜手法整复解决的骨质增生占位性病变和骨病、骨肿瘤所致者，应手术治疗。

1.**中医药内治法**　针对胸椎椎管狭窄的病因和胸脊髓神经受累的症状辨证论治。

2.**中药外用热疗法**　用活血化瘀、软坚通络中药配方，用专用热疗床，以背部为主，兼顾全身，以改善胸椎、椎管内外组织血液循环、消除炎症，减轻对椎管内脊髓神经的挤压与伤害。

3.**点穴法**　以督脉和足三阳经为主，选穴治疗，以调理背部组织。

4.**理筋法**　理治背部肌肉组织，解除肌肉粘连、挛缩。

5.**手法矫治法**　患者俯卧位，胸下加软垫，助手帮助上下理顺脊柱，做对抗性牵引。医者在牵引下用手法矫正胸椎、胸脊柱、椎间盘，调理纤维环、黄韧带、纵韧带与肌肉组织，使椎管恢复形态，解除对胸段脊髓的压迫。

第五节　胸椎综合征

一、概述

因胸椎变异，压迫神经引起的一系列症状称胸椎综合征。中医学认为胸椎综合征属"风痹""寒痹"范畴，是劳损与风寒之邪侵袭所致，与足三阳经、足三阴经、督脉经脉关系密切。

二、伤因机制

胸椎综合征与胸背部急慢性损伤，如胸椎骨性结构损伤、移位，胸椎后关节错位，胸脊柱损伤变形，椎间盘损伤脱出，韧带、肌肉组织损伤等密切相关。

三、症状、体征

1.背部疼痛，压痛明显，多在脊柱两侧，有时放射到胸前或胸侧壁。背部可触及

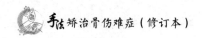

炎性肿胀，呈条索状、结节状。呼吸和胸部活动明显受限。重者颈、肩、背部可出现较广泛性肌纤维组织炎，疼痛剧烈，功能障碍。病久肌肉僵硬退变，失去弹性。

2.胸闷、胸痛、憋气、气短，患者需用力提气方觉舒适。

四、临床检查

望诊：可见患者背胸倾斜，并影响头颈形态；可见患者有上提气或加重吸气的动作表现。

触诊：可触及脊棘突两侧条索状、块状炎性肿物，深部组织与椎板、横突部触按疼痛并向肋间放射；双上肢活动可因肌肉炎症限制肩胛运动，或因脊神经后根受伤害，出现神经支配区背部肌肉疼痛与炎性反应；可触及移位或旋转移位的偏歪胸椎棘突；胸脊柱侧弯，旋转"S"形变时，可触及棘突上下排列不整、偏斜或"S"形改变，胸椎间关节、胸肋关节移位，小关节囊损伤等炎症变化；沿脊柱棘突向下与两侧检查，可发现棘间韧带、棘上韧带、椎旁肌肉损伤表现；由浅至深层检查，可发现不同组织的损伤变化。

影像学检查：可显示胸椎骨性结构变异，胸脊柱变形，椎后关节错位，骨质疏松与骨质增生情况。

心电图检查：可鉴别心脏、心血管病变。

实验室检查：血常规、血沉等可帮助诊断与鉴别诊断。

五、诊断要点

1.胸椎损伤变形。

2.胸椎骨性结构变异。

3.胸段组织退行性变。

4.胸段脊髓神经受累。

5.胸段交感神经受累。

6.胸椎损伤综合征。

六、临床治疗

临床对胸椎综合征的治疗，应依据伤因机制和出现胸椎综合征的症状、体征特点，运用中西医的理论分析。治疗原则应是治骨、治肌肉、治神经同步进行。对病程长者，胸椎骨性结构改变与肌肉组织劳损较严重者，可先治疗背痛，即从治疗背部肌肉、脊神经症状开始，然后矫治胸脊柱与椎体及关节，再治疗关节囊、韧带深部肌肉与神经组织出现的改变。

1.**中医药内治法** 根据《素问·刺腰痛》有关理论进行辨证论治，以通经活络、行气活血、强筋壮骨、培元固本为治则。

2.**中药外用热疗法** 用活血通经络、祛风寒湿、祛痛排毒中药配方，用专用热疗床治疗，以背部为主，兼疗全身，可有效减轻疼痛，提高人体的抗病能力。

3.**点穴法、针灸法** 以督脉为主，循经选穴治疗。

4.**理筋法** 理治胸背部相关的肌肉，解除其炎症、粘连、挛缩。

5.**手法矫治法** 根据伤因机制、受伤部位、关节移位等情况，有针对性地采取治疗方法。患者受伤姿势、伤情与检查相一致，临床就采用与其相对应的矫正姿势，并使其矫正到位。如患者因用右手臂牵拉肩胛骨致胸椎棘突向右侧旋转移位，伤及肌肉和椎间关节、椎后侧关节，就可让患者用左侧手臂用相对应的力量和机制，拉动左侧肩胛骨，牵拉胸椎棘突向左侧旋转移动，即可以矫正。还可在治疗床上行手法矫治，即患者俯卧在治疗床上，胸下加软垫保护，双上肢放正。医生站在患者右侧，双手叠掌，以掌根部紧贴右侧椎板和棘突，向左斜方瞬间加力，即可将胸椎与小关节一起矫正复位，治愈此类型胸椎综合征。

提示：在手法矫治上胸椎时应注意保护颈椎；在矫治其他部位时，首先要认清胸椎骨性结构改变的特点，以及骨质情况；确定方位和力度，掌握好患者呼吸情况，一般采取在患者呼气末的有利时间，即患者最放松的时间，瞬间使用手法效果好，患者一般无痛苦，在矫正治疗后患者会立即感觉胸背与全身轻松舒适，不良症状消失。对严重者应在上述辅助治疗下，分次矫治。对急性损伤所致者，应采取一次矫治到位的方式方法治疗，对患者康复有益。

第六节 胸椎伤矫治手法

一、概述

胸椎伤与颈椎或腰椎伤不同，从解剖学上分析，胸椎与胸廓12对肋骨相连接；胸腔内有纵隔、横膈、心、肺等主要器官；胸椎有12节上下排列形成的胸脊柱；胸脊柱有韧带、椎间盘组织连接，活动度与颈、腰椎相比明显较差；脊柱内外有脊髓神经组织、韧带或椎肋关节、肌肉组织，与胸、腹部重要脏器关系密切。对胸椎急慢性损伤的治疗方式方法，因胸椎生理解剖学上的特殊性，与颈、腰椎治疗方式方法有明显不同，但治疗原则是相同的。

二、胸椎损伤类型

1.**胸脊柱急慢性损伤** 包括外伤，这里指无严重骨折，对椎管和脊髓神经不构成严重影响的类型。脊柱变形、椎体移位、小关节损伤或移位症，适合选择手法矫治。

2.**胸椎椎间盘损伤及脱出症**

3.**背部肌肉与脊柱劳损所致损伤** 如从事抬、扛、背重物扭压损伤所致脊柱侧弯或旋转变形。伴有椎体、小关节轻度骨折类、背部肌肉损伤类。

4.**运动伤** 如摔跤运动所致扭挫伤、摔伤、撞击伤。球类运动对肌肉和椎体的牵拉损伤；三铁项目的大力旋转牵拉损伤。包括肌肉急慢性损伤、椎体被牵拉旋转移位、脊柱侧弯或"S"形变。如从事射击的运动员和射箭、击剑队员，职业性长期而大运动量强迫姿势、体位致伤使脊柱强制性旋转，造成侧弯变形。胸脊柱损伤往往与颈、腰骶脊柱损伤相伴随，又有相互代偿性影响。

5.**先天性胸脊柱后弓、侧弯及"S"形变** 无严重合并胸廓变形，又无椎体先天发育异常，均可使用手法矫治及综合治疗方法。

6.**胸脊柱损伤引起心脏、肺呼吸受抑制症** 指患者因背部软组织损伤或胸脊柱损伤变形（椎体和关节的前后、左右、倾斜、旋转移位）而引起胸段脊髓自主神经受累的疾病。如患者自觉胸闷气短，常用力提气，自觉气流在胸脊柱伤病部位受阻，不能通畅。或患者心慌、心律紊乱，类冠心病心绞痛症状。或有背痛、胸痛、肋间神经放射性疼痛。常与真性心肌缺血性疾病难以鉴别，但应注意鉴别诊断。如是胸椎损伤所致，在手法矫治胸椎后临床症状可迅速缓解或消除，否则应检查心肺及相关疾病。还有的患者早起后或做一种不协调的动作后即觉胸肋间突发性疼痛，俗称"岔气"，如果检查心肺无异常，应考虑到胸脊柱急性扭挫伤。胸椎X线检查要仔细观察和辨别，因胸脊柱椎体和椎间关节、椎肋关节轻微的变异不容易被发现，可能被忽视，与一般人不去研究此类病症的病理改变或缺乏足够的认识有关，也与无特效疗法有关。

此类病症也是引起人体疲劳综合征的一大病因。提示临床早期明确诊断很重要，可以尽早解除患者的疑虑、精神压力和负担。治疗用药和治疗方法同样重要，临床上常常见到一些中老年患者，出现胸闷气短胸背痛几十年，有的常年去医院检查心肺等，还是检查不出原因，时间长了，只好忍耐了，有的加强锻炼，进行自我调理，或请中医治疗，应该引起临床工作者的重视和研究。

7.**背部疼痛特点** 有区域性成片、成条或节段性疼痛，部位相对固定。触诊可发现条块状肿物，即损伤和炎性组织形成的组织病变。局部触压疼痛敏感，常有放射性疼痛。

8.**肋间神经症状** 此种情况与胸脊柱变形、椎体移位，椎间关节、椎肋小关节移位，关节囊损伤，或牵拉、挤压、刺激肋间神经有密切关系；与组织损伤、炎症或化学物质的积聚，刺激肋间神经有关。

9.**背部肌肉损伤**　如大小菱形肌、上后锯肌、骶棘肌、下后锯肌、斜方肌、背阔肌等肌肉组织，常因牵拉、挤压而损伤，与风寒侵袭有重要关系。

10.**胸脊柱变形**　合并有胸部变形者，在治疗时应一同考虑矫治。治疗方法可用手法加适量的牵引，同时同步缓慢地进行。

三、治疗与提示

1.对胸脊柱急慢性损伤，如果有条件，应尽早手法矫治，然后再做中药热疗或理疗。也可用点穴法、理筋法辅助治理肌肉，防止肌肉痉挛或牵缩、粘连。目的是活血通经络，利于气血运行、消炎止痛和早期康复。

2.对慢性损伤，一般先进行中药热疗或理疗，再用理筋法治理肌肉，并进行组织松解。在上述辅助治疗的基础上，利用有利时间手法矫治，能一次性矫正的尽可能争取一次性矫正到位。对一次性难以达到目的者，说明肌肉、韧带、关节囊的粘连或牵缩对脊柱相关椎体的限制较重，可分次矫治。

3.牵引方法的应用，如用双上肢悬吊法、立式牵引法、卧式牵引法，上胸段T_{1-4}可借助头颈部牵引加手法调整，中胸段T_{5-8}可利用牵引床牵引调整，下胸段T_{9-12}可利用牵引床，对牵引用上、下方扎带的捆扎位置要适当选择，并同时加手法矫正。

4.对胸脊柱侧弯和"S"形变，合并胸部变形的病例，在矫正脊椎的同时，要调整肋间肌和胸部肌肉，如在治疗中出现胸部疼痛反应，可以用中药热疗帮助消炎止痛。

5.在矫治上胸段时，一定要关注和保护好颈椎，治疗前首先将头颈部安放于适宜的位置，再进行针对性的矫治为佳。

6.对颈–胸段变形者，应先矫治胸椎，在胸椎矫治到一定程度时再矫治相关颈椎，以保证颈椎矫治后相对稳定。必要时进行适当的胸–颈支架固定，这样较安全、可靠，疗效也好。

7.胸腰段联合变形时，应先矫治腰椎，腰椎矫正后再矫正胸椎，这样治疗，一是比较容易，二是胸椎矫治后能保证有个稳定的基础。

8.胸、腰、骶椎与骨盆联合变形时，应从下至上进行矫治，因为骶椎与骨盆是稳定腰与胸椎的基础部位，上述各部位又是相互影响和相互制约的统一整体，故有必要先治基础，才能使肌肉相对稳定，也有利于腰–胸椎的矫治和稳固。

9.胸脊柱后弓变形先天性者多，常伴有椎体发育畸形和胸廓变形。在对此类病例矫治时，应密切关注胸廓、血管、纵隔等相关组织的适应情况。

10.胸脊柱变形　对先天性变形者应根据年龄、变形程度、骨与关节实际情况决定治疗方案。对青少年应尽可能早期发现和矫治，适当利用牵引加手法矫治可获得较好的疗效。对后天性，因劳累、慢性损伤引起的，应视年龄、骨关节、韧带、肌肉条件，以及心理素质、承受能力决定矫治方法，一般不做强制性治疗。

11.胸脊柱单椎体横向移位，或有旋转移位者，不受年龄的限制，可在中药热疗的辅助治疗下，用手法直接矫治，分次进行，直至X线复查证实到位。

12.胸椎间盘脱出症一般较轻，对脱出较重者，应先松解脊柱和胸部，在胸廓适应的情况下进行整复，加适当的牵引辅助手法整复效果较好。

四、矫治方法

（一）卧式法

采取卧式法治疗，适合各年龄段、不同性别、不同体质的患者。先让患者舒适地俯卧于治疗床上，胸前适当加垫，用触诊法检查胸脊柱及左右两侧肌肉，如果脊柱棘上韧带、棘间韧带和肌肉有损伤或炎症，可先用理筋法分离粘连或肿块，松解炎症淤积包块和挛缩组织。然后分脊柱段矫治。

1.**推压法**　指用单手掌，或双手掌合掌，从脊柱椎体的一侧，按压变异椎体的椎板和横突部，向另一侧斜下方推按。可感觉椎体旋转移动和小关节复位，同时发出响动声。可从上向下或从下向上分别矫治胸椎。

2.**左右推按法**　指医生双手掌分别按在脊柱左右两侧，左、右手一上一下反方向推按，造成拧力，通过肌肉牵拉矫治椎体和小关节错位。

3.**顺推压法**　医生用左右手按在脊柱两侧，从上而下，或从下而上，双手同时用力推按，借助肌肉调整胸脊柱。同时治理脊柱两侧的肌肉组织。

4.**正压法**　指用单掌或双掌重叠，沿脊柱正中垂直下按棘突和椎板，运用正压法矫治对整段脊柱进行调整，同时整复椎间盘（图3-13-3）。

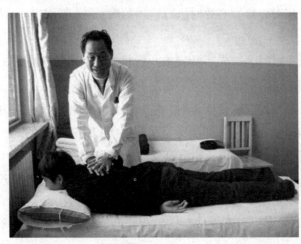

图3-13-3

（二）坐式搬肩法

患者端坐在高度适宜的坐凳上。医生一膝部以患者脊椎为支点中心贴住患者脊椎，双手握住患者两肩部，与膝部形成合力，矫治椎体后移、脊柱后弓。如矫治脊柱旋转，可分别单搬一肩向后伸加旋转力，也可双手握双肩，一手搬肩向后，另手推另一肩向前，与膝部支点形成合力，借此矫正脊柱侧弯、反弓和旋转变形，同时整复椎间盘。

（三）背式法

医生与患者背靠背站立，用双臂从患者左右两侧反勾住患者肘部；然后医生身体前屈，腰部顶住患者胸脊柱，加上患者胸以下躯体向下自然下垂的牵拉力进行矫治。在使用背式法将患者背起后，可以加力将患者颠起，以此震动脊柱椎体后移位，或用于对脊柱后弓变形的矫正，同时整复椎间盘。此法较为方便。

（四）侧搬法

患者侧卧于治疗床上，医生以两肘部放在患者上方肩部和下方骨盆部，即以胸椎矫治部位为中心点。一手向前推，一手向后拉按，反方向用力作用在矫治的交点部位。

1.拉肩法　拉肩向后与推按骨盆向前，或反过来，即推肩向前与拉骨盆向后，作用力的交点根据矫治部位设定。使用时应先做推拉试验，将上下方推与拉的幅度分别选好，然后瞬间加力矫正脊柱，可以交替使用，矫治不同类型的移位。如果脊柱旋转变形明确，如脊柱上方向右旋转，治疗时取左侧卧位，右肩在上，医生一手拉患者肩向后向左旋转矫治；如果脊柱上方向左旋转，同样取左侧卧位，推右肩向前下方用力，以矫治旋转变形。下方骨盆可用一手固定，保持侧立位不动，也可固定肩不动，保持侧立位，用推或拉骨盆向前或后摆动，旋转脊柱进行矫治。临床应根据矫正胸椎位置和变形种类及程度来选择方法和使用旋转力度。要因人因伤情处理，防止医源性损伤。

提示：在矫治中，旋转的幅度越大，矫治的力度就大。上下推拉使其前后旋转的幅度是不一致的，应有区别，主要是力的作用点应在选定的交点部位，故应精确掌握和运用。

2.侧搬法

（1）试探性活搬法：先轻轻地、一前一后地按压摆动，当认为条件具备时瞬间加力，一下达到要矫治的目的。

（2）强制性硬搬法：在完全明确矫治部位的情况下，强制性向一个方向硬性搬动。此法多适用于肌肉较发达的患者或骨质正常的患者，目的是要一举成功（图3-13-4）。

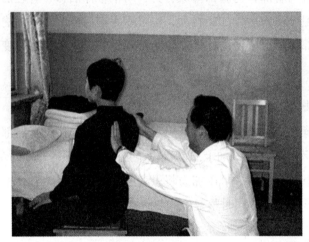

图3-13-4

（五）卧式搬肩法

患者俯卧位在治疗床上，自然放松；医生一手掌按压矫治胸椎的一侧椎板与横突间，即棘突旁；一手握住对侧肩部，按手与拉肩手形成对抗性合力，作用在按压的胸椎上，使其得到矫正。按手可感觉到椎体的前后或左右移动，还可出现椎体旋转性移动；同时矫正椎间关节、椎肋关节，并可听到所发出的响动声。患者会立即感觉舒适和轻松。

可以运用此法整复椎间隙和椎间盘，即拉肩手不变，一手掌按住椎间隙上下方棘突，然后两手合力整复，即可使椎间盘复位。

提示：动作要迅捷果断，充分利用技巧进行矫治。

（六）旋搬法

1.患者站立位，医生一手指或掌根按住棘突与椎板部位（根据矫治的目的选定），以矫正椎体后凸及侧方移位为例，力点着重在棘突旁。以按胸椎手为主，另一手从患者一侧穿插到患者胸前，用手紧握对侧肩部拉肩前旋，同时臂用力向后按胸，使胸脊柱后伸。操作时两手可先做试探性运动，然后用瞬间加力法将胸椎矫正。此法可矫治胸脊柱后弓、椎体后凸、脊柱侧弯、椎体侧方移位或旋转移位，同时也可治理变异的韧带、肌肉，松解软组织挛缩。此法要因人因伤情灵活掌握。

2.对于使用站立位达不到矫治目的者，可用坐位矫治。操作方法同站立位。坐位

矫治适用于老年人和体弱者，对胸廓变形者可加大矫治力度，同步矫正脊柱与胸廓变形。可分次、定量操作，注意严防损伤

（七）牵引下手法矫治

指在牵引辅助治疗下，手法矫治脊柱。此法适用于脊柱侧弯、后弓、"S"形变，椎体前后或左右移位、椎间盘脱出。

提示：要掌握好牵引力量和手法力度，特别对胸椎，要防止损伤脊柱和胸部。

第十四章　腰椎病诊断与治疗

第一节　腰脊椎滑脱症

一、概述

临床指腰脊柱椎体滑移脱出症，是一个椎体从上方椎间隙与下方椎间隙间脱出，又称单椎体滑脱症。此外，还有脊柱滑脱症、椎体联合脱出症、L_5手术后滑脱症等。

总之，腰脊柱滑脱与腰椎滑脱实际上是有区别的，但临床上腰椎滑脱与腰脊柱滑脱均表现复杂，多因伤因机制的不同，脱出的位置与程度，椎体和椎板、椎间盘、韧带、损伤程度，对椎管、脊柱的影响程度，以及对脊髓神经的损害程度，均不相同。

1.分类

（1）发育不良性滑脱：临床上一般呈先天性，特点是有椎弓先天不愈合，发生单个椎体向前滑脱，常见于第4腰椎。本型的骨质不足以承受腰椎的前滑倾向，因此L_5逐渐在挤压作用下向前滑移。若小关节之间不发生改变，滑移一般不会超过25%；若小关节之间产生分裂拉长或出现骨折时，滑移一般要超过25%。本型一般都存在骶椎裂，并且L_5的后弓常发生异常，因此常发展为严重性滑脱。且女性多于男性。

（2）峡性滑脱：本型的特征是脊柱椎体间、上下关节突关节的部分有病变。又分三个亚型：A.慢性或劳损性骨折；B.小关节之间的部分拉开距离，但完整；C.急性骨折（图2-14-1），此型的基本病理应是小关节之间部分的缺损。常见L_5与S_1滑脱，较少有L_4，其他腰椎较少见。亚型A继发于压力或疲劳性骨折。刚出生的婴儿中无此型，一般在5岁前少见，10岁时发病率增加，有遗传因素所致。此型滑脱的发病率还与种族性有关。成年白种男子发病率5%～6%，白种女性却为2%～3%，黑人的发病率明显较低，约在3%以下。

医学界许多学者认为峡性滑脱是反复创伤和压力导致疲劳性骨折的结果，并非某一次单纯的急性创伤所引起。但在几个方面与其他疲劳骨折不同。①倾向于年龄小的时候发病；②有遗传性倾向；③骨痂较少见；④小关节之间部分的缺损持续存在，偶见愈合。研究表明女性体育运动者，滑脱的发病率比不参加体育运动的同等女性高4

倍。这些压力性骨折的机制与脊柱屈曲和过伸位时脊柱受压有关，以及有旋转机制时，脊柱受挤压，并使腰前弓和直立位时产生峡部压力性骨折。

亚型B的特点是小关节之间的部分拉长，但无分离。与亚型A一样，继发于反复的压力性骨折。不同的是L_5椎体向前滑脱时，小关节间部分的骨折可能愈合在更拉长状态的位置，最终当滑脱继续发生时，它可能分离，使其与亚型A很难区分。

亚型C是急性小关节之间部分骨折，继发于严重创伤，常常为过伸型骨折，滑脱不明显，可无遗传因素。

（3）退变性滑脱：此类型病因机制多是继发于脊柱骨性结构与韧带软组织长时期产生的退行性变，骨强度与韧性减弱，或产生了关节炎症，以及小关节节段间产生的不稳固因素所致。在临床上此类型是较常见的滑脱。患者年龄一般在45岁以上，女性的发病率4～5倍于男性，其原因是小关节与韧带组织退行性变，韧性减弱，导致椎体滑脱，并无小关节间部分缺损。滑脱一般不超过30%，除非患者已做过手术椎板切除。常见平面为L_4、L_5、L_5骶化的发病率可增加4倍。发病诱因可能是稳定的腰骶关节增加了L_4、L_5之间关节上的压力，导致关节突和椎间盘过多移动和退行性变。退行性变因素加上滑脱的改变，导致产生椎管狭窄，马尾神经、神经根被挤压。

（4）创伤性滑脱：创伤所造成的椎体滑脱是继发于脊柱有关部位的骨折，而不是小关节之间部分的骨折，有别于峡性滑脱。骨缺损处可见锯齿形状的不规则改变，而不像峡性滑脱光滑的相对面。创伤性滑脱多见于L_4水平以上腰椎，但在临床上观察，L_5椎体滑脱相当多见，且多合并不同类型的压缩性骨折，又常常带上、下椎间隙间盘组织一并滑脱，可见因滑倒坐地摔伤，上身前屈或后仰，还有踢足球时在跑动中突然起脚踢球时滑倒坐地摔伤，上身前屈所致L_5压缩骨折、椎间盘滑脱等类型。

（5）病理性滑脱：为全身或局部产生的骨病，如畸形性骨炎、转移瘤、结核病等；一些全身性骨代谢病，如骨硬化病、成骨不全、关节弯曲等，均可导致小关节之间部分的骨折或被牵拉变长。另外局部的一些因素，如腰椎融合段以上脊柱的小关节由于脊柱力学的改变，常常出现疲劳性骨折。

2.分型

（1）儿童和青少年滑脱：临床观察儿童和青少年脊柱滑脱症与成年人和高龄人有明显的不同。因为儿童和青少年的脊柱处在生长发育期，从生理组织学理论讲，儿童和青少年的骨质、骨关节、韧带、纤维环、椎间盘，以及关节囊、纵韧带和固定椎体脊柱的多裂肌、横突间肌、横突棘肌等组织的韧性、弹性均较健康，身体灵活性好，身体较轻松，动作反应灵活，除特殊外伤病因机制造成骨折外，一般滑脱类型及其临床表现均具有儿童和青少年的特点。

（2）脊柱侧弯与椎体滑脱：脊柱椎体滑脱合并或诱发脊柱侧弯变形大致分三种类型。①椎体滑脱导致脊柱侧弯，可称滑脱性侧弯，在腰脊柱侧弯中较多见，在颈脊柱侧弯中常因创伤、左右挥鞭式损伤而见到。原因是椎体一侧较另一侧向前滑脱较多，同时可造成脊柱旋转变形，还有椎体向一侧倾斜性滑脱移出；或在一椎间隙上椎体带以上脊柱与下椎体带下方脊柱呈交错形式滑移出，可导致脊柱旋转变形，即椎体滑脱与脊柱侧弯、旋转变形同时发生，此类伤情多较严重。②痉挛性侧弯，侧弯可涉及整个脊柱，旋转一般较轻。可因伤因机制或风寒刺激造成一侧肌肉痉挛，牵拉脊柱所致，或因急性创伤机制加肌肉损伤牵拉所致。③损伤性脊柱椎体滑脱产生脊柱侧弯，临床上较多见且常常较严重。由于滑脱的椎体向前或向后、偏左或偏右，均会造成旋转、椎间盘损伤脱出、脊柱侧弯，腰背肌出现左右不平衡（即长短差别），脊柱两侧肌肉发育性强弱有所差别，从而导致本病。还可因颈椎病导致背腰肌一侧软弱无力，另一侧特别发达，失去平衡所致。

（3）高龄老年性滑脱：临床上较多见，与儿童和青少年型明显不同。高龄老年性脊柱滑脱是处于组织退行性变较严重时期，出现骨质疏松症、骨质增生症，黄韧带、椎间盘、纤维环、纵韧带与椎旁固定椎体、脊柱的肌肉均相继产生退变，而且多较明显，血液循环差，组织韧性和弹性均出现程度不同的减弱。根据椎体滑脱情况大致可分两类。①继发性，多见于青少年或中年时期，与伤因机制有关。②退变性，即脊柱骨性结构、椎间关节、椎间盘纤维环、韧带组织、肌肉组织均出现明显退行性改变。马尾神经、神经根多数受压。

二、伤因机制

脊柱、椎体滑脱与先天性发育不良及各种外伤因素有关。

附：影像学检查资料（图3-14-1、图3-14-2）。

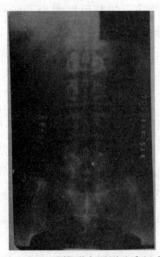

图3-14-1　腰椎联合滑脱（摩托车手型）X线正位片表现

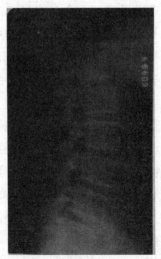

图3-14-2　腰椎联合滑脱（摩托车手型）X线侧位片表现

脊柱、椎体滑脱的伤因机制较多，复杂多变，如同时存在先天发育不良性或有其他疾病，脊柱、椎体滑脱症就显得更为复杂。滑脱的类型、轻重程度与诸多因素有关，特别是与伤因机制有重要关系。

三、症状、体征

滑脱一般分四型：Ⅰ型，椎体滑移出椎体前后横径的1/4；Ⅱ型，椎体滑移出椎体前后横径的1/2；Ⅲ型，椎体滑移出椎体前后横径的3/4；Ⅳ型，椎体全部滑移出椎体前后横径。

Ⅰ型轻到中度滑脱，有腰部疼痛及下肢麻痛；Ⅱ型滑脱较重；Ⅲ型、Ⅳ型出现典型的滑脱体征，躯干变短，臀部呈心形状态。由于受伤节段不稳定，椎体间韧带和关节上产生张力，引起腰、骶部疼痛与腰骶段畸形变。也可由于小关节之间部分的缺损，特别是创伤性造成急性较严重骨折时出现疼痛、变形，可导致椎管急性狭窄，挤压神经，产生下肢疼痛、肌肉萎缩、功能障碍，严重者可致大小便失控、生殖系统受到不同程度的影响。

四、临床检查

望诊：可见患者腰部与骶段僵直性改变，不敢活动，出现不同类型、不同程度的功能障碍。患者常常用双手扶住双髂部，借以缓解压力和疼痛刺激。严重者可出现臀部向后翘起，呈现心形状态的特殊体征。行走与坐立均出现障碍。

触诊：可触及滑脱的椎体，上下椎间隙和肌肉组织可触及炎症样改变，触按疼痛。

腰部前屈、后伸、旋转活动受限，或完全丧失。

影像学检查：可显示椎体滑脱情况与程度，并可测量滑脱度数，以作为分型的依据。可显示脊椎、椎体骨性结构的改变，骨质疏松与骨性增生情况、椎间盘情况、椎管狭窄部位与程度。可显示脊髓、马尾神经、神经根受压情况。

X线检查可帮助诊断、分型与鉴别诊断。

五、诊断要点

1.腰脊柱损伤变形。

2.腰椎体损伤滑脱。

3.腰段椎间纤维环及韧带组织损伤。

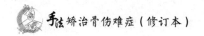

六、临床治疗

应根据损伤机制、患者年龄、临床分型、病变程度及患者的要求、相关条件等决定治疗的方式、方法。

提示：对特别严重者和骨病所致者应选择手术治疗。

1.中医药内治法　以强筋壮骨、活血化瘀、通经活络为主，因人因病情辨证论治。

2.中药外用热疗法　以活血化瘀药为主配方，采用专用热疗床，以腰部为主，兼热疗全身。

3.点穴法、针灸法　以督脉、足三阳经为主选穴治疗。

4.理筋法　理治腰骶部肌肉组织，解除肌肉组织炎性粘连与挛缩。

5.手法矫治法　因人因伤情而治，对急性外伤性脊性滑脱、椎体滑脱者，应根据具体情况，在牵引辅助下行手法矫治。患者俯卧位，分别在腰部与骶髂部扎紧牵引带，顺脊柱牵引，牵引力根据患者体质、肌肉发育情况决定。以椎体向前滑脱为例，腰骶前方加软垫，垫实滑脱段脊柱前方，当牵引达到标准时，双手用力矫正，即可使滑脱的椎体弹起复位。对有椎体旋转性向前滑脱者，在瞬间矫正复位时手感明确，并同时发出滚动式移动回位声响，患者可听到和感觉到腰部骨骼移动。治疗后症状随之消失。静卧3小时再站立或行走，可加腰部支具保护腰骶部。

慢性劳损所致者，特别是高龄老人，或存在较多合并症时，应在上述辅助治疗下进行全身与局部调理后再利用牵引床辅助矫正，争取一次矫治到位，以预防再滑脱。

提示：牵引只是辅助手法矫治，不可长期或长时间、大牵拉力牵引，以免脊柱、椎体失稳。

第二节　腰脊柱侧弯变形

一、概述

腰脊柱侧弯变形，为临床上常见症状，如不及早发现与治疗，将发展成为严重的腰椎病，并可引起整个脊柱变形与畸形，导致严重的并发症及合并症。脊柱侧弯变形常见分类如下。

1.先天性脊柱侧弯　是在母体内就形成的先天性发育异常症，椎体可出现半椎体畸形、双椎弓畸形、半椎体与分节异常畸形；一侧不对称骨桥型，椎体左右不对称变异型，还有椎体蝴蝶型、互补半椎体型、脊髓纵裂、脊膜膨出等脊柱变异型等。

2.**疾病型**　小儿麻痹型、大脑瘫型、脊髓空洞型、神经纤维瘤病型、马方综合征等。

3.**后天性**　是因伤因机制所致脊柱侧弯变形，此类型是本书重点关注的类型，是常见和比较严重的类型，如创伤、慢性劳损、特殊职业、运动伤害、不良习惯等，均可导致肌肉损伤，有的是因为脊柱椎体发育不平衡所致。

二、伤因机制

腰脊柱侧弯变形的伤因机制复杂多变，但主要是与患者超负荷负重劳作有重要关系。X线片上常常显示椎体压缩、严重畸变，脊柱可出现"S"形变或"Z"形变，使损伤情况复杂而严重。脊柱旋转分度见图3-14-3。

腰脊柱侧弯变形，往往成为胸脊柱、颈脊柱和骶椎、骶髂关节的基础病因机制，或因代偿而同时或相继发生侧弯、侧斜等不同类型的变化。反之，胸、颈脊柱和骶椎、骶髂关节侧弯或倾斜变形伤，也必然影响到腰椎、腰脊柱和腰脊柱软组织，使其代偿性产生侧弯与相关改变，导致腰椎的复杂变化。脊柱侧弯测量Ferguson法见图3-14-4。

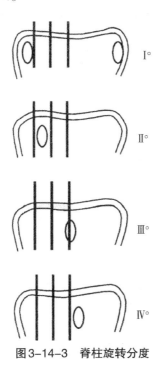

图3-14-3　脊柱旋转分度

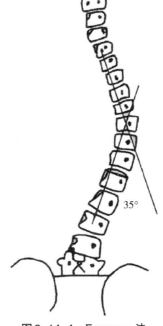

图3-14-4　Ferguson法

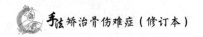

如果人们有先天性发育性脊柱侧弯，或有营养不良性脊柱侧弯，加上后天劳作或意外伤因机制的作用，会造成脊柱更严重或复杂的侧弯变形。

三、症状、体征

与伤因机制有关。受腰部疼痛影响，可出现背部疼痛、下肢放射性疼痛，肌肉萎缩、无力，腰段变短与倾斜，腰部活动受限、功能障碍，还可出现腰脊髓、马尾神经、神经根受挤压、牵拉、刺激的症状、体征。

四、临床检查

望诊：患者腰段变短，腰向一侧倾斜或旋转变形，严重者常用双手叉住两侧髂部借以支撑腰部。站立时躯体倾斜，腰部呈现前屈、侧屈或后仰侧屈状态。行走呈"鸭步"或跛行。

触诊：腰脊柱侧弯，椎棘突偏向一侧，或上下椎体棘突左右偏斜；腰部肌肉触按疼痛，部位广泛；肌肉组织粘连、痉挛、挛缩或背腰部肌肉组织板样僵硬；受损伤部位可触及球形凸出，压痛敏感，向下肢放射；腰背、下肢肌肉萎缩无力；高龄患者背腰部肌肉僵硬变性、弹性降低，脊柱活动度减少。

影像学检查：可显示脊柱侧弯、变形，骨性结构损伤情况，椎间盘损伤脱出或膨出情况及脱出数量、程度；可显示椎管变形与狭窄、骨质疏松与骨质增生、韧带组织损伤炎性增厚、钙化、增生，以及脊髓、马尾神经和节段神经根受压情况。

X线检查可帮助临床诊断与鉴别诊断。

五、诊断要点

1.腰脊柱损伤，骨性结构出现变异。
2.腰段韧带、肌肉组织损伤。
3.腰脊柱组织退行性变。
4.腰段脊柱侧弯变形。

六、临床治疗

1.**中医药内治法**　根据患者的伤情、合并症情况，辨证施治，多用活血化瘀、祛风散寒、强筋壮骨、健脾补肾、培元固本的药物，以调理经络、气血、阴阳。

2.**中药外用热疗法**　用活血化瘀、祛风散寒、解毒排毒的药物，用专用热疗床，以腰部为主，兼热疗全身。

3.**点穴法、针灸法** 根据《素问·刺腰痛》的理论与方法，进行点穴与针灸治疗。

4.**理筋法** 理治腰、背、骶部肌肉组织，解除肌肉痉挛、粘连、挛缩，起到理筋舒筋的作用。

5.**手法矫治法** 根据患者的年龄、伤情、合并症等情况确定治疗方式与方法。一般在专用牵引治疗床上治疗。

患者俯卧位，牵引带上方扎带扎在腰上段或要矫治的椎体上部，下方扎带扎在两侧髂骨上，顺腰脊柱牵引，力度因人而异。在牵引下施手法矫治脊柱侧弯变形。可分次进行，直至将脊柱矫正，并使腰脊椎恢复前屈曲度。

对椎体上下间隔性左右交错移位变形，特别是陈旧性外伤所致者，必须利用顺脊柱轴向牵引，在牵引下进行矫治。先矫治下方椎体移位，再矫治上方椎体移位比较容易，也可有效预防上下方脊柱代偿机制所产生的伤病。

第三节 腰椎椎管狭窄症

一、概述

椎管狭窄症分先天性、发育性、病理性和急慢性损伤性。主要表现为脊髓、神经根受牵拉、挤压、刺激的症状和体征。临床以腰骶部疼痛、下肢疼痛无力、影响站立和行走为特征。

应用解剖：有人将椎管分为四型，一是卵形，二是近三角形，三是近三叶形，四是三叶形。上方腰部椎管多呈现卵圆形或近三角形。卵圆形椎管无明显侧隐窝，近三角形椎管有较浅的侧隐窝。下腰部椎管多呈近三叶形，均有明显的侧隐窝。从L_1-L_5起，椎管的形状由卵圆形渐向三叶形演变。由于形状的不同，虽然L_4、L_5椎管的矢状径与横径均大于上方腰椎管，但其管腔容积却小于L_3以上管腔，且中央椎管内的硬膜囊从L_1-S_1起，矢状径和横径逐渐变小，椎间孔管径也逐渐变小，管道变长，下腰部坐骨神经比上腰部股神经根明显变粗。上述解剖特点可能为腰骶椎管狭窄症多发生于下腰部的重要解剖学基础（图3-14-5）。

Jones及Thompson用椎管横径A、矢状径B的乘积与椎体横径C、矢状径D的乘积比值AB/CD，推测腰椎管大小，认为该比值小于1：1.45即为椎管狭窄。

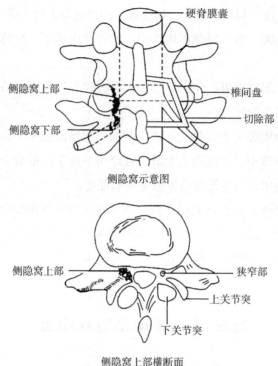

侧隐窝示意图

侧隐窝上部横断面

图3-14-5　侧隐窝　　侧隐窝上部横断面

二、伤因机制

1.**先天性特发性**　先天性、发育性椎管狭窄，特发性、软骨发育不全性，即为原有椎管狭窄的病因基础上，加上后天腰椎、脊柱、椎管周围组织的急慢性损伤所致椎管狭窄症。

2.**创伤**　因腰脊柱骨性结构、椎间盘、纤维环、黄韧带、纵韧带损伤所产生的椎体移位、滑脱、压缩骨折、椎间关节错位、椎板骨折移位、椎间盘脱出与膨出，纤维环组织、黄韧带等撕裂、折叠，出现炎性肿胀、增粗、椎管内出血、渗出物等占据椎管腔，致椎管狭窄。又因急慢性损伤造成脊柱侧弯"S"形变、"Z"形变等，致椎管变形与狭窄。

3.**医源性**　椎板切除术、脊柱融合术、髓核溶解术后，产生椎体移位滑脱、旋转移位；椎间盘手术摘除不彻底，剩余部分从切口被挤出进入椎管；还有手法治疗不当，使椎体移位、脊柱变形，加重腰脊髓、马尾神经、神经根受累，均可导致。

4.**组织退行性变性**　因早期腰椎骨性结构和椎间盘与韧带组织的损伤，产生腰骶部疼痛，患者活动量减少，或因出现功能障碍，制约患者功能锻炼，加上伤因机制和人体自然衰老、组织退行性变等因素所致。

5.体育专业　从事大运动量项目者，腰骶椎骨性结构、椎间盘组织、韧带软组织长期劳损，或突发性严重伤因机制，均可导致。

三、症状、体征

临床可见腰骶段形态改变，可出现向侧方倾斜、前屈或后仰位的特殊姿势改变，严重者出现跛行，走走停停，或用下蹲的方式借以缓解疼痛。

四、临床检查

望诊：可见患者侧屈、前屈、后仰等不同形态或体位的改变。有腰骶疼痛的症状、体征。患者跛行，站立时躯体向健侧倾斜，坐位时只能坐高凳，坐低或坐软则诱发疼痛。有神经性间歇性跛行症。

触诊：可触及腰骶脊柱侧弯、直变或前屈过度，椎管狭窄节段的椎体后部或两侧可触及炎症，有明显压痛并向下肢放射，下肢肌肉萎缩、无力。

可触及椎管狭窄段椎体棘突偏歪、前移或后移，后部棘上韧带、棘间韧带触按疼痛与炎症改变。椎旁触痛，并向下肢放射，下肢肌肉萎缩、无力。严重者大小便失控，或出现生殖器官功能障碍。

影像学检查：可显示椎管周围骨性结构改变，椎体移位、椎间关节错位、脊柱变形，椎间盘损伤脱出椎管的情况与程度；椎管管腔周围组织退行性改变，脊髓、马尾神经、神经根受压的表现与程度。椎管狭窄的测量见图3-14-6、图3-14-7。

X线检查可帮助诊断与鉴别诊断。

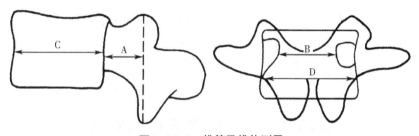

图3-14-6　椎管及椎体测量

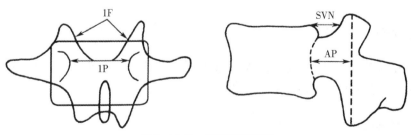

图3-14-7　椎管形状测量

五、诊断要点

1.腰脊柱损伤变形。
2.腰骶椎损伤移位。
3.腰椎间盘损伤脱入椎管。
4.腰骶椎管变形与狭窄、脊髓神经受累。
5.腰段侧隐窝狭窄、神经根受压。

六、临床治疗

临床根据患者的具体情况决定治疗方式与方法，对高龄老年患者应特别关注。对特别严重者或骨病所致者，不进行手术治疗无法解决者，应选择手术方法治疗。对手术治疗也难以解决者，应采取综合治疗。

1.**中医药内治法** 以活血化瘀通经络为主，针对腰椎管和腰骶椎管狭窄产生的病因和腰脊髓、马尾神经、神经根受累产生的病症，因人而异辨证论治。

2.**中药外用热疗法** 活血化瘀、软坚通络、祛寒止痛。用专用热疗床，以腰骶部为主，兼热疗全身，达到强筋壮骨、减轻症状的目的。

3.**点穴法、针灸法** 以督脉为主，配足三阳经选穴治疗。可根据《素问·刺腰痛》的理论，归经治疗。

4.**理筋法** 理治背、腰、骶部肌肉组织，解除组织的痉挛、粘连、挛缩，达到理筋舒筋、消炎祛痛的目的。

5.**手法矫治法** 一般以对脊柱、椎体进行正骨为主，整复椎间盘，调整理治韧带、肌肉组织，解除椎管变形与狭窄。治疗方式、方法取决于患者的具体情况。一般多在专用牵引治疗床上治疗。患者取俯卧位，医者顺脊柱牵引，在牵引辅助下进行必要的手法矫治，使腰椎管、腰骶椎管狭窄症获得好转与康复。

第四节 L_5、S_1 先天性倾斜症

一、概述

L_5、S_1 先天性倾斜症，是临床腰骶椎病的特殊类型，与先天性遗传因素关系密切，发病率男女无明显差别。

二、伤因机制

主要是在原有 L_5、S_1 先天性倾斜变异的基础上，再受到外伤或慢性劳损等，使腰

椎与椎间盘韧带、肌肉损伤加重造成。可使脊柱继发性侧弯损伤加重，使骶部骶髂关节、髋关节损伤加重。总之，在L_5、S_1出现改变的病因基础上又造成腰椎、椎间盘组织损伤。

三、症状、体征

腰骶部功能障碍、疼痛，并向下肢放射，腰部向一侧倾斜，双下肢不能平衡用力（用力较大的一侧，下肢伤情多较重），可继发胸椎病、颈椎病。

四、临床检查

望诊：患者腰以上躯体向一侧倾斜。

触诊：可触及腰脊柱棘突上下排列不正，L_5、S_1棘突向一侧倾斜，腰脊柱侧弯，骶棘肌止点处一侧肿大、触痛明显，并向下肢放射，严重者可出现胸椎病、颈椎病和骶髂关节症等症状与阳性体征。

影像学检查：可显示L_5-S_1或L_5或S_1单椎体、双椎体联合倾斜；可显示继发性腰脊柱或胸脊柱、颈脊柱代偿性侧弯或"S"形变；可显示以L_4-L_5为主的椎间隙改变，椎间盘损伤脱出改变；可显示骶髂关节损伤情况的改变。

X线检查作为诊断依据，可帮助对继发性损伤进行诊断与鉴别诊断。

五、诊断要点

1.L_5、S_1先天性发育异常，出现倾斜。

2.腰骶段脊柱变形。

3.腰骶段神经受累，出现综合征。

六、临床治疗

应以治疗后天继发性脊柱侧弯、椎间盘脱出、骶髂关节损伤与疼痛为主。严重者可手术矫正L_5、S_1，做L_4-L_5或L_5-S_1融合矫形术。

1.**中医药内治法** 以活血化瘀、通经活络药物为主，因人因病辨证论治。

2.**中药外用热疗法** 以活血化瘀、祛风散寒药物为主，配外用方剂，用专用热疗床，以腰骶部为主，兼热疗全身。

3.**点穴法、针灸** 主要治疗继发性伤病，以督脉、足三阳经为主，循经选穴治疗。

4.**理筋法** 理治腰骶肌肉组织，对出现颈、胸、骶髂等继发性损伤者，应根据具体部位的病情进行理治，为手法矫治创造条件。

5.**手法矫治法** 根据具体情况分别进行治疗。

（1）治疗原则：尽可能将继发性腰脊柱侧弯矫正到接近正常的形态，整复脱出的椎间盘，尽可能在牵引辅助下，通过手法矫治松解L_5、S_1椎间隙，利用椎间盘、纤维、椎间关节和黄韧带及椎横突间肌、横突棘肌组织调整L_5、S_1的倾斜度。只能做到尽力，不可能彻底改变。

（2）治疗方式方法：患者俯卧于牵引治疗床上，用上下方扎带牵引，以L_5为中心，将上下方扎带扎紧，医者站于侧弯凸突的一侧，在顺脊柱牵引的辅助下，先矫正继发性脊柱侧弯、整复椎间盘，再用手掌推动L_5、S_1进行松解，做到尽力，要得到患者的理解和配合，争取改善L_5、S_1先天性倾斜，治愈继发性伤病。

附：影像学检查资料（图3-14-8、图3-14-9、图3-14-10、图3-14-11）。

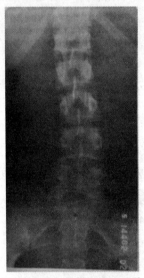

图3-14-8　治疗前，腰椎X线正位片显示，L_5与S_1先天性倾斜致脊柱变形（女专业运动员）

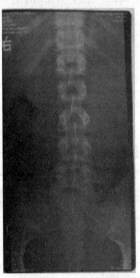

图3-14-9　治疗后，腰椎X线正位片显示，L_5与S_1先天性倾斜致脊柱变形部分被矫正

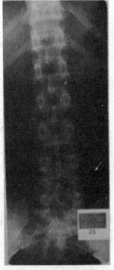

图3-14-10　治疗前，腰椎X线正位片显示，L_5与S_1先天性倾斜致脊柱变形（男性业余球员）

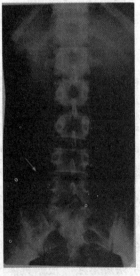

图3-14-11　治疗后，腰椎X线正位片显示，L_5与S_1先天性倾斜致脊柱变形，部分被矫正（男性业余球员）

第五节　第3腰椎横突综合征

一、概述

L₃横突在腰椎中有其特殊地位和作用，因其末端所承受的拉应力较其他腰椎横突大，当腰部受力过大或长期劳作呈强迫性腰部歪斜体位时，易引起L₃横突末端组织的急慢性损伤。L₃横突末端血管受累有碍于局部组织的供养与正常代谢，可引起或加重L₃横突末端组织的病理变化。又因多合并L₃或L₄移位改变，或L₃-L₄椎间盘损伤脱出，腰脊柱直变或侧弯，以及出现骨质疏松或骨质增生等骨与软组织的退行性变，均可导致L₃横突部组织产生病理改变。故L₃横突部的急慢性损伤均可造成L₃横突综合征。

二、伤因机制

腰椎位于活动度很小的胸廓和固定于骨盆的骶骨之间，呈现生理性前弓，L₃和L₄椎体位于腰椎前弓的顶部，是躯干活动的枢纽，腰椎的侧屈和旋转以L₃₋₄椎间盘为中心，因此L₃横突在腰椎活动中起着重要的杠杆作用，椎旁肌肉的活动有助于脊柱的稳定。腰椎横突部和相关组织承受的拉应力主要集中在横突末端，其应力主要包括三个方向：向前外下（来自腰方肌的拉力）、向后内上（来自多裂肌和回旋肌的拉力）、向外（来自腹横肌和腹内斜肌的拉力，以及骶棘肌鞘内压力）。由于L₃横突最大、最宽，腰背筋膜中层在L₃横突末端的附着范围最大，人体在维持腰部姿势或进行腰部活动（脊柱侧屈、弯腰、转身）时以L₃为枢纽，为了维持脊柱的平衡，L₃横突末端所承受的拉力、应力较其他腰椎横突均大。因此当腰部受力过大或长期劳损时，易引起末端组织的急性损伤或慢性劳损性伤害，L₃横突末端组织的损伤易累及邻近的血管和神经，而产生下腰部、臀部疼痛等临床症状。如果得不到正确治疗，或得不到良好的修复，可使L₃横突部和肌肉、筋膜、血管软组织相继产生病理变化，出现炎症、积液、肿胀与疼痛。

L₃横突部肌肉、筋膜、血管、神经组织的损伤，常与腰椎、椎间盘、腰部肌肉筋膜、脊神经和神经根的急慢性损伤有关，可能同时受损伤，或是在腰椎、脊柱原有损伤的基础上产生劳损，加重L₃横突部组织损害程度。故本病多与腰部急性或反复性牵拉伤、撞击伤、扭挫伤，或特殊职业强迫性体位下劳作有关，也与坐卧湿地、外受风寒有关。

三、症状、体征

腰后部疼痛，以 L_3 横突一侧或两侧疼痛为主，并相继出现横突部肌肉、筋膜等软组织的炎症、积液、肿胀、疼痛加重症状。腰部向患侧或症状较重的一侧倾斜。如为 L_3 两侧横突部肌肉、筋膜软组织损伤，患者腰部多向后倾斜，以缓解横突部肌肉张力，借以减轻疼痛刺激。患者腰部前屈或侧屈、旋转活动腰部时，可引起横突部疼痛加重。患者不敢负重，腰部功能受限。有时患者咳嗽或打喷嚏时也可导致横突部疼痛或症状加重。

四、临床检查

问诊：患者主诉有腰部扭挫伤史，或长期劳作损伤史，或腰部一侧、两侧疼痛史，或有急性或慢性受风寒侵害史，或腰部怕凉与寒性腰部疼痛史。

望诊：患者腰部以上躯体向患侧倾斜，或呈现旋转侧弯变异形态。如 L_3 两侧横突部均出现损伤、炎症、疼痛，则患者腰以上躯体多向后倾斜，严重者可见患者双手叉住骶髂部，进行保护性对腰部制动，以减轻疼痛。如为单侧，患者多用单侧即患侧手叉腰部，借以缓解疼痛刺激。坐位、站立和行走时，腰上部躯体多向患侧倾斜。

触诊： L_3 横突患侧可触及明显炎症、肿胀或积液性改变。急性损伤患者可出现局部小血管损伤，造成局部出血或血肿，触按疼痛反应敏感，并向下肢放射。

检查：腰部前屈曲、侧屈和旋转时疼痛加重。向患侧侧屈可减轻疼痛。腰部后伸时疼痛缓解。如果腰部后伸时疼痛不能缓解，应考虑到 L_3、L_4 椎体移位，腰脊柱损伤变形， L_{3-4} 椎间盘损伤与脱出。患者俯卧位，腰背肌紧张时，如果 L_3 横突部出现疼痛反应，即可确定存在横突综合征。

影像学检查：可显示 L_3 横突部一侧或两侧肌肉软组织肿胀改变。应观察 L_3、L_4 椎体位置，以及腰脊柱形态是否有改变。

五、诊断要点

1. L_3 横突部肌肉、筋膜组织损伤。
2. L_3 横突部软组织炎症肿胀，挤压脊神经。
3. 腰部疼痛与下肢麻痛。

六、临床治疗

1. 中医药内治法　可选用补肾助阳、壮腰止痛的健肾汤。

方药：熟地黄20g，补骨脂15g，枸杞子15g，续断15g，杜仲12g，怀牛膝15g，黄芪30g，当归12g，赤芍12g，白芍20g，延胡索12g，乳香10g，没药10g。

用法：每日1剂，水煎服。

2.中药外用热疗法 以活血化瘀、祛风散寒、通经活络药为主配外用方剂。

用法：用专用热疗床，以腰部为主，兼热疗全身。

3.点穴法、针灸法 以督脉和足三阳经为主选穴，以畅通经络气血运行，活血祛痛。

4.理筋法 理治腰部肌肉，重点理治L$_3$横突部肌肉软组织，理治局部炎症、粘连淤肿，促进局部消肿、止痛。

5.手法矫治法 可在上述辅助治疗下运用侧搬法，或在牵引下行手法矫治法。原则是使一侧或两侧横突部肌肉组织在顺脊柱牵引情况下拉伸松解，消除炎性粘连和肌肉、筋膜软组织挛缩性改变，使患侧肌肉筋膜组织顺脊柱松解开，利于其功能恢复，防止腰部疼痛或L$_3$横突综合征复发。对合并L$_3$、L$_4$椎体移位，L$_{3-4}$椎间隙间盘脱出，脊柱侧弯变形者，运用牵引下手法矫治法尤为重要，不仅可矫正变形，而且可调理组织，对消除疼痛和恢复腰部活动功能十分有益。

第六节 腰椎病矫治手法

一、概要

腰脊柱上连胸椎、下接骶椎，处于人躯体中间部位，承受重力大，有前屈、后伸、左右侧屈旋转的功能。腰脊柱正常有五节椎体，上下重叠，有五节椎间盘纤维环组织，上下关节突关节、黄韧带、棘间韧带、前后纵韧带、棘上韧带连接组成腰脊柱；脊柱两侧有对称的小肌肉和长肌肉及胸腰筋膜组织，前方有腹部肌肉、腰大肌等。腰脊柱从侧方观有正常的前屈度。椎管内L$_3$以上有脊髓，L$_3$以下有脊髓延续的马尾神经，脊柱前方有腹主动脉、下腔静脉等重要的血管。

在临床上认识腰段正常解剖，了解相关组织位置和功能，利于对腰椎急慢性损伤的检查和诊断鉴别，为临床治疗打下良好的基础。

腰椎急慢性损伤也称腰椎伤病，又有腰脊柱与腰椎伤病之分，临床上运用手法矫治的腰脊柱疾病一般包括：①腰脊柱椎体损伤、不严重影响腰脊柱稳定和不严重影响椎管内脊髓神经的一般性骨折、椎间上下关节突关节损伤。②黄韧带、纵韧带、棘间韧带、棘上韧带损伤。③椎间盘损伤或脱出。④腰脊柱两侧肌肉软组织损伤。⑤腰椎骨与关节、韧带、椎间盘组织、肌肉和软组织出现的退行性变。⑥脊柱侧弯、旋转、

"S"形变、倾斜变，向后反弓与直变。⑦腰椎前后与左右移位或滑脱，间隔性椎体移位或滑脱，又分先天性和急慢性损伤性、专业体育运动性脊柱与椎体损伤等。⑧脊髓、马尾神经、神经根受累症等。

综上所述，以腰脊柱为主的急慢性损伤或劳损症，均是造成腰部及下肢疼痛的重要因素，临床上应与其他疾病进行区别。

二、治疗程序

腰椎急慢性损伤，有条件者应按临床治疗原则和一定的程序进行治疗。

1.中药外用热疗法　一般先进行充分的中药热疗，活血化瘀，舒筋祛瘀，消炎止痛，消肿，增强免疫功能，以促进局部和全身血液循环、促进新陈代谢、促进组织修复为原则。

2.理筋法　运用理筋法治疗肌肉软组织炎症，使肌肉恢复正常的肌张力和良好的弹性，恢复对脊柱的正常保护，以及脊柱正常的运动功能。

3.点穴法　疏通经络，运行气血，促进局部和全身尽快康复。

4.手法矫治法　应根据局部伤情、患者全身情况和条件选择适宜的矫治方式与方法。

三、矫治方法

（一）牵引辅助手法矫治

临床上使用牵引辅助手法矫治，牵引力可因患者体质的不同灵活掌握。此种方法治疗适应证较广，不受年龄与体质强弱的限制，但应严格掌握，因牵引只能作为手法矫治的辅助方法。临床借助牵引，可解除脊柱两侧肌肉的粘连与挛缩，平衡松解脊柱内外周围组织，解除对脊柱与椎体间的制约或交锁，平衡松解椎体间隙，利于整复椎间盘、稳定间盘组织，重新恢复脊柱腰段的正常形态。

1.患者俯卧于治疗床上，按照牵引治疗的原则做好牵引准备工作。

2.医生用手贴紧腰脊柱患椎棘突部，其作用一是测试，即根据手感分析判断在牵引下脊柱椎间隙松解程度，并决定牵引拉力的使用；二是灵活变化，即当牵拉达到手法矫治条件或标准时，及时矫治。具体方式方法应依据脊柱与椎体和间隙的变化灵活变换。三是缓缓矫治，即借助牵引平衡性拉力，可以从上至下或从下至上缓缓矫治脊柱，同时也利于对腰段多椎间隙间盘脱出症的一次性矫治，以及对脊柱侧弯、"S"形变等的治疗。本法安全可靠，适用于不同年龄和体质的患者。四是瞬间加力，即当牵引达到一定程度时，医生以双掌重叠，利用患者呼气末之机，迅速快捷加力矫治，瞬间加力矫治时手下可产生强弱不同的声响，医生可依据手感和声响分析判断矫治程度、椎体与椎间盘到位情况及组织被解锁情况等。

矫治后维持原牵引不动，以防止肌肉痉挛或椎体反弹，待相对稳定后再去掉牵引，如需保持患者俯卧位，则可在腰部加沙袋按压。如患者仰卧，可在腰部下方加枕垫，借以稳定脊柱、椎体、椎间隙间盘及肌肉组织（图3-14-12）。

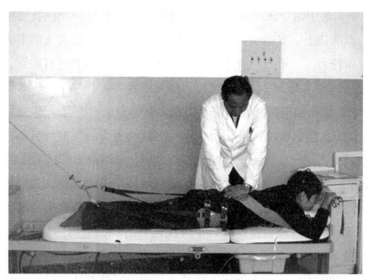
图3-14-12

（二）人工牵引下手法矫治

指在人工牵引辅助下进行手法矫治（图3-14-13）。

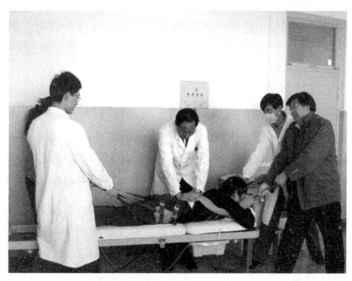
图3-14-13

本法特点：一是不受条件地点的制约；二是不受设备的制约；三是矫治快速；四是可根据患者情况选择牵引力；五是方式灵活，可在人工缓缓牵引下进行手法矫治，也可利用快速的双方对抗暴发力实现脊柱椎间隙松解下的手法矫治。

注意事项：严格掌握牵引方法和拉力，以防止失去控制，造成损伤。

1.方法

（1）患者俯卧于治疗床或地板上，治疗局部上下方分别用捆扎带或布带捆扎。牵引带要长，以能让上下方牵引人员握住为宜。一组人员在患者头部上方，以保持平衡与对抗下方牵拉力。一组人员在患者左右，人数分配上两侧可有差别，重点松解的一侧可以比另一侧多一人，但左右总牵拉力要与患者头部上方一组基本平衡。

（2）牵引人数要根据腰部肌肉情况决定，牵引力量要搭配合理。

（3）先试牵，然后缓缓对抗加力；医生手紧贴患者的腰椎棘突部，测试腰椎上下松解度，注意患者的反应和手感，同时指挥牵引，随时决定牵拉力度的大小。

（4）试牵后正式牵引。医生手紧贴棘突部做好矫治的准备，先缓缓对抗，加力牵引（如达不到松解目的，则利用一、二、三分次瞬间加力法牵引，医生同样以手感测试，并做好矫治准备），牵引到位后及时快速矫治。当矫治达到目的后，去掉牵引，医生手按原处不动，一是继续观察矫治脊柱与椎体的稳定情况，二是防止肌肉痉挛。当矫治部位相对稳定后，用沙袋压住腰部，起到稳定腰椎的作用。一般经2～3小时再让患者下床或从地板上起来活动。

2.矫治注意点　对在人工牵引辅助手法矫治中脊柱椎体、椎间盘的移动情况，脊柱内外各组织的改变情况，医生的手下要感知清楚。对矫治同时发出的响声及所提示的椎体、椎间盘组织和相关组织的动向与改变情况进行综合分析，然后检查患者，并做X线复查。

（三）俯卧位矫治法

本方法包括正按矫治法、推按矫治法、斜按矫治法、按腰搬肩法、按腰搬腿法。适应证较广。

1.正按矫治法　患者俯卧于治疗床上，自然放松。依据腰脊柱伤情决定治前准备工作。对脊柱因后天性损伤所致直变与后弓变形及椎间盘脱出症，可在胸部与骨盆骶部加适宜的枕垫，一般腹前壁离开床面即可，形成桥式，以腰脊柱的前屈曲度加大而又不失去控制为原则。脊柱急性外伤骨折者、先天性椎板峡部不连椎体滑脱者、高龄老人骨质疏松者可不加垫。

方法：医生以双掌重叠或单掌按在治疗脊柱椎体后方的棘突、椎板或上下椎体棘突间部，先适应性弹压调整肌肉与椎间关节，松解脊柱周围组织，然后缓缓按压整复。对身体强壮者，可以利用呼吸间隙瞬间加力矫治。手法矫治达到目的后，按手要维持力度，待稳定后再松手，以防肌肉痉挛与脊柱反弹变化。

原则为能一次性矫治的要果断实施，不能一次性矫治到位的可分次矫治，直至达到矫治标准。治后需制动卧床调整1~3小时，再下地活动锻炼。

2.推按矫治法 患者俯卧于治疗床上，医生以双手掌沿脊柱两侧，从脊柱中心棘突部开始，从上至下或从下至上顺脊柱进行左右横向推按矫治，分离脊柱两侧的横向粘连。然后再沿脊柱中轴分椎体推按，并顺脊柱推按两侧肌肉，解除肌肉组织炎症、炎性粘连、挛缩，松解脊柱椎体、皮肤、皮下组织、肌肉的僵变。

3.斜按矫治法 患者俯卧于治疗床上，自然放松，医生以双手掌根部按住脊柱患椎或上下椎间隙部一侧，掌前部贴按棘突形成45°角，先松解性弹压，在手感脊柱弹动度加大，与肌肉协调一致时，再利用有利时机瞬间发力整复，可听到整复发出的响声。此法可矫治脊柱侧弯，椎体侧方、旋转移位，椎体倾斜症，椎间盘脱出症。脊柱"S"形变或"Z"形变者，应行左右上下交替矫治。

4.按腰搬肩法 患者俯卧于治疗床上，医生先以手法松解腰部肌肉，然后一手掌按住腰椎或上下椎间隙部，另一手握住对侧肩部，拉肩向上沿脊柱内旋。两手配合，可先行试验性小范围搬动，然后依据患者情况瞬间发力，使其在自约控制角度与程度的情况下进行矫治。手感脊柱、椎体、椎间盘组织及韧带、椎间关节、肌肉组织出现不同程度的改变，并可依此判断矫治情况。一次矫治不到位者，可以重复矫治。左右两侧方法相同，但必须有针对性。

同样方法可以采用按腰抬双肩法。医者一手臂绕患者胸前拢住双肩，一手按在脊柱要矫治的椎体或椎间隙。绕胸前手臂上抬患者，使腰脊柱后伸，然后双手配合，同时加大后伸度和按力加以矫治。根据情况可用缓缓加力法或瞬间加力法（图3-14-14）。

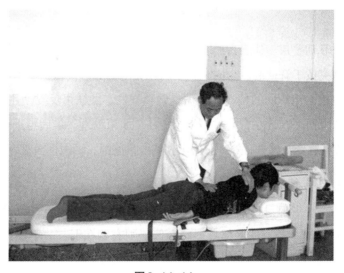

图3-14-14

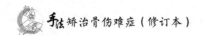

5.**按腰搬腿法** 此法与上法相类似，但治疗重点在下段腰椎，按手位置也有所不同。

方法：患者俯卧位，自然放松，医生一手按变异椎体棘突或上下两棘突，一手拢住膝关节上部向上拉动做内旋矫治，可根据情况选用缓缓加力法和瞬间加力法。搬肩法按的是移位间隙的下方椎体，搬腿法按的是移位间隙的上方椎体，按手定位后矫治方法与机制相同。

与搬肩法相同，还可行双下肢抬高按腰法。一般由助手抬高双下肢，医生以双掌重叠按腰椎，方法同上。此法在整复L_5与S_1椎间的移位或滑脱，L_5、S_1椎间盘脱出症，L_5以上椎体移位或滑脱时，也可使用，在抬高双下肢使腰与骶椎后伸的同时，按手瞬间加力，即可达到矫治目的（图3-14-15）。

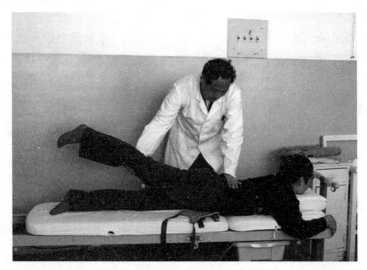

图3-14-15

6.**腰段脊柱调整法** 让患者俯卧于治疗床上，医生用双手以脊柱棘突为纵轴线，双手分左右沿棘突按于脊柱两侧。同时同步向棘突两侧分理按压，从上至下、由表及里大幅度分理，以解除组织间的粘连、挛缩，调整脊柱，此法可反复使用，直至达到目的。然后两手再从上而下，分左右同时同步顺脊柱、肌束治理。最后再进行逐个椎体垂直按压。本法对脊柱直变、反弓有效，对稳定和调整椎间隙、稳固椎间盘有益（图3-14-16）。

（四）侧卧位矫治法

1.**侧搬法** 患者侧卧于治疗床上，椎间盘脱出的一侧在上，以脊柱旋转变形的反方向旋转机制矫治。若脊柱上部棘突向右偏歪则右侧在上，一手握右肩后拉，左旋上方脊柱矫治。

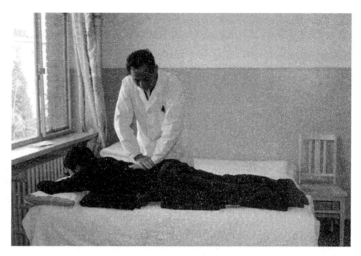

图3-14-16

方法：医生一手臂拢住肩部，一手臂拢住骨盆髂前部，两手臂以推与拉的对抗机制作用在矫治的椎间隙。可以先缓缓做对抗性推拉，然后再强制性给予矫治，同时将脊柱向下挤压。目的是调整椎间隙，强制椎间盘组织向左、向前移动，同时矫治脊柱旋转变形。

综上所述，临床应根据具体情况选择侧搬法，并要严格掌握使用的方式和方法，防止出现医疗事故。

2.**侧卧按腰拉肩法**　患者侧卧于治疗床上，依据脊柱旋转改变及棘突改变的方向，如脊柱旋转棘突向右侧偏歪，即取右侧在上、左侧在下的位置，一手握肩部，一手贴住脊柱椎体旋转改变间隙的下方椎体或直接贴住S_1，助手稳定下肢。当准备工作一切就绪，一手贴按住定点部位，一手先试探性向后旋转，缓缓拉动，当手感脊柱与肌肉协调一致，力的作用交点到位时，再缓缓强制性拉肩到尽可能大的力度，双手相配合加以矫治，也可利用瞬间加力法。如果是整复椎间盘为主，按脊柱手应借助拉肩手的力来实现，故充分利用双手合力产生的矫正力至关重要。

3.**侧卧按腰搬腿法**　患者侧卧于治疗床上，仍以椎间隙增宽的一侧在上方。助手保护患者头颈部，医生站于患者后方，一手定位在棘突上方下按前推，一手握住患者踝关节上部拉腿向后下旋转，双手配合用力，使椎间盘回纳。这一方法可同时用于多组织的矫正，如治疗L_{4-5}-S_1椎间盘脱出，L_4、L_5椎体后移或旋转移位（图3-14-17）。

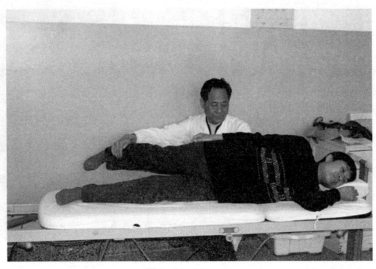

图3-14-17

4.旋转搬法　　主要是冯氏法。本法对胸腰椎病的治疗方便有效，特别对腰部损伤或劳损较严重及肌肉僵硬、呈板状腰者。手法治疗前可以先行中药外治，进行腰部和全身热疗。优点：①患者痛苦少，从心理配合上会比较自然；②肌肉、筋膜的对抗阻力小，矫治省力；③治疗幅度较大，操作灵活易变，在整复椎间盘脱出施行手法中或之前，可以先解决或同时解决椎间关节、韧带、肌肉的粘连或脊柱周围肌肉的挛缩，部分或全部解决脊柱内外与周围组织对脊柱椎体的制约。有利于加大腰脊柱的前屈曲度，同样可减少再损伤。

（1）方法：患者端坐于凳子上，自然放松，医生坐于患者的侧后方，助手扶按患者双腿固定骶椎与骨盆。医生一手从患者一侧至胸前用手握住对侧肩部拉肩，另一手以拇指贴按患椎棘突旁侧向侧前方或前方推按椎体。可先试探性旋转脊柱并后伸腰部，当调节到脊柱运动与肌肉一致时，抓住有利时机，一手迅速拉肩并带动脊柱旋转，一手顶推患椎，双手合力，瞬间发力矫治。手感椎体或椎间盘向前移动。此时一手臂加力拉胸使脊柱后伸，一手推患椎向正前方，以利于脊柱椎体较均衡的矫正和椎间盘回纳后的相对稳定，以及松解前纵韧带、椎间纤维环对椎间隙前部的制约，便于打开椎间隙，增加负压，吸入椎间盘组织。

（2）治疗后处理：治疗结束以后，患者仰卧于床上，腰部加垫，借以稳定脊柱，加大脊柱向前的屈曲度，稳定椎间盘，调整脊柱与脊柱周围组织。一般2~3小时，取下腰垫，活动双下肢，待腰部适宜时下地活动。

旋转搬法治疗可以左右使用和反复使用。

第十五章　腰椎伤难症诊断与治疗

第一节　腰椎陈旧性外伤综合征

一、概述

腰椎陈旧性外伤综合征，临床上指腰部在早年因外伤所致腰椎压缩性骨折、椎间关节损伤错位和椎间盘与纤维环、韧带、肌肉软组织损伤，到中年和老年时腰部疼痛进行性加重的病症。影像学检查，显示腰椎、椎间关节在原损伤变异的基础上，出现明显骨质疏松和特殊损伤椎体、椎间关节的严重骨质增生为特征，又有椎间盘脱出，纤维环黄韧带、纵韧带损伤、钙化与增生改变，以及损伤部位较明显的退行性变特征。临床表现为脊柱僵直，腰肌板硬，活动度减少或丧失。腰椎陈旧性外伤可导致脊柱侧弯、旋转变形，造成颈椎、胸椎与骶椎骶髂关节等组织代偿性改变，成为颈椎病、胸椎病、骶椎与骶髂关节病的病因。故腰椎陈旧性外伤综合征，除腰部疼痛、呈板状，脊柱变形或僵直外，还会影响到心血管系统、呼吸系统、消化系统、生殖系统、运动系统等功能，影响到人的生活和生存质量。

二、伤因机制

早年的外伤造成椎体压缩骨折或移位、椎间关节损伤错位、椎间盘损伤脱出、韧带及肌肉损伤与失平衡而产生的肌肉劳损现象是其基础。随着时间的延长，或反复损伤机制的作用，导致腰椎、腰脊柱组织比正常人发生更快或更明显的退行性改变，为后期腰椎陈旧性外伤综合征的发病机制。

三、症状、体征

与伤因机制、年龄、健康状况，以及临床治疗及预防的方式方法不当有关。腰部、骶部与下肢疼痛，功能减弱，腰部活动度逐渐丧失或出现板状腰，以及症状不断加重为其典型的临床表现。此外，因颈胸椎、骶髂关节的代偿性改变，可出现颈、胸椎及骶椎骶髂关节疾病的症状、体征。或因脊髓、神经、交感神经受累出现心血管系

237

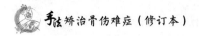

统、呼吸系统、消化系统疾病的症状、体征。

四、临床检查

望诊：患者痛苦面容，腰部倾斜、前倾。腰段僵直板硬。严重者站立、行走困难。

触诊：腰脊柱直变，腰肌僵硬，活动度明显减少或丧失，腰部可触及广泛的炎症表现，触按疼痛，放射到下肢。直腿抬高试验阳性与直腿抬高、足背屈试验强阳性，下肢肌肉萎缩无力。严重者腰部肌肉呈板状，触之较硬，弹性明显减弱，功能障碍。老年患者多有颈、胸、腰、骶椎病及心脑血管病等临床表现。

影像学检查：显示早期受损伤较重的腰部椎体、椎间关节陈旧性损伤的特征，即显示出现骨质疏松与骨质增生较严重的表现。显示脊柱周围软组织明显钙化，脊柱侧弯，椎间隙改变，椎间盘脱出或膨出，以及软组织共同出现退行性变的表现。

X线检查可帮助诊断与鉴别诊断。

五、诊断要点

1.腰椎陈旧性外伤、骨与关节损伤。

2.腰椎间盘、软组织损伤，神经血管组织受累。

3.腰椎与韧带、肌肉组织退行性变。

六、临床治疗

1.**中医药内治法**　以活血化瘀、培元固本、强筋壮骨为主辨证论治。

2.**中药外用**　以活血化瘀、培元固本、强筋壮骨为主辨证论治。可用自然铜接骨散（《新中医》）：煅自然铜60g（另包），土三七30g，五加皮30g，生大黄30g，制乳香15g，制没药15g，白芷15g，草乌15g，南星15g，蒲黄15g，桃仁15g，冰片6g（另包）。

用法：上药共研细末，加工成糊状，敷在腰部，包扎。

3.**中药外用热疗法**　用活血化瘀、祛风散寒、解毒排毒、通经活络的药物配成外用方剂。用专用热疗床，以腰部为主，兼热疗全身，以促进腰部骨与软组织血液循环，增强免疫功能，提高患者的抗病能力。中药热疗法对腰椎陈旧性外伤及其所致综合征有很好的治疗作用。

4.**牵引疗法**　可在上述辅助治疗下做牵引治疗，以帮助腰椎、腰脊柱与周围组织的顺向平衡调理。牵引力应因人而定，可采取逐步加力的方式，原则以患者能够接受或承受，又不损伤骨性结构和肌肉组织为标准。牵引治疗中，要时时观察腰椎、腰脊柱和肌肉组织的变化（可用X线检查进展情况与程度），这是临床上认识伤情所必须掌握的原则。

5.点穴法、针灸法　可依据中医《素问·刺腰痛》理论归经治疗，并在治疗后指导患者进行功能性锻炼。配合点穴法、针灸法治疗，效果较好。

6.理筋法　理治腰部肌肉和相关受累部位的肌肉组织，解除肌肉粘连、痉挛、挛缩与僵变，可有效解除疼痛，增强肌肉保护腰脊柱的功能。

7.手法矫治法　一般均采取在专用牵引治疗床上治疗。患者放松，俯卧于治疗床上，以腰椎、椎间盘脱出间隙为中心，上下方扎牵引带。医者站立于患者一侧，双手叠掌扶贴住矫正部位，并用手感测试牵引下脊柱、椎体动向，当认为牵引达到松解要求时，即进行手法矫治。对严重者，可分次按量进行治疗。特别是老年患者，一定要分次矫治，直至达到条件所许可的治疗标准。

提示：在临床治疗时，即在治疗腰椎伤的同时，对因代偿机制所致颈椎病、胸椎病、骶椎与骶髂关节、髋关节等的变异可一并矫治。本法对腰椎陈旧性外伤综合征有特殊的疗效。

第二节　L_5旋转移位症

一、概述

L_5旋转移位症临床上指L_5椎体从L_{4-5}和L_5-S_1椎间隙脱出向后旋转移位，导致的腰骶椎管狭窄。

L_5椎体的向后旋转移位常常携带L_{4-5}与L_5-S_1两椎间隙的椎间盘同时向后移出，加重了腰骶椎管的狭窄段长度，造成马尾神经、神经根受压，导致腰骶段变形与狭窄、发生疼痛，产生马尾神经、神经根受压的会阴部麻木、感觉减退，大小便失控，生殖器功能障碍，下肢麻痛、肌肉萎缩无力等表现，给患者造成很大的痛苦。临床上因伤因机制不同，L_5与L_{4-5}-S_1椎间盘前移的程度不同，表现情况复杂，应仔细观察。

二、伤因机制

临床与创伤有关，与L_{4-5}-S_1两椎间隙椎间盘组织损伤脱出挤压有关，与L_{4-5}与L_5-S_1两椎间隙纤维环的损伤破裂所致L_5移位有关，与腰脊柱和骶椎的挤压力、外伤应力有关，与手术及手术后再次受损伤等有关。此外，也可能与先天性、发育性不良因素有关。

三、症状、体征

腰骶部疼痛，活动明显受限，活动可诱发疼痛，加重症状，腰部倾斜，患者常自感腰骶部被顶住样疼痛与不适。若L_5移位，椎间盘突入椎管，造成椎管狭窄，导致马尾神经、神经根受压，则可出现大小便失禁、生殖器官功能障碍和下肢神经性疼痛，肌肉无力，并出现典型跛行。

四、临床检查

望诊：可见患者腰上部向后倾或向一侧倾斜，或见患者用双手叉住左右髂部，借以支撑腰部、减轻疼痛的自我保护性姿态。可见患者因腰骶椎管狭窄出现的跛行。对手术治疗后所致者可见腰骶手术缝合瘢痕和遗留症临床表现。

触诊：手术所致者可触及棘突缺失。外伤所致者，可触及L_5棘突后移位，与L_4和S_1形成的台阶样改变。L_{4-5}-S_1椎间棘上韧带、棘间韧带牵拉张力增大，可出现炎症，有明显触按疼痛反应。腰部肌肉可触及痉挛、粘连、挛缩、张力大、弹性差的表现。严重时可见腰部肌肉组织僵硬改变，即出现"板状腰"的临床表现。

腰部活动明显减少，严重可出现僵直，活动度丧失，功能障碍。下肢直腿抬高试验多呈阳性，下肢直腿抬高加脚背屈试验可出现强阳性。会阴部检查出现感觉减退的表现。

影像学检查：可显示L_5后移、旋转改变，椎间盘脱出、腰脊柱变形、退行性改变情况。可显示腰骶椎管狭窄和所产生的马尾神经、神经根节段性受压情况。X线检查可帮助诊断与鉴别诊断。

五、诊断要点

1.腰椎损伤，L_5椎体旋转后移位改变。
2.腰椎伤手术治疗后L_5椎体移位。
3.腰L_5上下椎间隙、椎间盘、椎间关节组织损伤。

六、临床治疗

临床治疗方式、方法很重要，要根据病情和患者情况决定治疗方案。在以往的治疗中多以内固定术来治疗，施手法同样可以很好地进行治疗，这取决于医生的技术和对手法的应用。

1.中医药内治法　以活血化瘀、强筋壮骨为主，因人因伤辨证论治，从患者整体免疫功能上进行有益的调理，对手法治疗和治疗后稳定椎体有很重要的作用。

2.**中药外用热疗法** 用活血化瘀、通经活络药物配外用方剂。用专用热疗床,以腰骶部为主,兼热疗全身,以促进血液循环,增强免疫功能,改善腰骶段肌肉组织,使其恢复正常保护腰骶椎的功能。

3.**点穴法、针灸法** 以督脉、足三阳经为主选穴治疗,可畅通经络气血运行、活血祛痛。

4.**理筋法** 理治腰骶部肌肉组织,解除肌肉粘连、挛缩与炎症,对脊柱侧弯和板状腰者,有理筋舒筋、调整肌肉、恢复平衡的作用。

5.**手法矫治法** 根据患者情况决定治疗方式、方法。需强调的是,要彻底给予矫正,如果只整复一部分,则会引起再移位,也会增加再矫正的难度,最好是一次性矫正到位,以利于组织良性修复和椎体稳定,不要造成习惯性滑移。

以创伤性为例:患者保持深呼吸,俯卧于牵引治疗床上,不加垫。牵引上下方扎带,以L_5为中心,将上下扎带扎紧。医者站于患者一侧,双掌或单掌紧贴L_5部位,当手感牵拉松解适宜时,即瞬间将L_5矫正并整复椎间盘,使其复位。如果合并脊柱侧弯或直变,可在瞬间连续给予矫正并使其到位。在矫治时凭手感的测试和所发生的响动声音即可清楚判断矫正的程度,可同时听到复位的声响,患者能感到疼痛迅速消失。治疗后保持原牵引力,待检查腰部两侧肌肉相对适应后松开牵引,患者原位不动静卧3小时,以稳定L_5椎体和肌肉、椎间盘组织。

提示:牵引的使用只是在手法矫治时,利用适当的平衡牵引力,一是调理腰两侧肌肉的平衡,二是局部松解。牵引只要能达到手法矫治的要求即可,不应长期和大量牵引,以防韧带和小肌肉出现过度松弛的现象。

第三节 L_5 压缩骨折后移症

一、概述

临床上指外伤造成腰椎的垂直性损害。其椎体后移的特征是:L_5椎体呈楔状,前重后轻。椎骨突入椎管则马尾神经受压。又多合并L_{4-5}和L_5-S_1椎间盘脱出,L_5椎体呈"挑担式"。MRI显示L_5椎体挑带着L_{4-5}和L_5-S_1椎间盘突入椎管这样特殊而典型的特征。临床上此类患者多是身体健康的中青年人。临床观察,因伤因机制和患者年龄的不同,有的可出现明显如铲状的骨折边缘向后突入椎管挤压马尾神经的情况,L_{4-5}和L_5-S_1椎间盘脱出情况均不一致,腰脊柱多呈现大倾斜侧弯特征。

临床观察，以上情况在老年患者中也有出现，但根据 L_5 椎体骨折后相继出现的骨质增生与软组织退行性变程度，推断应是中青年时期的外伤所致，发展到老年时期产生较严重的退行性变，导致更严重的腰骶椎管狭窄症和腰骶部疼痛症。

二、伤因机制

一是患者站立和行走时突然滑倒，臀部着地摔伤，同时上方躯体急剧前屈，形成对腰椎的垂直性挤压，又加上部躯体的前屈应力向后挤压；二是踢球时向前迅速奔跑，一脚抬起踢球，因缺乏训练基础而坐地摔倒，上部躯体急剧向前屈曲，形成较强的垂直性挤压伤和前屈应力的向后挤压损伤，造成 L_5 压缩骨折向后移位，同时有 L_{4-5} 和 L_5-S_1 椎间盘伴随 L_5 椎体向后突出。总之，此类型腰椎病主要是由于受到垂直性挤压的同时，又有来自躯体向前屈曲、向后挤压的应力所致。

三、症状、体征

腰骶部疼痛、麻痛以一侧下肢为主，会阴部麻木、感觉减退，大小便失控，男性生殖器勃起功能减弱，腰部僵直、不敢活动，常用手叉在骶髂部来支撑腰部，以减少腰部活动，预防可能诱发的刺激性疼痛。

四、临床检查

望诊：患者腰以上躯体前倾和向一侧明显倾斜患者多用一侧手叉骶髂部，或用手臂支撑腰部。站立和坐位困难，特别是不能坐矮软凳，行走"跛行"，严重者呈"鸭步"状。

触诊：腰部肌肉痉挛，脊柱前屈，L_4 以上椎体向一侧倾斜，或见继发性脊柱侧弯。L_{4-5} 和 L_5-S_1 周围软组织明显触按疼痛。腰骶椎旁触痛明显，并放射到下肢麻痛。患侧下肢直腿抬高试验阳性，直腿抬高加脚背屈试验强阳性。

影像学检查：脊柱 L_4 一侧向上倾斜或胸腰段侧弯；L_5 椎体后移位，有的呈"铲状"突入椎管；椎管狭窄，马尾神经、神经根受压。

X线检查可帮助诊断与鉴别诊断。

五、诊断要点

1. 腰椎外伤。

2. L_5 压缩骨折后移位。

3. L_{4-5}-S_1 腰椎间盘脱出。

六、临床治疗

临床治疗最主要的是矫正L_5椎体、L_{4-5}-S_1两椎间隙的关系、椎间盘的脱出、脊柱倾斜与继发性侧弯，解决椎旁小肌肉形成的负面制约性机制和腰骶部两侧软组织的平衡机制，否则难以矫正。因此，临床上进行的一般性治疗，对脊柱倾斜的改变也只能给予部分矫正，或以形成侧弯的形式存在或维持。

1.**中医药内治法** 以活血化瘀、强筋壮骨为主，因人因伤情进行临床辨证论治，可促进L_5椎体愈合，或使被压缩椎体得到部分良性修复。

2.**中药外用热疗法** 用活血化瘀、通经活络药为主，配外用方剂。用专用热疗床，以腰骶部为主，兼热疗全身，以促进血液循环，增强新陈代谢，改善免疫功能，消除淤血与炎性渗出，消肿止痛，促使受伤的脊柱骨性结构和韧带、肌肉软组织的良性转化与修复。

3.**点穴法、针灸法** 以督脉、足三阳经为主，循经选穴治疗，通经活络、活血祛痛。

4.**理筋法** 理治腰背骶部肌肉组织，解除肌肉痉挛、粘连、挛缩，理筋舒筋、活络止痛。

5.**手法矫治法** 原则是在矫正L_5椎体后移的同时，整复脱出的椎间盘，纠正L_4以上脊柱倾斜和脊柱侧弯。如果损伤时间过长，侧弯较严重者，可先矫正脊柱侧弯，再矫正L_5椎体和整复椎间盘，使L_{4-5}和L_5-S_1椎间盘自行调整矫正。矫治方式、方法如下。

（1）坐式：患者端坐在治疗凳上，平静呼吸，自然放松，助手固定患者双腿与骶部。医者坐于患者侧后方，一手臂从一侧肩下穿过胸前，并拢住患者上胸部；一手以拇指或掌根部顶住L_5椎体后侧方，医者利用有利时机，双手配合，瞬间发力矫正。在瞬间以连续操作的方式方法将两椎间隙脱出的椎间盘整复，同时矫正脊柱倾斜。医者手感可明确L_5椎体前移、椎间盘复位动向与程度，以及脊柱倾斜被矫正的程度。同时患者可感觉到腰部骨动，听到矫正时连续发出的响动声。治疗后患者平卧，少者3小时，多者4周以上，以利于组织修复和L_5椎体、椎间盘的稳定。

提示：坐式侧搬法，在矫正前要明确脊柱倾斜方位和L_5椎体的改变，给予一次性矫治。如一次治疗不能达到目的，可用同样的方式方法加强矫治。

影像学检查：对比L_5椎体、椎间盘、脊柱矫治前后的情况，显示椎体后移情况的改善。

（2）卧式：患者俯卧于牵引治疗床上，牵引上下方扎带以L_5为中心。医者站于患者一侧，用单掌或双掌先贴住L_5椎体后方，在手感测试牵引力达到要求时，瞬间发力矫正。手下会明确感知骨动，同时可听到连续发出的响声，患者即感疼痛消失。矫治后，医者手贴住 L$_5$ 部位，1 分钟后腰部肌肉不出现痉挛再放松牵引。如手感 L$_5$ 在放松牵引时或牵引后没出现异常移动现象，即可认为治疗结束。此后，令患者卧床 3 小时，保护腰骶部，扶患者下地。有条件者，可继续卧床 4 周再下地活动。

提示：注意牵引不可过长或过量，以防止脊柱不稳。临床上只要矫正了椎体移位和椎间盘脱出，其他症状可随之而解。

第四节　腰椎手术后遗症

一、概述

临床上指腰椎间盘切除手术后，遗留的椎体移位或旋转滑脱症。临床上多见 L$_5$-S$_1$ 椎间盘手术切除后，腰脊柱侧弯、L$_5$ 椎体向前旋转移位，造成腰骶椎管严重狭窄，马尾神经和 L$_4$、L$_5$ 神经根受压出现下肢麻痛和大小便功能部分障碍。

二、伤因机制

1. 与手术治疗前发生的伤因机制所致椎体、椎间盘、脊柱内外组织伤情和复杂程度有关。

2. 与手术治疗后人为地削弱了椎体间隙和上下椎体的稳固性有关。

3. 与手术治疗后脊柱系列生物力学发生改变有关。

4. 与手术后再度劳损，或不可避免的伤因机制有关。

5. 与手术后椎体、椎间盘、脊柱内外组织相继产生的退行性变有关。

6. 与手术后患者缺乏正确的或是必要的全身锻炼，导致椎体骨性结构和韧带、肌肉、椎间盘组织功能减弱或免疫功能减弱有关。

7. 与手术后患者体质减弱，易受风寒湿热邪毒伤害有关。

三、症状、体征

与手术治疗有关，与伤因机制有关。术后一般仍遗留腰部疼痛、下肢疼痛，出现不同程度的功能障碍等症状、体征。腰部活动功能受限或丧失，腰部肌肉劳损或出现僵硬变性，出现板状腰症状、体征。可出现腰段脊髓马尾神经、神经根受挤压刺激的症状、体征。可出现腰椎管变形与狭窄的典型症状、体征。

四、临床检查

望诊：可见腰后部手术缝合瘢痕。患者腰部向一侧倾斜，或向前屈曲，或出现后仰的特殊姿势。有的患者常常用双手叉住左右髂部，借以缓解腰部与下肢疼痛症状，或用来支撑腰部进行保护性制动，限制腰部前后或左右及旋转活动，防止因活动而诱发疼痛刺激。患者站立倾斜，不能端正。坐时以坐高凳感觉较好，往往不敢坐低凳与软凳。患者行走时多出现"跛行"或呈"鸭步"，往往走走停停，不能坚持走长距离路程，不能在行走或站立时用腰前屈或下蹲的动作来缓解症状。

触诊：根据手术遗留瘢痕，检查可触及部分棘突的缺失，有脊柱侧弯者可触及腰段棘突有序排列弯曲；可触及周围肌肉组织的炎性及疼痛反应；可触及椎间隙旁侧疼痛并向下肢放射；可触及腰部或腰背部、腰骶部肌肉劳损、变性的僵硬变性改变，肌张力大，弹性差，或完全呈现僵直状。下肢直腿抬高试验阳性。下肢直腿抬高、足背屈试验阳性。

患者腰部严重外伤经手术内固定，或已取出内固定，下肢瘫痪者，以影像学检查作为临床诊断依据。

影像学检查：可显示手术切除部分棘突、椎板及脊柱侧弯、椎间盘突入椎管及其他椎间盘脱出情况；可显示椎体移位、椎管变形与狭窄及脊髓神经受压情况。X线检查可帮助诊断与鉴别诊断。

五、诊断要点

1.腰椎损伤手术治疗后，腰部仍有疼痛、功能受阻。

2.腰椎间盘脱出手术治疗后，腰部疼痛、功能障碍。

3.腰部组织退行性变。

六、临床治疗

对腰椎手术后遗症的临床治疗往往较难，主要难在临床诊断上。一般患者临床症状、体征多较复杂，而且多严重，很难分清腰部组织的伤情变化与程度，因此也给临床治疗带来很大或更多的困难。

1.**中医药内治法**　以活血化瘀、强筋壮骨为主，因人因伤因所致症状进行辨证论治。

2.**中药外用热疗法**　用活血化瘀、祛风散寒、通经活络药为主配外用方剂。用专用热疗床，以腰骶部为主，兼热疗全身，进行充分的治疗，促进全身血液循环，增强机体免疫功能，提高抗伤病能力，使腰椎骨性结构和韧带、肌肉组织在有良好的供血

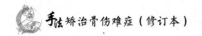

供氧前提下产生良性转变。

3.**点穴法、针灸法**　可依据《素问·刺腰痛》行归经点穴、针灸治疗，通经活络、运行气血，祛瘀化滞，舒筋祛痛。

4.**理筋法**　理治背腰骶部肌肉，解除炎性粘连与挛缩，促进肌肉组织的血液循环，加速其新陈代谢，缓解肌肉张力，增加肌肉弹性与韧性，起到理筋舒筋的作用，以有效减轻肌肉疼痛、痉挛或僵硬。

5.**手法矫治法**　原则应根据伤因机制、手术治疗情况和遗留症，患者年龄、体质、心理素质，合并症及相关条件等，决定矫治方式方法，特别是老年患者尤其应慎重。

以矫正腰脊柱遗留侧弯为例：用专用牵引治疗床，患者俯卧于床上，不加垫，牵引用的上下方扎带以脊柱侧弯弯度最大处椎体为中心扎紧，顺脊柱短时牵引。医者站在一侧，用手掌贴住脊椎，另一手扶于手术过的部位，当手感牵引力度适宜时进行手法矫治，注意手术后椎体与椎间隙的变化，相继矫正椎间盘脱出。不能一次性矫治到位者，可分次进行，主要是观察手术治疗部位的变化，直至将脊柱侧弯矫正到位，如有椎间盘脱出，可一并整复。患者腰椎严重外伤，取出内固定下肢仍瘫痪，手术证实脊髓未完全横断，只是被挤压，或术后观察下肢瘫痪有不同程度改善，临床根据X线、MRI检查明确椎体压迫脊髓神经者，即可利用手法矫正。但一定要诊断清楚，具体情况具体分析。

方法：在上述辅助治疗的基础上，患者俯卧于专用治疗床上，不用牵引，以受伤中心区为重点，医者双手掌缓慢向上向下或向正前下方矫治，即可矫正椎体和脊柱，并通过椎体在分离脊髓神经的同时激惹一下受伤段脊髓。临床实际观察，该方法可使脊髓神经出现迅速良好的反应。如股神经、坐骨神经可出现放电样冲击感，神经支配区可随之出现发热胀痛样感觉，证明脊髓神经虽挤压较重，但未完全横断。总之，运用手法矫治进行调整，可有效减轻脊髓神经的受压状况，缓解症状。

第五节　腰骶部风寒证

一、概述

临床上指患者受风寒侵害，腰骶部与下肢风寒性疼痛的基础上，复受外伤（腰骶部急慢性损伤）导致腰骶发凉、怕冷、疼痛与下肢疼痛、麻木、功能障碍的症状。

二、伤因机制

1.外寒侵袭　在阴雨寒冷潮湿的环境下生活、劳作，特别是在阴冷寒温的坑道里劳作，或在寒冷潮湿的地方休息与睡眠均是其致病因素。此外，气血不足、体质虚弱、免疫功能减低等，也易受风寒侵袭而发病。

2.外伤劳损　在外寒侵袭发病的基础上，腰骶部再受到急性或慢性损伤与劳损，腰骶骨性结构、椎间盘组织、韧带肌肉组织、神经血管等组织产生继发性伤害而发病。

三、症状、体征

腰骶部疼痛、怕冷，下肢发凉，脊柱变形，出现相关脏腑和相关系统功能减弱的症状、体征。

四、临床检查

问诊：腰骶寒冷不适，无汗，或有胃寒、肾寒、宫寒等症状与表现。有受伤史和伤后腰骶、下肢疼痛的情况。

望诊：患者怕冷，躯体歪斜不正，甚者常戴腰骶保暖护腰用品。

触诊：腰骶、皮肤肌肉发凉，触按疼痛明显，腰脊柱侧弯变形，椎间盘脱出体征明显。

影像学检查：腰脊柱侧弯、直变、旋转椎间盘脱出，骨质疏松，骨质增生，局部韧带组织炎性增厚、钙化、增生，骶髂关节边缘出现毛刺样改变。

X线检查可帮助诊断与鉴别诊断。

实验室检查：血尿常规、血沉可帮助诊断与鉴别诊断。

五、诊断要点

1.骶部受风寒侵害史。

2.腰骶部骨与软组织炎症性肿胀，血液循环障碍。

3.腰骶部组织退行性变、疼痛、功能障碍。

六、临床治疗

1.中医药内治法　补肾散寒，活血通络，因人因病情辨证论治。

方药：桑寄生、秦艽、羌活、青风藤、独活、威灵仙、当归、川芎、白芍、红花、乳香、没药、杜仲、千年健、伸筋草、牛膝、甘草。

用法：药量根据病人具体情况而定。水煎，早晚分服。

2.**中药外用热疗法**　用活血化瘀、祛风散寒的药物为主，配外用方剂。用专用热疗床，以腰骶部为主，兼热疗全身。利用全身和腰骶部出大汗、出透汗的方法（即中医的发汗疗法）祛风散寒排毒。此法见效快，适合于不同性别、不同年龄的患者，特别是对合并心脑血管病的患者。

3.**点穴法、针灸法**　可根据中医《素问·刺腰痛》理论循经选穴治疗，以畅通经络气血运行。

4.**理筋法**　理治背腰骶部肌肉组织，解除肌肉粘连、挛缩与萎缩，理筋舒筋祛痛。

5.**手法矫治法**

（1）对风寒病因机制所致韧带、肌肉软组织炎性粘连、挛缩等改变，在使用牵引辅助下，用手法分别给予矫正调理。

（2）对伤因机制所致腰脊柱侧弯、直变等引起的各种类型的变异和椎间盘脱出，在牵引治疗床上即在牵引的辅助治疗下给予矫正脊柱、整复椎间盘及骶髂关节与韧带、肌肉组织。

第六节　L_{4-5}外伤45°旋转固定症

一、概述

本病是临床罕见的腰椎病，属腰椎陈旧性外伤的一种特殊类型。患者可同时患有很严重的胸椎病和颈椎病。躯体严重变形，患者痛苦大。

二、伤因机制

此类型腰椎病的发生、发展与外伤有重要关系，患者多在年轻时参加重体力劳动超负荷负重的情况下，由于旋转压力与应力的作用强制性使L_4以上椎体旋转，并同时产生腰脊柱侧弯；还有一种情况是在长期不变的一种固定性姿势下转动上部躯体，或突然变换姿势，造成上下椎体从部分旋转发展到45°严重旋转和固定。

三、症状、体征

症状、体征因病因不同而不同。患者一般均出现上部躯体倾斜与旋转姿势改变的症状、体征，腰部疼痛，活动受限，会阴部感觉功能减退，下肢麻木疼痛。

四、临床检查

望诊：患者上部躯体旋转倾斜。当出现胸脊柱和颈脊柱代偿性旋转与侧弯时，可见头颈与胸腰部呈现出相对应的复杂变异形态。背腰骶部肌肉左右不对称，严重者见明显的一侧发达、一侧萎缩的特殊表现。

触诊：可触及 L_4 棘突向一侧明显偏歪，L_3、L_2、L_1 棘突与 L_4 棘突呈一斜线状，至 T_{12} 棘突恢复正常；可触及脊柱侧弯旋转改变，L_{4-5} 椎间隙侧旁触按疼痛，并向下肢放射。背腰骶部肌肉左右不对称，严重者一侧特别发达，一侧明显薄弱无力。

影像学检查：可显示不同程度的腰脊柱旋转与侧弯；可显示 L_{4-5} 椎间隙旋转改变与固定形成的角度；可显示骨性结构和韧带组织退行性变和椎间盘损伤脱出、椎管变形与狭窄情况；可显示马尾神经、神经根被挤压情况。

X线检查可帮助诊断与鉴别诊断。

五、诊断要点

1.腰椎损伤，L_{4-5} 呈45°旋转固定。
2.腰脊柱损伤变形，椎管变形与狭窄，脊神经受累。
3.腰背肌肉左右失去平衡机制。
4.腰部组织退行性变。

六、临床治疗

临床治疗较困难，特别是胸腰骶脊柱两侧肌肉严重失衡时治疗就更困难。只有充分矫正 L_4 与 L_5，才能相继矫正腰脊柱，改变腰椎管变形与狭窄，解除马尾神经和多节神经根受压的状况。

1.**中药外用热疗法**　用活血化瘀、通经活络药配外用方剂，使用热疗床，以背腰骶部为主，兼热疗全身，目的是促进血液循环，改善脊柱骨性结构组织和韧带、肌肉软组织供血，加速新陈代谢，增强免疫功能，促进骨组织与软组织的良性转变。

2.**点穴法、针灸法**　以督脉、足三阳经为主，循经选穴点治，以畅通经络、行气活血、消肿祛痛。

3.**理筋法**　理治背腰骶部肌肉组织，促使肌肉薄弱的一侧生长，理筋舒筋。

4.**手法矫治法**　根据伤因机制所致腰脊柱骨性结构的改变与所出现变异情况和程度，以及椎间盘脱出情况，韧带、肌肉组织受累情况，腰脊柱组织退行性改变情况，患者的要求和相关条件等，决定治疗方法。

（1）侧搬法：患者侧卧于治疗床上，令助手固定患者骶部骨盆；医者一手臂拢住患者腰胸段前侧部，一手用掌扶住L_4与骶部上方，双手臂相配合同时加力，使L_4以上脊柱产生侧旋移动，目的是松解。一次不能松解到位者，可分次松解，直至达到矫正脊柱、椎体的目的。

（2）牵引辅助手法矫治法：患者俯卧于牵引治疗床上，牵引用上下方扎带，以L_{4-5}为中心扎牢。医者站在脊柱旋转棘突偏向的一侧，一手贴在患者腰部测试牵引力，另一手操作牵引加力，一般应以患者能承受为标准。当感觉条件许可时，瞬间双手推腰椎进行矫正。如果一次矫正达不到标准，可分次进行治疗，直至彻底矫正脊柱旋转侧弯，整复椎间盘。

第七节　腰椎移位脊柱变形强直症

一、概述

腰椎移位脊柱变形强直症，是腰椎损伤较严重的一种类型。常出现在颈、胸、腰、骶、脊柱外伤，造成多椎体多组织的损伤移位之时。

椎体分别向左、向右旋转移位改变，伴有椎前部、椎后部、椎体左侧或右侧压缩性骨折变形，为脊柱损伤较严重的类型。从临床观察，应是椎体损伤移位造成脊柱变形在前，而后造成纤维环、黄韧带、椎间关节、关节囊、前后纵韧带、棘上韧带、棘间韧带、横突间肌、横棘间肌、竖脊肌等多肌肉软组织的损伤。在伤因机制的作用下，发生椎体间连接组织反复损伤、粘连，并与椎体骨性结构发生退行性变，对椎体和脊柱形成牢固的制约，造成脊柱强制性改变。随患者年龄增大、体质衰变，导致脊柱与相关组织的退行性变加重，属难治之症。

腰椎移位脊柱变形强直症常见于重体力劳动者，如搬运工人、摩托车运动员。搬运工人多伤及胸、腰、骶，以胸、腰脊柱的损伤变形为主。摩托车运动员，则容易出现颈、胸、腰、骶全脊柱骨性结构与椎间连接组织、脊柱周围组织的损伤，特别容易发生在不懂科学训练，只知拼命练车技的人身上。本节主要论述摩托车专业运动员出现的腰椎移位脊柱变形强直症。

二、伤因机制

以摩托车专业运动员出现的腰椎移位脊柱变形强直症为例研究分析：其一，专业摩托车运动员的训练用车较高，马力大，速度快，场地高低不平，道路弯曲，车在行进中出现的向上下颠簸的垂直挤压力和向左右颠簸出现的旋转性挤压和冲击力，是导致颈、胸、腰、脊柱椎体、椎间和脊柱周围组织损伤的重要机制。

椎体、软骨板、椎间盘纤维环组织、椎间关节、黄韧带、横突间韧带、横棘韧带、竖脊肌、棘间韧带，头颈联合部的肌肉组织，骶、髂关节与相连接的韧带组织的损伤等，常常是较严重的，椎间盘髓核在挤压力的作用下，常常突入到上方或下方软骨板和椎体中（MRI显示）。另外，对骶棘肌等肌和腰部肌肉、筋膜等组织的伤害同样是较严重的。常因对腰骶椎管的损伤，造成椎管变形、狭窄，使脊髓马尾神经、脊神经受累。

脊柱强直是继发性的，与伤因机制有关，与受风寒毒邪对机体或脊柱骨与软组织的侵害有关，而风寒对身体组织的伤害常常是在训练过程中不可避免的，对脊柱骨与软组织的血液循环、组织细胞的新陈代谢影响较大，是造成脊柱骨与软组织产生退行性变的病因机制。

三、症状、体征

本病临床上较为常见，多出现躯体向前或向左、向右弯曲变形，姿势不能自行端正，腰部疼痛，活动受限，运动功能障碍。因腰骶椎管的变形狭窄，脊髓、马尾神经、脊神经和自主神经受累，可出现臀部、骶尾部与下肢麻痛，生殖泌尿器官功能受影响，还会引起全身性疲劳综合征。

四、临床检查

手法检查：腰部肌肉张力较大，常出现较广泛的肌肉组织炎症表现，触按局部疼痛明显。按压椎间隙可出现腰部疼痛并向下肢放射，与脊神经受压迫有关。腰部多呈板状，称"板状腰"，与腰脊柱伤和腰部肌肉组织损伤后出现的退行性变有关。腰部的前屈、后屈、左侧屈、右侧屈与向左、向右侧旋转活动受限，运动功能障碍。

影像学检查：腰椎正侧位、双斜位X线与MRI检查，显示椎体移位，椎体骨性结构损伤变形、椎间盘损伤与脱出、腰骶椎管变形狭窄和压迫脊髓、马尾神经的表现。骨组织的损伤还可导致椎体骨折变形。疼痛与运动功能受限，引起椎体骨质疏松和椎体边缘骨性增生及软组织钙化等退行性变，可供临床诊断与治疗参考。

五、诊断要点

1.腰部组织损伤。

2.腰椎移位，脊柱变形强直。

3.腰部损伤综合征。

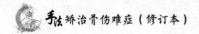

六、临床治疗

手法治疗和手术治疗往往只能解决本病的部分问题，要解决椎体的移位是很困难的。本病应用手法矫治法，再予以中药热疗和利用牵引法作为辅助手法矫治，则完全可以将椎体矫正到位，使腰脊柱康复，达到"解剖学"治愈标准。颈脊柱、胸脊柱和骶椎损伤出现的强直性改变，均可用手法矫治法治疗。

提示：关键是医生必须具备相应的治疗技术与技能，和患者密切配合，才能达到临床治愈的高标准。

第十六章　老年性腰椎病诊断与治疗

一、概述

老年性腰椎病是临床常见病、多发病，也是造成老年人腰部疼痛、功能受限、生活不便的一种重要病症。

二、伤因机制

本病与老年人一生中所受劳累损伤和急性损伤、慢性损伤、职业性损伤，特别是与青少年时期腰部肌肉、椎间盘、韧带软组织、腰椎骨性结构的损伤有关。还与老年人的骨性疾病和退行性变有关。

三、病因机制

1.**外感风邪**　老年人正气虚弱，腠理疏松，皮毛不固，遇气候变化，易感受风邪。风邪入内，经脉壅滞，运行不畅，致腰痛发生。

2.**寒湿阻遏**　寒湿之邪外侵，如居住环境阴冷潮湿，或坐卧湿冷之地，或涉水冒雨，寒湿之邪凝聚，阻遏经脉，脉络气血不通则致腰痛。

3.**湿热壅盛**　感受湿热交蒸，或寒湿蕴久化热，湿热壅盛，脉络受阻，则致腰痛。

4.**劳累外伤**　老年人素体不足，过度劳累，跌仆挫伤，损伤腰肌、脊柱、经脉，致气血运行不畅，气滞血瘀而致腰痛。

5.**肝郁气滞**　老年人易受情绪影响，情态不遂则肝气郁结，或恼怒伤肝，肝不主筋，导致诸筋纵弛而致腰痛。

6.**脾虚湿重**　劳倦、忧虑、饮食不节，伤脾湿重，痰湿内生，注于腰部致腰痛。

7.**肾气阳虚**　腰者肾之外候，年老肾气不足，常致腰痛，如逐渐肾阳虚损，命门火衰，阳虚不能温煦经脉，则腰痛加重。

8.**肾阴亏耗**　老年肾阴不足，阴不濡经，精亏髓少，经脉失养，则致腰痛。

四、症状、体征

1.腰部、背部、骶部疼痛，向下肢放射。身体前屈，向一侧倾斜，严重者常手扶大腿，支撑躯体和缓解疼痛。严重者行走出现"跛行"或呈"鸭步"状。咳嗽或打喷嚏时，可诱发或加重腰部与下肢疼痛症状。出现腰部与下肢功能障碍的症状、体征。

2.中医分型

（1）外感风邪

风寒证：腰痛拘急，常连及肩背部，兼畏冷发热，伴头痛，周身关节、肌肉酸痛。

风热证：腰痛身热，咽痛口干，头痛目赤，尿赤便结。

风湿证：腰部拘急，酸重疼痛，屈伸不利，兼恶风发热，关节游走性疼痛，颜面四肢浮肿。

（2）寒湿阻脉：腰部疼痛，活动不利，阴雨天加重，形寒畏冷，喜温喜按，得温痛减，出汗痛消。

（3）湿热壅盛：腰部热痛，阴雨潮湿或暑天加重，关节红肿酸痛，烦热口干，小便短赤。

（4）外伤瘀血：腰痛如刺，痛有定处，拒按，活动不利，日轻夜重。

（5）肝气郁滞：腰痛连胁，窜痛无定处，脘腹胀满，性急易躁。

（6）脾虚湿注：腰痛重滞，疲乏无力，肢体困重，面色苍白，纳食无味，大便溏稀。

（7）肾阳虚损：腰痛缠绵，膝酸无力，头晕耳鸣，遇劳尤甚，肢冷畏寒，大便溏稀。

（8）肾阴亏耗：腰痛腿软，心悸耳鸣，咽干口苦，面色潮红，手足心热，失眠尿赤。

五、临床检查

1.一般检查

望诊：腰部前屈或侧倾，手扶大腿或手拄拐杖站立。行走"跛行"或呈"鸭步"，活动受限，咳嗽或打喷嚏时可诱发或加重腰腿疼痛，腰部与下肢肌肉萎缩。

触诊：腰脊柱前屈或直变，前弓消失，可触及腰肌张力大、弹性减弱，触按疼痛广泛，椎旁压痛明显并向下肢放射。腰部活动受限或丧失，功能障碍。

2.舌诊脉诊

（1）外感风邪：外感风寒，舌淡，苔薄白，脉浮紧。外感风热，舌边红赤，苔薄

254

黄，脉浮数。

（2）寒湿阻脉：舌淡，苔白腻，脉沉迟或迟缓。

（3）湿热壅盛：舌质红，苔黄腻，脉滑数或濡数。

（4）外伤瘀血：舌紫暗，有瘀斑，脉涩。

（5）肝气郁滞：舌淡或偏红，苔薄，脉沉弦。

（6）脾虚湿注：舌淡，苔白腻，脉滑或濡。

（7）肾阳虚损：舌淡苔薄，脉沉细或细弱。

（8）肾阴亏耗：舌红少苔，脉弦细数。

3.影像学检查　腰脊柱变形，椎间盘脱出，骨质疏松，骨质增生；陈旧性外伤者可见骨桥连接、骨性融合；韧带钙化、增生与软组织退变。X线检查可帮助诊断与鉴别诊断。

4.实验室检查可帮助诊断与鉴别诊断。

六、诊断要点

1.腰椎损伤，椎体与椎间盘组织退行性变。

2.老年性腰椎病。

3.腰部疼痛，功能受限。

七、临床治疗

老年性腰椎病和腰痛病，应根据伤因或病因机制、伤病情况、全身健康情况、合并症情况进行治疗。原则是治伤兼治病，治骨兼治肌；局部、整体兼治，内伤、外伤兼治；内症、外病兼治，急症、缓症兼治；治腰兼治腿，治筋兼治骨。总之，因病因人而治，用药量要适中，手法要适宜。要得到患者的理解、信任与密切配合。

1.中医药内治法

（1）外感风邪

风寒型：疏风散寒。药用防风汤（《医部全录》）。组成：防风、川芎、附子、当归、芍药、羌活、续断、麻黄、桂枝、杜仲、牛膝、五加皮、丹参。各适量，水煎分服。

风热型：疏风清热。药用小柴胡汤（《伤寒论》）加减。组成：柴胡、黄芩、人参、甘草、生姜、大枣、羌活、川续断、黑豆。各适量，水煎分服。

风湿型：祛风利湿。药用独活寄生汤加味。组成：独活、桑寄生、秦艽、防风、细辛、当归、芍药、川芎、生地黄、杜仲、牛膝、党参、茯苓、炙甘草、川续断、狗脊、虎杖根、金雀根。各适量，水煎分服。

（2）寒湿阻脉型：温经通脉，祛寒利湿。药用渗湿汤（《丹溪心法》）加味。组成：苍术、茯苓、白术、干姜、甘草、橘红、丁香、肉桂。各适量，水煎分服。

（3）湿热壅盛型：清热利湿，舒筋止痛。药用拈痛汤（《医学正传》）。组成：羌活、人参、苦参、升麻、葛根、苍术、炙甘草、黄芩、茵陈、防风、当归、知母、泽泻、猪苓、白术。各适量，水煎分服。

（4）外伤瘀血型：活血祛瘀，理气止痛。药用血府逐瘀汤（《医林改错》）。组成：当归、生地黄、桃仁、红花、枳壳、赤芍、柴胡、甘草、桔梗、川芎、牛膝。各适量，水煎，分服。

（5）肝气郁滞型：疏肝行气，通络止痛。药用乌药顺气散（《医宗必读》）加味。组成：白术、白茯苓、青皮、白芷、陈皮、乌药、人参、杜仲、牛膝。各适量，水煎分服。

（6）脾虚湿注型：温中健脾，理气化湿。药用实脾饮（《济生方》）加味。组成：白术、厚朴、槟榔、草果、木香、木瓜、附子、干姜、茯苓、炙甘草、生姜、大枣、防己、络石藤。各适量，水煎分服。

（7）肾阴虚损型：温补肾阴。药用右归丸（《景岳全书》）合杜仲丸（《医学入门》）。组成：熟地黄、山药、山茱萸、枸杞子、杜仲、菟丝子、制附子、肉桂、当归、鹿角、芍药、补骨脂（破故纸）、龟甲、五倍子、黄芪。各适量，水煎分服。

（8）肾阴亏耗型：滋肾养阴，养血柔筋。药用大补阴丸（《丹溪心法》）合二至丸（《医方集解》）。组成：知母、黄柏、熟地黄、龟甲、女贞子、墨旱莲。各适量，水煎分服。

2.中药外用热疗法 用活血化瘀、祛风散寒利湿药配外用方剂，用专用热疗床，以腰部为主，兼热疗全身。促进血液循环，增强新陈代谢，改善免疫功能，活血化瘀，通络祛痛。

3.点穴法、针灸法 可根据《素问·刺腰痛》的理论归经论治，选穴治疗，以畅通经络气血运行，化滞祛瘀祛痛。

4.理筋法 理治腰部肌肉，解除肌肉痉挛、粘连、挛缩，理筋舒筋、活血通经。

5.手法矫治法

（1）单手矫治法：患者俯卧于治疗床上，医者站在患者一侧，用手先将肌肉松解、调理，再根据脊柱侧弯、直变和椎体移位与椎间盘脱出情况，进行安全稳妥的轻手法矫正。手感可清楚感知椎体移动和椎间盘回位移动情况，同时可发出响声，患者同时感到腰部骨动，随即感觉舒适和轻松。

（2）牵引辅助手法矫治法：在适量的顺脊柱平衡牵引下进行手法矫治，牵引拉力要适宜，老年患者以其能接受和承受为宜，不可生拉硬牵。

　　患者俯卧于治疗床上，自然放松，保持深呼吸，不加垫，牵引上下方扎带，以治疗部位椎体为中心扎紧。医者站于一侧，用手掌紧贴住矫治的椎体与椎间隙，然后逐渐加大牵引力，当手感适宜时，可适当用瞬间加力法，也可用缓加力法，矫正移位椎体，整复椎间盘，矫正脊柱变形，同时调理腰部两侧肌肉组织。医者依手感测试腰椎移动矫正的量度，并根据发出的声响判断到位情况。矫正后患者症状随之消失。治疗后松开上方牵引带，患者静卧3小时，回家静卧静养1～3周，在床上运动四肢，带动胸、腰部肌肉组织运动。

第十七章　腰椎间盘脱出症诊断与治疗

一、概述

从腰椎间盘解剖组织学、生物力学、生物化学、人体自身免疫机制看，随着人体自然老化，椎间盘的功能自然也会发生改变。目前，对腰椎间盘脱出症的认识在不断发展，因此要用新的观念去研究椎间盘组织损伤和所出现的椎间盘脱出。本书主要论述椎间盘脱出的临床诊断和有关治疗方法。

二、伤因机制

1.**急慢性损伤机制**　腰椎的各种急慢性损伤均是造成腰椎间盘脱出的重要因素。

2.**劳损机制**　慢性劳损，可造成不同程度的慢性伤害，使组织的强韧度相继减弱，功能降低，是导致椎间盘脱出的重要因素。

三、病因机制

1.**自身免疫机制**　从人体解剖学观察，椎间盘髓核是人体内不见血管的封闭结构组织，与周围血运循环无直接联系。因此人体脊柱、椎间盘、髓核组织被认为是机体免疫机制之外的组织。当椎间盘受伤害或髓核从纤维环脱出后，即打破了髓核自身的封闭式内环境，进入了人体大循环。在髓核组织损伤后的修复过程中，可有新生的血管长入髓核组织，髓核与机体免疫机制发生了密切的联系。髓核基质里的糖蛋白和β-蛋白质成为抗原，当机体受到这种持续的抗原刺激之后，就会产生免疫反应。由于免疫反应，一个节段的椎间盘脱出还可引起其他节段的椎间盘变性和疼痛。有人通过淋巴细胞转化试验或白细胞游动抑制试验，测到椎间盘脱出后这种细胞免疫反应的存在。

2.**腰椎间盘脱出机制**　可为椎间盘纤维环破裂后髓核脱出。椎间盘脱出可向前、向后、向左、向右，即可向周围脱出，以脱入椎管内危害最大。髓核脱出后，在病理因素的作用下，亦可使脱出的髓核出现从量变到质变，如可产生钙化、骨化或碎裂的病理性改变；同时会使椎间隙窄变，或出现椎间关节上下压缩、损伤等变异，关节囊、黄韧带、棘间韧带均可相应发生改变。椎旁横突间肌、横突棘肌、骶棘肌、多裂肌等肌肉也会同时产生改变，使脊柱与椎间隙失去稳固与平衡，反过来又加重对椎间盘的挤压与伤害，引起椎间盘组织脱入椎管的程度增大，出现压迫脊髓、马尾神经、神经根的症状与体征。

3.**医源性机制**　在临床上可因保守治疗方式方法不适当或不正确，造成椎间盘组织损伤或脱出；或因腰椎穿刺针刺破椎间隙纤维环，使椎间盘在压力下脱出；或因切吸法治疗椎间盘不彻底，在压力影响下，剩余椎间盘组织从切孔掉入椎管；或因手术治疗不彻底，剩余椎间盘脱入椎管；或手术治疗后，椎体与脊柱稳固性能相对减弱，导致其他椎间隙改变，出现椎间盘脱出或加重。

四、症状、体征

1.椎间盘损伤与脱出部位疼痛，以及相关部位的痛症与功能障碍。

2.椎体间隙改变与脊柱变形，以及继发的局部与整体形态变异及功能障碍。

3.椎管不同程度的变形与狭窄，严重者，椎管内脊髓、脊髓血管、脊髓神经及神经根受损，损害的性质和程度与其受压程度和时间成正比。

五、临床检查

（一）临床检查分型

1.**轻凸型**　纤维环后侧破裂，髓核部分脱出，在间隙椎体后缘呈现半球状突出，表现光滑完整。亦可因纤维环前侧损伤致髓核部分向前脱出。临床上常见，多不出现明显症状、体征。少数出现腰部疼痛不适的感觉，功能一般不受限。

2.**破裂型**　纤维环后部大部分破裂，髓核较大部分脱出，并顶起后纵韧带，因受后纵韧带的制约，脱出的椎间盘组织可沿椎体后缘向上或向下分裂延伸，并可出现粘连，亦可同时向上与向下分裂，呈钉帽形状或出现哑铃形，突出物多不规则，亦可与周围组织粘连。临床上可出现腰部疼痛和脊髓神经根受累的症状、体征。

3.**游离型**　纤维环后部完全或大部分破裂，髓核组织在挤压下穿过后纵韧带，进入椎管，呈游离状。此类型较重，髓核常可部分碎裂，掉入椎管。原因可能与严重外伤机制突然产生机械性挤压致椎间盘脱出，或椎间盘组织在猛烈的压力下膨出有关。临床症状、体征多较明显且重。

4.**硬化性变**　病因病理可能与椎间盘脱出时间长、年龄较大、椎间盘退行性变有关。椎间盘脱出后，组织可发生钙化或骨化变性。在临床上往往出现较严重或时间较

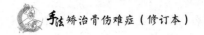

长的腰部疼痛的症状、体征。

（二）青少年型

临床上指青少年性椎间盘脱出类型，多由明显外伤机制所致，与直接受机械性挤压有关。也常因在活动和运动中摔伤、扭伤、挫伤、坠落伤、击打伤等所致。常合并腰脊柱、椎体、椎间关节、纤维环、韧带与肌肉组织损伤，椎体多呈现被压缩变形，或出现椎体移位与滑脱。在临床上是引起青少年腰腿疼痛与功能障碍的重要因素。

（三）极外侧型

此类椎间盘脱出因向外侧突出，在手术治疗中，因手术暴露面有限，直视下常常不易被发现。此类型椎间盘脱出挤压神经根的表现类似于上一椎间隙后侧型椎间盘脱出症，而实际上是脱出物压迫下一椎间隙神经根椎间孔或椎间孔外方。如果在关节突下外侧部位未暴露，则不能显示出来。此种类型多发生在L_{4-5}，但L_{3-4}、L_5-S_1为少见。检查脊柱前屈与后伸运动无症状加重，但向患侧弯腰时，腰腿疼痛症状加重。椎旁间隙触压痛明显，并向下肢放射。

（四）定位检查

1. **中央型椎管内间盘脱出**　L_1-S_1椎间隙以马尾神经受挤压为主。出现腰痛、双侧大腿痛、小腿后侧痛，双侧大腿小腿后侧、足底、趾端和会阴部麻木，膀胱及直肠括约肌无力，跟腱、肛门反射消失。

2. **L_{1-3}椎间盘脱出**　L_2、L_3神经根受损伤，出现髋部痛，屈肌、内收肌、内旋肌无力，腰痛。

3. **L_{3-4}椎间盘脱出**　L_4神经根受损伤，出现腰背、大腿外侧、小腿前侧疼痛，小腿前内侧麻木，股四头肌无力，膝髌腱反射减弱或消失。

4. **L_{4-5}椎间盘脱出**　L_5神经根受损伤，出现腰背、骶髂、髋部疼痛，并向下肢放射至大腿外侧、小腿后外侧、小趾、足背。膝髌腱、跟腱反射一般不明显。

5. **L_5-S_1椎间盘脱出**　S_1神经根受损，出现腰部、骶髂部疼痛，向下放射至大腿后外侧、小腿后外侧、足趾。小腿后外侧至外侧三趾部麻木、肌肉无力，脚跖屈、踇趾伸屈肌无力，踝反射减弱。

影像学检查：腰椎正侧片、双斜位片，可显示腰脊柱骨性结构改变情况，椎体间隙前后与左右改变情况，椎体、骨关节、韧带退行性变情况，骨质疏松与骨质增生情况，脊柱外伤所致骨折损伤情况。

CT、MRI检查可显示椎管变形与狭窄情况，韧带改变情况，椎间盘脱出或膨出形态，以及对脊髓、马尾神经、神经根挤压情况。

影像学检查可帮助诊断与鉴别诊断。

六、临床治疗

在临床治疗中，应具体情况具体分析。对急性损伤严重骨折者，以及椎间盘脱出后粘连、硬化、骨化或游离、掉入椎管者，应选择手术治疗。

1.**中医药内治法** 可采取舒筋活络、化瘀通络、祛风止痛治疗。在临床上，应因人、因椎间盘脱出所致病情辨证论治。

活血通络散(《湖北中医杂志》)：马钱子(香油炸成焦黑为度)60g，牛膝62g，鸡血藤45g，乳香31g，桃仁31g，制川乌31g，威灵仙51g，没药31g，桂枝31g，千年健31g，当归31g，丹参31g，独活31g，海风藤31g，寻骨风31g，苍术31g，甘草31g。

用法：上药为一料剂量，共为细末备用，每次服3g，日服2次，白酒为引，疼痛严重者日服3次。

2.**中药外用热疗法** 用活血化瘀、通经活络、祛风散寒药配外用方剂。用专用热疗床热疗，以腰部为主，兼全身热疗，以促进血液循环，增强免疫功能，促使腰椎骨性结构和韧带、肌肉软组织与椎间盘组织良性转变。

3.**点穴法、针灸法** 可根据《素问·刺腰痛》记载，归经选穴治疗，通经活络，运行气血。

4.**理筋法** 理治腰背骶部肌肉组织，起到理筋舒筋祛痛的作用，为手法矫治创造条件。

5.**手法矫治法** 应因人、因伤情、因椎间盘脱出的情况决定治疗方式方法，一般采取牵引辅助手法矫治法。患者俯卧于牵引治疗床上，牵引用上下方扎带，以治疗部位为中心扎牢。医者站于一侧，一手掌贴住腰部，先测试牵引力对腰椎产生的作用，一手掌紧贴住椎间盘脱出的椎间隙，当手感认为适宜时即停止牵引，瞬间手掌加力矫正，同时矫正椎体、椎间隙和脊柱变形，使椎间盘回归原位后有一个相对稳定环境，利于椎间盘稳定及纤维环组织的修复。对韧带、肌肉组织同时调顺和调理到位。治疗后稍停一段时间，待腰部肌肉不出现痉挛反应后，取下牵引扎带，患者改仰卧位，腰下加垫(加大腰脊柱前屈曲度，以便稳定回位的椎间盘髓核)，卧床3小时后，扶起患者进行站立和行走。

治疗后应进行CT或MRI复查，以证实治疗效果，以解除腰部、下肢疼痛为标准。

第十八章　腰椎伤治疗医案

一、腰椎慢性损伤类型

1974—2002年，对数千例腰椎伤有选择、有重点地用手法矫治及综合治疗，结果症状均有程度不同的改善。

病例1：陈某，女，20岁，军事现代五项运动员，1998年7月就诊。

[**主诉**] 腰部痛伴左下肢麻痛3年，加重半年。

[**现病史**] 患者先后从事军事五项和现代五项专业运动训练，从跳障碍物腰部受伤开始腰部疼痛，在现代五项运动中进行马术训练时又摔伤腰部，在击剑训练中还多次扭伤，导致腰部疼痛不断加重，下肢麻痛逐渐加重，严重影响训练和生活。先后经按摩治疗，当时可缓解，但日后又复加重。

[**既往史**] 有多次腰部扭挫伤和腰部摔伤史。

[**个人史**] 军事运动专业队员。

[**家族史**] 无腰脊柱病史。

[**检查**] 患者一般情况较好，头颈胸腹部均未见异常。腰部肌肉发育良好，腰椎活动度前屈80°，左右侧屈30°，后伸30°，腰部旋转功能稍有受限，腰部活动时疼痛。脊柱腰L_3与L_4向右偏歪。L_{4-5}间隙左旁压痛，并向左下肢至脚趾放射。直腿抬高试验阳性，抬高30°位即出现下肢麻痛；下肢肌力左侧明显比右侧差，伸屈踇趾肌力左<右。皮肤感觉未见异常。巴宾斯基征阴性。

X线检查：腰椎正位片L_3与L_4间隙部左凸明显。椎间隙左侧>右侧。L_3、L_4棘突左侧偏斜。侧位片腰脊柱前屈度存在，腰椎L_{3-5}至S_1间隙以L_{4-5}后方间隙增宽明显，提示有椎间盘脱出。腰骶段椎管狭窄。

[**诊断**]

（1）腰脊柱外伤性侧弯变形。

（2）腰L_{3-5}至S_1椎间盘脱出。

[**治疗**] 先进行中药热疗，以腰骶部为主，兼全身热疗，以出大汗为度，在腰部

肌肉放松到一定程度时，进行牵引下手法矫治。患者俯卧在牵引治疗床上，胸腹部与骨盆部各加约12cm厚枕垫，使腰部形成桥式。以L_5为中心捆扎牵引上下扎带，患者深呼吸，在牵引加力的同时，医者手紧贴患者腰部，待手感棘突间松动时停止牵引，进行垂直按压，加有角度的推压，从L_5-S_1矫治开始，依次向上矫正椎体，整复椎间盘，在矫正时手感椎体移动和椎间盘向前滑动，同时可听到椎体移动和椎间盘滑动的声音。因为患者年轻，脊柱和肌肉弹性好，又分别将各椎间隙、椎间盘从下至上进行整复，同时矫治脊柱侧弯。手法矫治后维持10分钟牵引，然后放松牵引，患者立即感觉腰部卡住样感觉消失。检查腰椎间隙左右两侧，深压痛和放射性左下肢痛消失。然后患者改仰卧位，直腿抬高试验、足背屈试验均阴性，提示神经根压迫被解除。为加大腰脊柱前弓，稳定脊柱和已回纳的椎间盘，在患者腰下加垫，仰卧3小时，去垫后以双下肢带动腰部肌肉活动，再下地自由活动。在牵引下行手法矫治后继续进行腰部热疗，进行肌肉保健性康复治疗。

[复查]

（1）X线片示腰脊柱正位，达到解剖学正常形态，侧位片示腰前屈度正常。

（2）腰前屈、后伸、侧屈、旋转活动度正常，腰与左下肢疼痛消失。

[讨论]

（1）此例腰椎病特点是脊柱侧弯，椎间盘L_{3-5}脱出，伤因机制为从事特殊类专业体育运动，运动量大、姿势多变，又常在极度疲劳的情况下做高难度运动，过度损伤而致。该患者身体素质较好，年龄较小，肌肉、韧带韧性与弹性较好，合并性损伤也少，故治疗效果理想。

（2）应强调的是，对此类型腰椎伤不可只治疗椎间盘，而要特别重视脊柱变形，否则容易复发。因此笔者提出，治疗脊柱急慢性损伤要局部与整体兼顾，脊柱变形与椎间盘脱出同治，脊柱骨关节与韧带肌肉兼治，才能达到良好的治疗目的。

综上所述，对脊柱急慢性损伤的患者，只要有充足的时间和条件，采取正确合理的方法，就能取得满意的效果。

附：影像学检查资料（图3-18-1、图3-18-2）。

病例2：刘某，26岁，乒乓球运动员，祖籍山东，1996年2月3日就诊。

[主诉]腰部疼痛伴左下肢麻痛2年。

[现病史]患者自小从事乒乓球运动，运动强度大，时间长，2年前腰部疼痛，后逐渐加重，并引起左下肢麻痛。虽每日按摩后症状明显缓解，但训练和比赛后又复加重，严重影响正常训练和比赛。

[既往史]腰部有多次损伤史，时轻时重。

[个人史]未婚。

[**家族史**] 无腰病史。

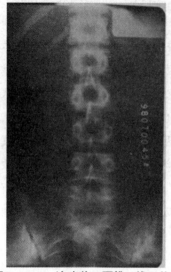 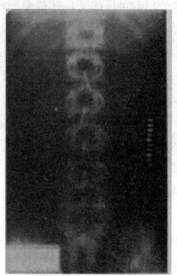

图3-18-1　治疗前，腰椎X线正位
片显示脊柱侧弯变形

图3-18-2　治疗后，腰椎X线正
位片显示脊柱被矫正

[**检查**] 患者一般情况良好，心理素质好。头颈胸腹部未见明显异常，腰部肌肉发育良好，触诊有明显肌卫现象。腰脊柱不整，腰L_{4-5}间隙左旁压痛明显，并向左下肢及足部放射。腰前屈、后伸、左右侧屈、旋转功能稍有受限，活动腰部疼痛明显。左下肢直腿抬高试验阳性，足背屈试验阳性。左下肢股四头肌肌力较右下肢明显减弱。伸屈蹾趾肌力左侧较弱。巴宾斯基征阴性。

X线检查：正位片示腰脊柱右弯并脊柱旋转变形，腰L_{4-5}至S_1椎间关节突关节移位；侧位片示L_{4-5}至S_1椎间隙后方增厚，椎间盘髓核压迹后移。

提示：椎间盘向后脱出。

[**诊断**]

（1）腰脊柱侧弯，旋转变形。

（2）L_{4-5}至S_1椎间盘脱出。

[**治疗**] 中药热疗2次，活血化瘀、舒筋止痛，腰部肌肉疼痛有所改善。

手法矫治法：使用牵引床，在牵引辅助治疗下施以手法矫治。患者俯卧于床上，胸腹部与骨盆部分别加约10cm高枕垫，将腰部架空。牵引上下方扎带，以L_5为中心分别捆扎牢固。起动牵引，医者以手掌紧贴患者腰部，试探腰部棘间松解程度，当牵引达到要求后，医者双掌重叠，适当用力按压，在矫正脊柱的同时整复L_5-S_1和L_{4-5}椎间盘，连续性矫治，手感脊柱相关椎体顺向移动，同时间盘组织滑动向前，并发出不同的响动声，提示矫治到位。保持牵引3~5分钟去掉牵引，患者改仰卧位（注意保护腰部，腰下加垫）3小时，然后抽出腰下方垫，活动双下肢，并借以带动腰部肌肉，数分钟后扶患者起身下地自由活动。治疗后患者自感腰部轻松，下肢麻痛消失。

［复查］

（1）X线平片示腰椎复位，侧弯纠正。侧位片示L_{4-5}至S_1椎体后间隙窄变。

（2）患者腰部前屈、后伸、左右侧屈和旋转自如，腰部与左下肢疼痛消失。

病例3：刘某，女，26岁，第二炮兵某部干部，1992年1月9日就诊。

［主诉］腰部疼痛伴左下肢及脚趾痛1年多。

［现病史］患者无明显原因自觉腰部疼痛，逐渐加重，相继出现左下肢麻痛至脚趾。先后用药物、理疗和按摩推拿等方法治疗，虽当时可缓解，但过后又加重如初。

［家族史］父母有腰病史。

［个人史］已婚。

［既往史］无外伤和感染等病史。

［检查］患者一般情况尚可，心理素质好，体质较弱，体重45kg，头颈、胸腹部未见异常，站立时身体向右倾斜，腰部肌肉较单薄。

触诊：腰部有肌卫现象，腰L_{4-5}至S_1椎间隙左侧压痛，可触及如球状凸起物，并向左下肢至足放射。

腰部前屈30°，右屈20°，左屈10°，后伸和旋转因疼痛未做。左下肢股四头肌萎缩，肌力4级。左下肢直腿抬高试验阳性，足背屈试验阳性。伸屈蹋趾肌力左＜右。巴宾斯基征阴性。

X线检查：腰椎正位片显示脊柱侧弯，L_{4-5}间隙左侧＞右侧，上下关节突关节左右不对称，左侧移位。侧位片显示L_{4-5}至S_1间隙后方明显增宽，椎间盘压迹后移。

MRI片显示腰L_{4-5}间盘脱出，L_5-S_1椎间盘膨出。

［诊断］

（1）腰脊柱侧弯变形。

（2）L_{4-5}椎间盘脱出。

［治疗］

（1）中药外用热疗法：以腰部为主热疗全身，活血化瘀，消炎止痛，松解肌肉。

（2）理筋法：理治肌肉，解除肌肉挛缩。

（3）手法矫治法：利用人工牵引辅助治疗。

先试牵，观察和试探上、下方牵拉力对腰脊柱的松解度，再利用医者的手和具体方法调整。当掌握其最大牵拉力后，利用瞬间加力方法进行牵引，医者要全力关注手感与患者的承受力，因此禁用麻药和镇痛药，要在患者完全清醒下进行治疗。原则为从下L_5-S_1到L_{4-5}整复椎间盘，并矫正脊柱侧弯，连续快速准确，一次性矫治。经治疗，手感椎体移动，L_5-S_1和L_{4-5}椎间盘回纳，再根据发出的响动声判断矫治到位，即结束治疗。患者即感腰部卡住样感和下肢麻痛消失。嘱患者改仰卧位，腰部下方加10cm枕垫，借以加大脊柱前弓，稳定脊柱和椎间盘。3小时后去掉枕垫，在床上活动双下肢并带动腰部肌肉活动。数分钟后将患者扶起下地，即可自由活动。

[复查]

（1）X线平片显示腰椎正侧位均正常，L_{4-5}至S_1后侧间隙变窄。

（2）腰部前屈、后伸、左右侧屈及旋转度恢复正常，活动自如，临床症状和体征消失；腰L_{4-5}至S_1间隙左侧球样凸出物消失；左下肢直腿抬高试验阴性，足背屈试验阴性。患者自我感觉良好，腰部舒适，活动自如。

[讨论]

（1）关于临床诊断，许多医生只重视腰L_{4-5}椎间盘脱出而忽略了L_5-S_1椎的间盘脱出。本例患者X线平片显示椎间隙左右侧改变不同，侧位片示椎间隙后方增宽，椎间盘压迹前后位置改变明显，临床有L_5-S_1神经根受累的体征，本不应该出现误诊。应引起临床重视。

（2）关于治疗，虽方法较多，但要求安全有效。要标本兼治，以治本为主，否则只能暂时缓解症状。

附：影像学检查资料（图3-18-3、图3-18-4）。

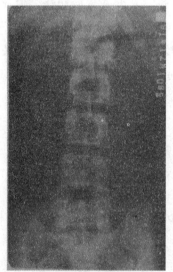

图3-18-3　L_{4-5}至S_1椎间盘脱出，X线正位片显示腰椎情况

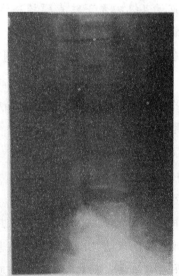

图3-18-4　L_{4-5}至S_1椎间盘脱出，X线侧位片显示椎间改变情况（经部队医院MRI片证实）

病例4：刘某，男，38岁，军队干部，祖籍山东，1998年9月9日就诊。

[**主诉**]腰痛多年，突发性加重，伴左下肢麻痛1周。

[**现病史**]患者爱好篮球运动，打球时常常扭伤腰部，腰部疼痛，逐年加重。此次腰部疼痛突发性加重，并引起左下肢剧烈麻痛，X线平片和MRI片检查诊断为L_{4-5}至S_1椎间盘脱出，曾在几家医院求治未果，上门求治。

[**既往史**]有多次腰部扭挫伤史。

[**个人史**]已婚，爱人、孩子健康。

[**家族史**]腰痛病史。

[**检查**]患者痛苦面容，身体向左侧大角度倾斜，并用手支撑右侧膝部借以缓解疼痛；神清，自诉病情；头颈部外观未见异常，胸腹部未见异常；全身肌肉发达，腰部以护腰器保护。检查腰部，腰部呈板状，肌肉僵硬，触按疼痛明显，不能做前屈、后伸、侧屈及旋转运动，咳嗽时疼痛加重。

触诊：脊柱L_4以上僵直，向右侧大角度倾斜，L_{4-5}至S_1间隙左侧旁深压痛，L_5-S_1椎间隙左侧旁触及明显球状向后凸物，触痛明显，并向左下肢放射，疼痛剧烈。下肢直腿抬高试验左侧阳性，足背屈试验强阳性。伸屈姆趾肌力左<右。左小腿外侧感觉明显迟钝。巴宾斯基征阴性。

X线检查：腰椎正位片显示以L_4为起点向右侧大角度倾斜，脊柱右旋。L_{4-5}至S_1椎间隙左>右明显；侧位片L_{4-5}至S_1椎间隙后方增宽，椎间盘压迹后移；脊柱的前屈曲度消失。

MRI片显示：L_{4-5}椎间盘脱出，L_5-S_1椎间盘膨出，L_4-S_1段椎管狭窄。

[**诊断**]

（1）腰脊柱侧弯旋转变形。

（2）L_{4-5}椎间盘脱出。

[**治疗**]

（1）中药外用热疗法：以腰骶部为主，全身热疗、活血化瘀、消炎止痛，促进血液循环，增加免疫功能。

（2）理筋法：理治背腰骶部肌肉、筋膜组织。

（3）牵引法：牵拉平衡脊柱左右肌肉，为手法矫治创造条件。

（4）手法矫治法：在牵引辅助治疗下运用手法矫治。在牵引床最大拉力下，利用患者呼气还未吸气之机，瞬间发力矫治脱出的椎间盘，同时矫正脊柱。

[**复查**]

（1）X线检查：腰椎正位片显示，腰脊柱正直，L_{4-5}至S_1椎间隙左右平衡。侧位片显示，腰脊柱曲度恢复正常，L_{4-5}至S_1椎体后方间隙变窄。

（2）腰部前屈、后伸、左右侧屈、旋转度正常，腰部活动自如，腰及左下肢疼痛消失。

附：影像学检查资料（图3-18-5、图3-18-6）。

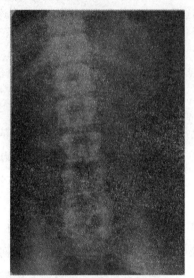 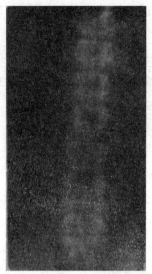

图3-18-5　治疗前，腰椎X线正位　　　图3-18-6　治疗后，腰椎X线正
片显示，脊柱侧弯变形情况　　　　　位片显示，脊柱侧弯被矫正

病例5：彭某，男，46岁，海南省干部，2001年11月22日就诊。

[**主诉**] 腰骶部疼痛多年，加重1年。

[**现病史**] 患者年轻时腰骶部多次受压伤和扭挫伤，经常疼痛，随着年龄的增长，症状逐渐加重，并放射到臀部和下肢。曾到医院检查，按腰部劳损给予理疗和按摩，当时虽明显减轻，但过后又加重，影响生活、工作和体育运动。

[**既往史**] 有参加重体力劳动史及腰部压伤、扭伤史。

[**个人史**] 已婚，爱人和孩子健康。

[**家族史**] 家中有腰痛病史。

[**检查**] 患者一般情况较好，外观无异常，头颈、胸腹部未见明显异常；胸脊柱不正，腰脊柱右弯，腰部肌肉广泛触压痛；L_{3-5}间隙左侧旁深压痛，并向左下肢放射；第3腰椎横突左右两侧炎性肿胀，触压疼痛明显，可触及肿块和捻雪样表现；腰部前屈、后伸、左右侧屈及旋转明显受限，并因疼痛而不敢用力活动；左下肢直腿抬高试验阳性，足背屈试验阳性，病理试验阴性；二便正常。

X线检查：腰椎正位片显示"S"形变，以L_{3-4}椎间隙部左凸、椎间距左侧＞右侧明显。L_{4-5}棘突均向右侧偏歪，脊柱椎体前向左旋。侧位片显示T_{12}、L_1、L_2、L_3、L_4呈现不同程度的楔形变，前窄后宽；以T_{12}、L_1压缩较重；从L_2-L_4逐渐变轻；L_2与L_3

前后移位，L$_3$椎体向前方移位，椎体上缘增生明显。

MRI显示：L$_{3-5}$椎间盘脱出。

[诊断]

（1）胸腰椎陈旧性损伤。

（2）L$_3$横突综合征。

[临床治疗]

（1）中药外用热疗法：以腰骶部为主，兼热疗全身，活血化瘀，消炎止痛，增强机体免疫功能，改善肌肉、韧带、筋膜组织退行性变，促进腰部和全身血液循环，促进组织良性修复。

（2）理筋法：治理腰背与骶部肌肉组织，舒筋活血，缓解肌肉僵变，改善肌张力，纠正肌肉挛缩，松解肌肉和软组织粘连，理治第3腰椎横突综合征。

（3）点穴法：疏通经络，畅通气血，活血祛痛。

（4）手法矫治法：在腰椎牵引下，运用手法矫治脊柱椎间关节、韧带、纤维环组织和周围肌肉组织，对脊柱进行平衡性调整。同时矫正L$_{3-4}$损伤为主的脊柱侧弯变形，加大腰脊柱前弓，整复L$_{3-5}$椎间盘。在矫治中，牵引力以脊柱适应并松解为度，原则是从下向上逐椎节矫治。治疗手感L$_{4-5}$和L$_{3-4}$椎间盘滑动性前移，L$_{3-4}$椎体右移，同时发出"嘎叭叭"声。矫治后患者不适感和疼痛消失。患者改仰卧位，腰部下方加12cm厚枕垫，稳定椎体、稳固椎间盘，加大腰脊柱前曲度，调整腰背肌肉、椎间关节和韧带组织，改善脊柱的侧弯、旋转。

[复查]

（1）X线平片：正位片达到解剖学正常腰脊柱形态；侧位片腰脊柱前屈度恢复正常，L$_{3-5}$椎体后方间隙窄变。

（2）患者自我感觉良好，腰前屈、后伸、左右侧屈及旋转活动正常且灵活；腰部、骶部、臀部及下肢疼痛与体征消失，精神状态良好。

附：影像学检查资料（图3-18-7、图3-18-8）。

病例6：周某，女，41岁，北京市某厂工人，2003年12月1日就诊。

[主诉]腰部疼痛，伴右下肢痛加重1年。

[现病史]年轻时腰骶部多次受压伤和扭伤，导致腰骶部疼痛与右下肢麻痛；又曾在妊娠与产后长时期受风寒，自觉腰骶部与下肢发凉、怕风，无汗。曾多次求治，并按摩推拿，虽当时疼痛减轻，但日后又加重，严重影响生活和工作。

[既往史]腰骶部有多次压伤、扭挫伤史。

[个人史]已婚，爱人和孩子健康。

[家族史]无特殊遗传病史。

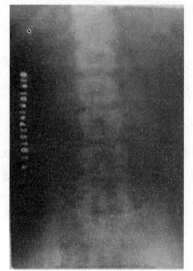

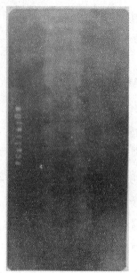

图3-18-7　治疗前，腰椎X线正位片显示，脊柱侧弯旋转变形　　　图3-18-8　治疗后，腰椎X线正位片显示，脊柱被矫正

[**检查**]患者身高164cm，体重93kg，形体胖。一般情况较好，头颈部未见异常，胸部心肺未闻及异常，腹部肝脾未触及，站立歪斜不能自正，肩右高左低。腰不能前屈后伸、左右侧屈和旋转，脊柱以L_3为中心右凸，第3腰椎横突部触按痛并向臀部和小腿外侧放射，L_{2-5}椎间隙右侧触按疼痛并向右下肢放射，右下肢肌肉萎缩，股四头肌肌力四级，右下肢直腿抬高、足背屈试验阳性。

触诊：腰部肌肉较发达，腰呈板状，腰肌僵硬，广泛性触按疼痛及放射痛。

X线检查：腰椎正位片示以L_3为中心右凸，L_5右倾。侧位片示L_{4-5}前缘压缩性损伤，上缘骨性凸起、增生，腰脊柱直变，L_{3-5}后侧椎间隙增宽。

[**临床诊断**]腰脊柱变形损伤。

[**临床治疗**]

（1）中药外用热疗法：用活血祛风散寒药物，在专用热疗床上，以腰骶部为主，兼热疗全身，充分活血化瘀，消炎止痛，促进血液循环，改善腰部骨性结构和肌肉软组织供血，使组织良性转变。

（2）点穴法：以督脉和膀胱经为主，循经点穴治疗，以畅通经络，运行气血，活血祛痛。

（3）理筋法：理治背腰骶部肌肉组织，解除组织炎症、粘连、挛缩，促进肌肉恢复弹性与功能。

（4）手法矫治法：采取在牵引辅助下治疗，顺腰脊柱平衡牵引，并在牵引下分别从下至上矫治，即从L_5椎体和L_5-S_1椎间隙开始松解肌肉、韧带等软组织，同时整复椎体与椎间盘，然后逐椎体向上矫治至胸椎下段脊柱。先后经十几次治疗，患者腰部肌肉逐渐恢复，板状腰症状解除，腰脊柱恢复正常，腰部前屈后伸、左右侧屈与旋转功能恢复正常，疼痛与放射痛症状消失。

[**复查**] X线腰椎正位片显示腰脊柱恢复正常；临床检查腰部活动功能正常。

[**点评**] 此例腰脊柱侧弯变形，为青年时陈伤所致，虽经多次推拿按摩治疗，但因没有解决腰椎骨性结构改变、整复脱出椎间盘，没有纠正脊柱内外周围韧带、肌肉失衡状况，故不能解除临床症状，又因患者在生活劳作中反复损伤，导致伤病不断加重。

临床治疗根据症状分析病情，L_4、L_5 受伤较早且症状较重，后发展到上部腰椎，故治疗从下向上逐步矫正，这样有利于脊柱椎体整复后的稳定和修复。

附：影像学检查资料（图3-18-9、图3-18-10、图3-18-11）

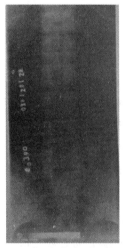

图3-18-9　治疗前，腰椎X线正位片显示，脊柱侧弯变形

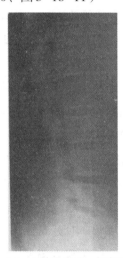

图3-18-10　治疗前，腰椎侧位片显示，脊柱情况

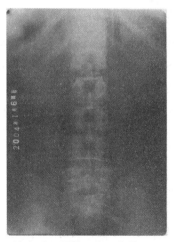

图3-18-11　治疗后，腰椎X线正位片显示，脊柱被矫正

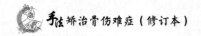

二、腰外伤L₅变形后移

对此类型腰椎外伤所致脊柱变形、椎间盘脱出可用手法矫治。从治疗结果看，以前认为只有手术治疗才能治愈的伤病，现在通过手法矫治也能获得很好的疗效，不仅L₅复位稳定，而且L₄₋₅至S₁椎间盘也可随之复位。

病例1：何某，男，40岁，某省银行干部，2001年11月28日就诊。

[**主诉**] 腰部摔伤3年，腰痛，双下肢麻。

[**现病史**] 患者3年前不慎坐地摔伤，身体向前倾倒，伤后腰骶部疼痛，双下肢麻痛至脚，会阴部感觉减退，大小便无明显影响。伤后经多家医院检查，决定采取手术治疗，但因患者本人惧怕手术而未果。曾用手法加膏药治疗，效果不理想而求治于笔者。

[**既往史**] 有腰部外伤史，有颈椎病史。

[**个人史**] 已婚，爱人、孩子健康。

[**家族史**] 父母有颈腰疼痛病。

[**检查**] 患者神清，心理素质较好，头颈前倾，胸廓无畸形，心肺未闻及异常，腹部平坦，肝脾未触及，胸椎无明显畸形。腰脊柱向左侧弯曲，腰骶部肌肉组织较僵硬，有板样改变；L₃₋₄椎间隙右侧有深压痛，并向臀部放射；L₄₋₅椎间隙右侧有深压痛并向下肢放射；L₅-S₁后方棘间韧带处触按疼痛明显；椎间隙两侧有深压痛，并向右下肢放射；右下肢直腿抬高试验阳性，足背屈试验阳性，病理试验阴性；因腰部疼痛和自我保护性限制，未做前屈、后伸、左右侧屈和旋转试验检查。

X线检查：腰椎正位片显示，腰脊柱以L₃-L₄椎间隙为中心右凸，椎间隙右侧明显大于左侧；L₄₋₅椎间隙右侧大于左侧；L₄₋₅至S₁右侧上下关节间隙显示不清；L₅椎体有倾斜改变。侧位片显示，L₄椎体下部、L₅椎体压缩变形，前部上下径2.7cm，后部上下径3.4cm，前后径相差0.7cm；L₅椎体后方上下缘明显向后延伸；L₅与S₁椎体后缘呈台阶样移位；L₅椎体后移约0.4mm。

MRI检查：腰脊柱左弯；L₄椎体下方压缩变形，L₅椎体压缩变形明显；L₄与L₅间隙呈明显台阶样改变，L₅与S₁呈台阶样改变，L₅椎体及L₄₋₅至S₁两椎间盘后移；L₄₋₅至S₁椎间盘脱出；L₄₋₅椎间隙突出物压迫硬脊膜约2/3；L₅-S₁间隙突出物压迫硬脊膜约1/2；两侧L₄与L₅神经根受压变细；L₄-S₁段椎管明显狭窄。

[**诊断**]

（1）L₄椎体压缩骨折。

（2）L₄与L₅神经根受累。

[**治疗**]

（1）中药外用热疗法：以腰骶部为主，全身热疗，活血化瘀，消炎止痛，促进全身血液循环，促进新陈代谢，增强机体免疫功能。

（2）理筋法：治理腰骶与臀部肌肉组织，解除肌肉痉挛、粘连及挛缩。

（3）手法矫治法：在牵引下手法矫治腰脊柱侧弯和整复腰L_5椎体后移，同时整复L_{4-5}至S_1椎间盘。治疗手感L_5椎体前移到位，椎间盘复位。治疗后患者临床症状和体征消失。

[复查]

（1）X线正位片显示腰脊柱正常，侧位片显示L_5椎体复位良好。

（2）腰部、臀部疼痛基本消失，下肢麻痛消失，会阴部自我感觉良好，二便正常。

[讨论]

（1）X线检查分析：L_{4-5}神经根压迫症状明显，但X线平片显示L_{4-5}处压迫不明显，而L_5-S_1错位明显，与临床体征不完全一致。L_5椎体后缘X线平片未显示上下缘压缩及后伸影像，说明L_{4-5}椎间隙改变较轻，L_5-S_1椎间隙改变严重。而MRI片，观察L_{4-5}椎间隙，L_5椎体后移程度比L_5-S_1椎间隙移位重，L_5椎体后方压缩变形显示明显，特别是L_5椎体后上下缘如同增生的骨刺样向后突入，压迫脊髓马尾硬脊膜。从L_{4-5}和L_5-S_1椎椎间隙的腰L_5椎体向后移位程度，以及椎间盘脱出对椎管内马尾神经硬膜的挤压程度测量，L_{4-5}椎间隙压迫约2/3，而L_5-S_1约1/2，说明L_{4-5}椎间隙明显大于L_5-S_1椎间隙。从椎间盘脱出的程度观察无明显差别，脱出的方式基本相同。L_5椎体前后缘压缩程度和L_5后缘上下方压缩后翘，是压迫马尾神经的主要因素。

造成L_4-S_1段椎管狭窄的主要原因是L_5椎体后移和L_5椎体后侧压缩形成的上下缘骨性后翘，而L_{4-5}和L_5-S_1两椎间盘的损伤和脱出并不十分严重，表现只是被L_5椎体向后移位所致而加重突入椎管的程度。因此给手法矫治提供了依据，只要能矫正L_5椎体，L_{4-5}和L_5-S_1椎间盘必然会随之前移，即可完全解除对马尾神经与神经根的压迫。

说明：MRI片对此类型脊柱损伤的检查有其重要价值，能较清楚地显示出椎体损伤后的病理性改变和脊髓神经受累的程度。

提示：在临床上，当体征严重而X线平片显示不明确时，应进行CT和MRI等检查。

（2）治疗分析：此类腰椎损伤临床多见，但表现和程度均有不同，一般多主张手术治疗。笔者主张应根据L_5压缩、椎体后侧上下缘后翘和对椎管影响程度及整复后稳定程度而决定治疗方法。

附：影像学检查资料（图3-18-12、图3-18-13、图3-18-14、图3-18-15、图3-18-16）。

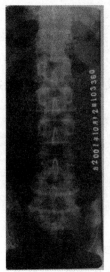

图3-18-12　治疗前，腰椎X
线正位片显示，L₅伤后移位

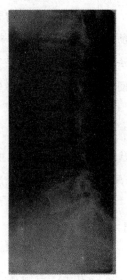

图3-18-13　治疗前，腰椎X
线侧位片显示，L₅伤后移位

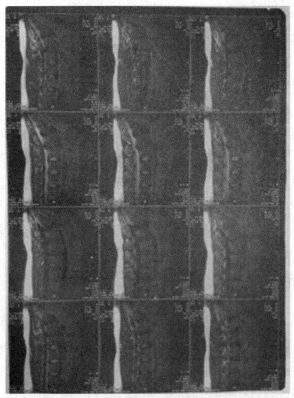

图3-18-14　治疗前，腰椎MRI片显示L₅
伤后与L₄₋₅至S₁向后移出情况

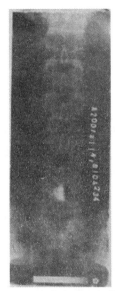

图3-18-15　治疗后，腰椎X线正
位片显示，转变情况

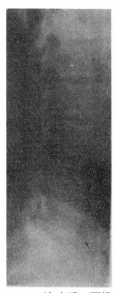

图3-18-16　治疗后，腰椎X线侧
位片显示，椎体被矫治情况

（3）随访分析：患者腰外伤L_5变形后移治疗后13年随访影像学资料。

本病伤因机制是患者行进中滑倒，臀部着地，上身迅速前冲，脊柱急剧前弯，腰脊柱受伤的中心先集中在L_5椎体部，又移位到L_5椎体前部，造成椎体前部楔形挤压，后随上身前倾继续向后反冲形成，同时带动L_{4-5}至S_1的椎间盘向后方脱出。MRI检查显示，L_5椎体与其上、下位椎间盘向后脱出，形成挑担式样表现。因有椎体间纤维环、纵韧带与椎间连接组织的制约作用，L_5和L_{4-5}至S_1的椎间盘向后脱出的程度有限。但也说明L_5椎体和L_{4-5}至S_1间的连接组织，同时受到外伤机制的伤害，造成腰骶椎管变形、狭窄，导致马尾神经、脊神经与自主神经受累。患者伤后去多家医院求医，均未见效。此病例属于陈旧外伤型，经手法矫形治疗，一次性使L_5椎体与L_{4-5}至S_1的椎间盘矫正到位（影像学资料证实），达到解剖学治愈标准。治愈后进行正确的自我保健，腰部功能恢复正常。13年后随访进行影像学复查，显示L_5和L_{4-5}至S_1椎间盘位置保持良好，L_5椎体自行修复，形态出现良性改变。腰骶部疼痛等不适症状消失。

病例2：孙某，男，23岁，山东青岛某大学学生。2000年3月26日就诊。

[**主诉**]腰骶部坐地摔伤，伴右下肢至脚底麻痛15个月。

[**现病史**]患者于1998年11月，在学校参加足球比赛时不慎摔倒，右侧臀部着地，摔伤后腰骶部疼痛，伴右下肢麻痛严重。先后经当地医院牵引按摩和手法治疗，症状虽有好转，但右下肢仍麻痛，后求治于笔者处。

[**个人史**]未婚。

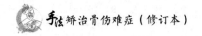

[既往史] 无重大伤病史。

[家族史] 无特殊疾病史。

[检查] 患者一般情况较好，心肺未闻及明显异常，腹部未见异常，二便正常。腰部肌肉发育良好，肌张力和肌肉弹性较好。腰部活动，前屈60°，后伸20°，左右侧屈20°。触诊胸腰脊柱"S"形变，腰部以L_3为中心左凸；L_{4-5}至S_1椎间隙右侧压痛明显，并放射至右下肢及脚。右侧骶髂关节触痛明显，局部肿胀，有捻雪样炎症反应。髋关节活动不受限。右下肢股四头肌萎缩，肌力四级，右下肢直腿抬高试验阳性，足背屈试验强阳性，皮肤感觉迟钝。骨盆挤压、分离试验阳性，巴宾斯基征阴性，戈登征阴性。

X线检查：正位片显示，颈、胸、腰脊柱变形，胸段脊柱"S"形变，腰脊柱以L_3为中心右凸，L_5右后凸变形。L_5-S_1椎间关系改变，以L_5移位为主，椎间上下关节突关节不对称，扭转。侧位片显示L_5椎体后移约4mm，L_5-S_1椎间盘髓核压迹后移；L_5、S_1椎体后缘不齐，腰骶段椎管明显狭窄；斜位片显示L_5移位，多椎间孔窄变。

CT显示：L_5-S_1椎间盘膨出，右侧骶髂关节裂隙增宽。

MRI显示：L_5椎体及椎间盘后移约4mm，压迫马尾神经。L_{3-5}椎间盘脱出。

ECT片显示：颈、胸、腰脊柱变形，胸腰脊柱呈现双"S"形变。

[诊断]

（1）腰骶椎损伤。

（2）L_3横突综合征。

（3）右侧骶髂关节损伤。

[治疗]

（1）中药外用热疗法：活血化瘀，以腰骶部为主热疗。

（2）手法矫治法：在牵引辅助下，进行松解和调整腰骶部，重点为L_5-S_1部位。以矫治L_5椎体后移、旋转及L_5-S_1椎间盘膨出。患者俯卧位，以L_5为中心上下捆扎牵引带进行加力牵引，医者手紧贴L_5部测试，当牵引达到要求时停止牵引，迅速施以手法矫治，手感L_5椎体旋转移动明显，随之L_5-S_1椎间盘回纳到位，并听到"嘎叭叭"响声。患者即感腰骶轻松，疼痛消失。矫治后用沙袋压腰部以稳定L_5和椎间盘组织，3小时后可下地自由活动。

[复查]

（1）X线平片，腰脊柱L_3、L_5椎体到位，正侧位片显示腰脊柱恢复到正常形态。胸脊柱变形明显改善。

（2）临床症状与体征完全消失，全身活动自如。

附：影像学检查资料（图3-18-17、图3-18-18、图3-18-19）。

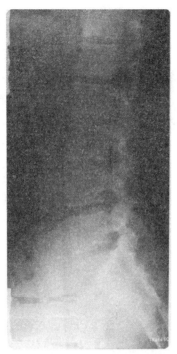

图3-18-17 治疗前，腰椎X线侧位片显示，L5伤后移位

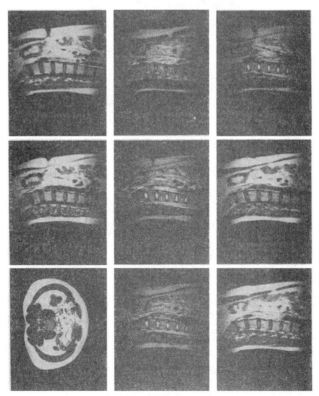

图3-18-18 治疗前，腰椎MRI片显示L_5伤后移位

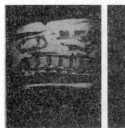

图3-18-18　治疗前，腰椎MRI片显示L₅伤后移位（续图）

图3-18-19　治疗后，腰椎X线侧位片显示，L₅复位情况

三、腰椎手术后L₅旋转移位综合征

明确术后遗留部分椎间盘组织突入椎管和L₄₋₅椎间盘脱出，L₅椎体旋转移位，脊柱侧弯旋转变形者，进行手法矫治可获得良好的改善。

病例1：李某，男，50岁，内蒙古某公安干部，祖籍山东，1997年11月28日就诊。

[主诉] 腰部手术后疼痛，伴右下肢麻痛加重1年。

[现病史] 患者1988年6月以L₅-S₁椎间盘脱出，行后路手术切除术。术后腰部和右下肢疼痛减轻，但1997年10月13日，因在冰地上滑倒，仰面斜摔在地，数日后出现腰部疼痛，曾在当地医院做牵引按摩治疗，当时虽有缓解，但数日后加重。近一年来，腰部疼痛、右下肢麻痛逐渐加重，行走困难，卧床也不能缓解，故来求治。

[既往史] 腰部有受压扭挫伤史。于1988年接受手术治疗。

[**个人史**] 已婚，爱人健在。

[**家族史**] 家中无腰椎病史。

[**检查**] 患者神清，自诉病情；头颈、胸腹部未见明显异常；外观站立时身体向左歪斜，不能自正。腰部板状，肌肉较硬，腰骶正中有手术缝合瘢痕。部分L$_4$棘突和L$_5$全部棘突缺如；L$_5$后部凹并有明显压痛。腰脊柱强直性，活动度消失；L$_{4-5}$至S$_1$椎间隙右侧压痛明显，L$_{4-5}$椎间隙右侧触及明显球状凸物，按之疼痛并向右下肢放射；臀部外侧明显触痛；右侧第3腰椎横突部肿胀、触痛，并放射到臀部和小腿外侧部；直腿抬高试验右下肢阳性，足背屈试验强阳性；右下肢变细、股四头肌明显萎缩，肌力3级；伸屈蹈趾肌肌力右侧明显减弱；左下肢未见异常；巴宾斯基征阴性。

X线检查：腰椎正位片示，脊柱以L$_3$为中心右凸，L$_5$椎体右旋倾斜。L$_{4-5}$间隙右＞左。椎间关节增生，脊柱侧弯旋转变形。侧位片示，L$_{4-5}$椎间隙后方增宽，椎间盘压迹后移，L$_5$-S$_1$椎间隙明显窄变，L$_5$椎体后移，椎管狭窄。

CT检查：L$_{3-5}$椎间盘脱出，L$_5$-S$_1$椎间隙有组织阴影向后突入椎管，椎间隙变窄。

MRI检查：腰脊柱侧弯变形，L$_{3-5}$椎间盘脱出，L$_5$-S$_1$后方有组织阴影突向椎管，椎间隙窄变。L$_5$椎体与L$_5$-S$_1$椎间隙后方组织挤压马尾神经。马尾神经增粗。L$_3$-S$_1$椎管狭窄。

[**诊断**]

（1）L$_5$-S$_1$椎间盘术后遗留症。

（2）L$_3$横突综合征。

[**治疗**]

（1）中药外用热疗法：以腰骶部为主，兼全身热疗，充分活血化瘀、消炎排毒，增强血液循环，改善血液黏稠度和心脑血供，促进局部和全身新陈代谢，增强机体免疫功能。

（2）理筋法：理治肌肉，松解粘连，解除肌肉痉挛、挛缩、僵化与退行性变，使肌肉恢复正常张力和良好的弹性。

（3）牵引法：调整肌肉、韧带、筋膜组织，理顺脊柱椎间关节，为手法矫治做准备。

（4）手法矫治法：人工牵引，捆扎牵引带，以治疗部位为中心下上牵引。医者以手紧贴L$_5$部，利用手感测试牵引下腰椎的松解度，并决定牵引力度。感觉牵引力度达到要求时，利用有利时机进行手法矫治。矫治时，牵拉力与手法应合为一体，作用在L$_5$椎体部，并用瞬间合力矫治。当确定矫治达到目的后，保护患者腰部，使其仰卧，腰骶下加垫，以稳定腰骶段椎体和L$_{4-5}$及L$_5$-S$_1$椎间盘组织。矫治后患者疼痛完全消失，仰卧3小时去垫，活动下肢，数分钟后患者可扶物下地自由活动。两日后L$_3$横突右侧虽有肿胀、触压痛，并向臀部及小腿外侧放射，但与治疗前有明显差别。理疗后第3腰椎横突综合征症状迅速改善。

[复查]

（1）X线平片：正位片显示，脊柱明显直变，L₅位置正常。侧位片显示，病变椎体和椎间隙恢复正常。

（2）患者自觉腰部很舒适，腰前屈、后伸，左右侧屈及旋转无明显受限。右下肢L_4和L_5神经根受压症状消失。

[讨论]

（1）患者L_5-S_1椎间盘脱出，手术治疗疗效确切，术后腰部疼痛明显改善，右下肢麻痛基本消失。

（2）数年后患者腰部疼痛加重并出现右下肢麻痛，与再次受伤有关。

（3）X线检查显示L_{3-5}椎间盘脱出，腰段脊柱侧弯变形，L_5椎体旋转移位，结合MRI显示情况，因没有手术前X线资料对比，故列为手术后遗留症与并发症，仅供参考。

（4）腰椎手术后出现的遗留症，因情况较特殊，伤情较复杂，临床进行手法治疗是相当困难的。但只要有手法矫治的基础，正确运用手法矫治应是最佳选择。

附：影像学检查资料（图3-18-20、图3-18-21、图3-18-22、图3-18-23）。

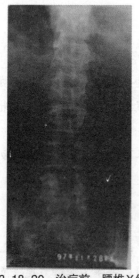

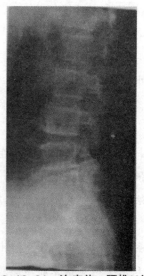

图3-18-20　治疗前，腰椎X线正位片显示，L₅旋转移位　　图3-18-21　治疗前，腰椎X线侧位片显示，手术切除棘突等表现

 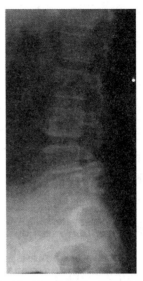

图3-18-22　治疗后，腰椎X线正
位片椎体转变情况

图3-18-23　治疗后，腰椎X线侧
位片椎体转变情况

四、高龄老人腰椎病

高龄老人腰椎病手法矫治难度大、风险高，临床应具体病人具体分析，以改善临床症状、提高老年人生存质量为原则。

病例1：崔某，男，73岁，北京某部离休干部，1999年1月18日就诊。

[主诉] 腰背疼痛伴右下肢麻痛30多年，加重1年。

[现病史] 患者早年先后两次抬扛重物扭伤腰部，腰部疼痛，按摩推拿后虽好转，但30多年来腰背一直疼痛，并相继出现右下肢麻痛，时轻时重。曾反复理疗、按摩、睡硬板床，但症状逐年加重，有时腰腿疼痛剧烈，难以忍受，故求笔者治疗。

[既往史] 有腰部扭挫伤史。

[个人史] 已婚。有糖尿病、胃肠病、慢性气管炎病史。心脑血供不足，血压低。

[家族史] 家中无特殊病史。

[检查] 患者神清，自诉病情，一般情况较差，体弱，站立行走困难，双眼视力差，耳聋，五官端正，语言清楚，头颈部外观未见明显异常；胸廓无畸形；心音弱，心率85次/分；双肺呼吸音粗，有干鸣音；腹部凹，肝脾未触及；腰背后弓明显，腰背部皮肤干燥并与肌肉粘连，肌肉严重萎缩僵变，用手触之有如胶合板状，触压痛广泛；腰活动度为0°；四肢肌肉较弱，关节活动度存在，强制性检查关节活动度尚可；主动性活动度差；右下肢股四头肌萎缩严重，肌力3级。$L_{3\sim5}$椎间隙右侧触压疼痛；$L_{4\sim5}$椎间隙右侧触及球状凸物，压痛剧烈，并向右下肢放射；直腿抬高试验阳性；足背屈试验强阳性；伸屈蹈趾肌肌力右侧＞左侧。巴宾斯基征阴性，戈登征阴性。

X线检查：腰椎正位片显示，腰椎骨质疏松明显，类似强直性脊柱炎样改变。椎间关节增生，韧带钙化。L_{3-5}椎间隙右侧＞左侧。侧位片显示，L_{3-5}椎间隙后方增宽，纵韧带钙化。

CT检查：腰椎L_{3-5}椎间盘脱出，椎间盘硬化变性；腰脊柱侧弯，轻度旋转；脊柱骨与关节、韧带、肌肉退行性变严重。

心电图检查：有心肌缺血性改变。

实验室检查：血脂、血糖高于正常，尿糖阳性。

[诊断]

（1）腰脊柱侧弯、旋转、强直性变。

（2）脊柱骨关节软组织损伤。

[治疗]

（1）中药外用热疗法：以腰部为中心，全身热疗，改善血液循环，促进新陈代谢，改善心脑供血，增强机体免疫功能，改善骨与关节及肌肉、韧带等软组织的退行性变，改善各系统功能。

（2）理筋法、点穴法：调理气血，理治肌肉，解除肌肉粘连、僵化，使其恢复弹性，促进全身阴阳平衡，尽早康复。

（3）牵引法：适当牵引，松解和调整肌肉、椎间关节、韧带；调整脊柱内外平衡，解除对神经根的压迫。

（4）手法矫治法：在适宜的牵引下，有控制地加力矫治，手感L_{4-5}右侧间隙及椎体、椎间关节移动，L_{4-5}椎间盘向前滑移，同时发出声响，确定矫治到位有效后松开牵引，翻身仰卧，腰下加垫，3小时后去垫，活动双下肢，并带动腰部肌肉运动半小时，后扶患者坐起，下地自由活动，患者感觉良好。

[复查]

（1）X线检查见腰椎正位明显直变；侧位片示腰椎前屈度有良性改变。

（2）患者自感腰背部舒适，可前屈、左右侧屈及旋转活动，能参加室外运动及老年人活动。

病例2：巩某，男，73岁，北京某银行干部，1996年3月2日就诊。

[主诉]腰部疼伴左下肢麻痛30多年。

[现病史]患者30年前扭伤腰部，相继出现腰部疼痛和左下肢麻痛，阴天症状加重。曾多次去医院检查治疗，时轻时重。特别是近年来腰部疼痛加重，坐立行走困难。

[既往史]腰部有多次扭挫伤史，有严重颈椎病史。

[个人史]已婚。身患冠心病、糖尿病、气管炎、血管硬化、脑供血不足等多种病症。

［**家族史**］有腰痛史。

［**检查**］患者身高184cm，体重140kg，体胖，腹大。神志清，自诉病情，讲话迟钝。头颈外观未见异常；胸廓无畸形。心率85次/分，心律不齐，双肺呼吸音粗，有干鸣音。腹部凸起，肝脾未能触及。腰部护以特制护腰。腰部肌肉较硬，呈板状，广泛触压痛，前屈20°，左右侧屈10°，后伸和旋转受限。腰脊柱侧弯，L_4棘突前移。L_{4-5}椎间隙左侧压痛并放射到左下肢。左下肢肌肉萎缩。双膝关节粘连、屈伸困难。直腿抬高试验左下肢阳性，足背屈试验阳性，巴宾斯基征阴性。

X线检查：腰椎正位片显示，脊柱侧弯，L_4椎体不正，L_5倾斜旋转。脊柱骨质疏松，呈竹节样改变。椎体骨性增生，有骨桥形成。椎间关节增生错乱。侧位片见韧带钙化，L_4椎前移0.5cm，L_{4-5}椎间隙后方增宽。斜位片见椎板峡部正常，有多椎间孔变形，以L_{4-5}-S_1左侧椎间孔狭窄明显。

CT检查：腰脊柱变形，明显骨性增生。L_4与L_5位置不正，L_{4-5}椎间盘脱出，腰脊柱退行性变。

［**诊断**］

（1）腰部肌肉劳损。

（2）脊柱变形。

（3）腰L_{4-5}椎间盘脱出。

［**治疗**］

（1）中药外用热疗法：以腰部为中心热疗，活血化瘀，消炎止痛，改善血液循环，增强机体免疫功能。

（2）理筋法：理治肌肉组织，解除肌肉粘连。

（3）手法矫治法：牵引辅助下手法矫治。患者体胖，合并症多，矫治中特别要关注患者全身情况。捆扎牵引带，牵引时医者手贴住L_4、L_5，严格控制牵拉力，以防出现异常。当手感牵拉基本达到要求时，瞬间以双掌重叠弹压L_5与L_4，手感L_5出现滚动性移动，同时发出滚动移动声响后放松牵引，结束手法。患者即感觉腰部轻松，疼痛缓解，下肢放射痛消失。

［**复查**］

（1）X线检查：L_5位置恢复正常，L_4有改善。

（2）临床症状明显改善，嘱患者加强自身锻炼和保健。

五、外伤性腰椎移位变形强直症

病例：冯某，男，46岁，摩托车专业运动员，祖籍四川。

［**主诉**］腰部疼痛20多年，活动受限。

［**现病史**］患者从十几岁参加专业摩托车训练，因年龄小，训练中难以保护自身，

腰部疼痛时多由队医按摩治疗（只能对局部腰部肌肉进行放松性治疗）。由于长时间刻苦训练，腰部损伤不断加重，终因腰部多组织损伤严重而退出运动队。后经多处求治，腰部仍疼痛不止，活动受限。经朋友介绍找到笔者治疗。

[**既往史**] 无急慢性传染病史。

[**个人史**] 已婚。

[**家族史**] 无特殊病史。

[**检查**]

手法检查：触诊腰部肌肉僵硬如板状，肌肉组织较发达，肌张力大。腰 L_{3-5} 椎旁压痛，并向下肢放射。腰脊柱活动度消失，足部病理反射阴性。

影像学检查：腰脊柱侧弯变形，以 L_4 椎体为中心向右侧移位，L_{3-5}-S 的椎间盘向四周突出，椎间隙变窄，腰椎骨质疏松，韧带组织钙化，骨与软组织退行性变明显。

[**诊断**]

（1）腰部骨与软组织损伤（严重）。

（2）腰椎移位，脊柱变形强直。

（3）腰部损伤综合征。

[**治疗**]

（1）中药外用热疗法：使用专用热疗床，以腰部为中心热疗，以加速腰部组织血液循环，促进组织新陈代谢，良性修复。

（2）手法矫治法：在牵引床辅助牵引下实施手法矫治。手法活动腰脊柱椎体，并将各腰椎整复到位。影像学复查，腰椎复位正常，脊柱恢复正常形态，功能基本恢复正常。

第十九章　骶髂关节损伤诊断与治疗

一、概述

骶髂关节损伤是临床常见病。凡急性外伤、慢性反复性损伤、劳损，以及风寒湿热邪侵袭等，均可造成骶髂关节损伤。

应用解剖：骶髂关节指骶骨和两侧髂骨耳状面相依嵌插的滑膜性关节，关节面为软骨覆盖，表面光滑，有不规则的凸起和凹陷部相互依附，以此种形式和具有特殊性能稳定骶骨与髂骨之间连接面，并构成这一特殊关节承受重力、应力和转换力的性能。骶髂关节属微动关节。骶椎的骨性关节面可随骨盆的前倾和后倾运动；骶椎的关节面和髂骨关节面可沿关节横轴做轻度旋转和分离移动。关节上下、左右、前后均有长短各异的韧带连接与固定，以确保关节的稳定性和持重功能，并接受各方应力的牵拉或扭挫，正常情况下有效而又有力地限制关节分离或向前与后方及上下移动。体质较差，或妇女妊娠期与产后，或因受风寒、劳损而使韧带松弛，致使骶髂关节失稳，旋转活动度增加，超越正常生理活动范围的扭转、损伤，则可使关节面和韧带损伤，引起腰骶部疼痛，造成不同程度的功能障碍。

二、伤因机制

1.**先天性骶髂关节发育不良**　如骶椎的先天性发育畸形、先天性腰骶椎滑脱等是造成脊柱侧弯的病因基础，也是引起骶髂关节损伤的原因。

2.**外伤因素**　如撞击伤、摔伤、压砸伤、扭挫伤、碾轧伤等，均可造成骶尾骨、髂骨与骶髂关节的直接或间性损伤。

3.**慢性劳损**　如长期超负荷性重体力劳动者、长期从事体育竞技项目的运动员、特殊职业强制性体位工作者、习惯性不良体位者，均可造成骶髂关节损伤。

4.**风寒湿热侵袭**　如长期在风寒潮湿、冷热无常的环境下劳作或坐卧，也可致骶髂关节损伤。

5.**免疫功能下降或缺陷**　如先天性免疫因子缺乏、后天免疫功能下降，也可引起

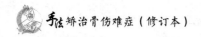

骶髂关节损伤。

6.**病理性因素**　指影响骨与关节生长发育的骨类疾病，如骨硬化病、骨结核、骨肿瘤、风湿与类风湿病、强直性脊柱炎等，均可损伤骶髂关节，引起腰骶部疼痛与功能障碍。

三、症状、体征

轻者腰骶部不适或疼痛，时轻时重，多与过度劳作和气候变化关系密切，可出现不同程度的功能障碍；重者出现歪臀跛行的特殊站立与行走姿势，身体重心偏向一侧；严重者则不能站立或行走，骶髂疼痛，活动受限，功能障碍。

骶髂关节炎：损伤一侧腰骶部疼痛或酸胀不适。女性在妊娠期或产后，可出现耻骨联合变异和疼痛。

神经受压损伤：患侧臀部及下肢胀痛麻木，并向下肢放射，歪臀跛行，能挺胸直腰，但不能做侧身转体活动；翻身起坐和改变体位时可诱发疼痛加剧。

脏器功能失调：有骶髂关节损伤的患者可出现盆腔器官功能异常的表现，如腹部胀闷、疼痛不适，以及便秘、尿频、会阴部不适、痛经、阳痿等。

四、临床检查

望诊：观察患者站坐、行走或卧姿的变异体征。

触诊：触及骶髂关节局部，了解肿胀情况、疼痛部位，观察分析，辨认伤情。

手法检查：

（1）骨盆挤压与分离试验：可明确骶髂关节的移位与错位情况，以及疼痛部位和异常活动情况，作为诊断依据。

（2）腰骶关节试验（骨盆回旋试验）：患者仰卧于床上，极度屈曲两髋及膝关节，使臀部离床，腰部被动前屈。骶髂关节有病变时则出现疼痛，出现疼痛的一侧即为阳性。

（3）"4"字试验：患者仰卧于床上，试验右侧时，将右侧足置左膝上部，医生左手按压左髂前上棘，右手将右膝向下压，如右侧骶髂关节部疼痛为阳性。做此试验前必须先确定同侧髋关节是否正常，否则会出现髋关节病所致阳性体征。

（4）床边试验：患者仰卧，靠近床边。医生一手按住患者屈曲的小腿上部，紧贴腹壁，另一手按住悬于床缘外的大腿下端向下按，哪一侧骶髂关节疼痛即为阳性征，表示该侧骶髂关节有病变。

在进行上述检查时，如出现骶髂关节疼痛或异常，即为阳性征，为一侧或两侧骶髂关节损伤的诊断依据之一。

影像学检查：腰骶椎正位片观察骶髂关节的密度情况、关节边缘改变情况、裂隙情况，有无上下移位、侧方移位，可进行两侧对此。如出现两侧关节间隙宽窄不等，两侧髂后上棘不在同一水平位上，即可诊断。侧位片示患侧骶髂关节间隙增宽、关节面凹凸，排列出现变异，即可诊断。还应观察骨盆形状、腰椎和胸腰段至骶椎脊柱的情况，以帮助诊断。X线检查可帮助诊断与鉴别诊断。

五、诊断要点

骶髂关节损伤。

六、临床治疗

在临床治疗时，应根据急性损伤与慢性损伤的性质和程度，决定治疗方式方法。

（一）骶髂关节急性损伤

对有骨折或错位者，应早期进行整复；整复后卧床休养，或加有效的外固定或下肢骨牵引治疗。骨折愈合或错位被整复后再进行临床综合性康复治疗。

（二）骶髂关节慢性损伤

骶髂关节慢性损伤应根据临床具体情况治疗。骶髂关节损伤对骨盆的影响较大，治疗应统一考虑，因骶髂关节损伤是骨盆损伤或变异的重要原因之一。因此临床治疗除以骶髂关节为主外，还要兼治骨盆的病变。为此提出局部与整体兼治，骨关节与软组织兼治，目的是使骶髂关节的局部复位、修复、愈合稳定，促进骨盆和全身的康复，又以全身的良好生理功能带动骶髂关节和周围组织达到良性转变。

1.**中医药内治法**　以活血化瘀、通经活络、强筋壮骨为原则，因人因伤情辨证论治，可用当归乳没散（《山东中医杂志》）。

方药：当归12g，乳香6g，没药6g，红花9g，桃仁9g，苏木9g，赤芍6g，紫草9g，真血力花15g，石斛9g，干姜12g，秦艽6g，乌药9g，金银花9g，枳实6g，三七6g，鹿茸2g，麝香1g，煅自然铜9g。

用法：将上药研细末备用。每隔3日服1次，每次4～6g，热黄酒冲服。服药期间，每日3次按时口服温黄酒30g。15天为1个疗程。

2.**中药外用热疗法**　用活血化瘀、祛风散寒、通经活络药配外用方剂，用专用热疗床，以骶髂部为主，兼热疗全身，以促进局部与全身血液循环，增强机体免疫功能。

3.**点穴法、针灸法**　以督脉和足三阳经为主，循经取穴治疗，通经活络，行气祛痛，并根据临床引起的相关系统的症状加减用穴，统一调理。

4. **理筋法**　理治腰骶部肌肉、韧带组织，消除骶髂关节松弛因素，促进骶髂关节损伤愈合。

5. **手法矫治法**　对急性外伤所致骶髂关节移位，及其引起的骨盆变形损伤，应及时治疗。首先整复骶髂关节，然后辅助治疗，如中药热疗、点穴、针灸、理筋等，以促进损伤关节组织愈合和良性修复，利于关节稳定，恢复其应有的功能。对慢性损伤所致者，根据伤因与病因机制及临床情况治疗。骶髂关节错位者给予手法矫治。后期可根据骶髂关节局部受伤情况和治疗后组织变化情况进行中药热疗，并逐步加大功能锻炼，以利于全身早期康复。

七、典型病案

杨某，女，18岁，北京市丰台区长辛店某乡村民，1981年4月就诊。

[**主诉**] 小腹部被拖拉机横向碾轧，伤后3小时急诊入院。

[**现病史**] 患者被行驶的大拖拉机从小腹部横向轧伤，伤后被人用木板抬到医院。

[**检查**] 患者神清，自诉伤情。检查心脏未闻及异常，胸部正常，腹部柔软无明显压痛。叩诊腹部未见移动性浊音，双下肢血运和感觉正常，大小便正常，骶部两侧明显触痛，局部肿胀；骨盆呈外翻状改变。右侧髂骨明显上移，左下肢与臀部不敢活动。血压100/75mmHg，呼吸28次/分。

X线检查：骨盆正位片显示骨盆变形。两侧髂骨呈外翻改变，左侧髂骨上移1cm。骶髂关节裂缝两侧不对称，左侧上移，裂隙有增宽改变，无明显骨折。

实验室检查：血、尿、大便常规正常。

[**诊断**] 左侧骶髂关节错位。

[**治疗**] 运用下肢股骨骨牵引复位治疗。下肢股骨骨牵引方法同前。同时做骨盆布兜交叉式悬吊牵引，纠正骨盆外翻改变。下肢牵引重量10kg，头低脚高位。3日后检查见左侧髂骨向下位移，证实左侧骶髂关节复位。后改为8kg维持量，牵引共8周。X线平片检查，骶髂关节复位，骨盆形状恢复正常。去除牵引，进行下地行走练习和功能练习，住院60天后康复。出院后可参加农业劳动，半年后结婚，次年生育一正常女婴。

[**复查**] 10年后复查，X线平片显示骶髂关节位置和骨盆形状正常，患者全身健康状况良好。

第二十章　骶椎手术后遗症诊断与治疗

一、概述

骶椎手术后遗症是指因手术治疗的局限性，所遗留的部分病因引起的疼痛与功能障碍，仅供参考。

二、伤因机制

与手术治疗前的腰骶髂部骨性结构损伤，多部位肌肉、韧带组织和周围神经组织损伤，或急性损伤、慢性反复性损伤等有关。手术治疗只可解决造成骶椎狭窄的部分病因，但对多部位肌肉、韧带组织和周围神经组织的损伤及其产生的一系列症状却不能有效治疗。

三、症状、体征

腰骶部肌肉组织僵硬，呈板状改变。腰骶前或一侧倾斜，活动度消失，运动功能障碍。其特点主要是出现多部位、多组织的症状、体征。引起多部位疼痛，功能障碍，严重者症状不易逆转。

四、临床检查

望诊：患者骶部有手术切口缝合痕迹。腰骶部多向前或向一侧倾斜。为防止因活动诱发的疼痛，患者多用护腰器紧紧固定腰骶部，致使腰骶部活动受限或丧失。髋关节活动受限。患者行走、坐卧疼痛，多偏向健侧坐卧，走路"跛行"，喜热怕寒。

触诊：可触及腰骶髂部肌肉、韧带组织和臀上、中皮神经炎症表现；触按疼痛多敏感；严重者可出现条索状包块，尤其在肌肉与骶髂骨附着处炎症严重；多合并L_3横突综合征，触按L_3横突部可见炎症表现；局部疼痛并可向患侧臀部与下肢放射，严重者多合并颈、胸、腰脊柱变形。

影像学检查：切除椎间盘的椎间隙窄变；L_5与S_1椎间关系的改变，骶髂关节骨质

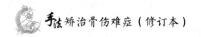

增生、韧带组织钙化；颈、胸、腰脊柱变形等。X线检查有助于诊断与鉴别诊断，对骶髂部组织较大的炎症肿块，应注意与骨肿瘤鉴别。

五、诊断要点

1.骶椎手术后遗症。

2.腰骶髂部综合征。

3.腰骶髂部周围神经损伤。

六、临床治疗

治疗原则：一要解决组织产生的炎症和所致疼痛；二要解决肌肉、韧带的挛缩与退行性变所致的腰、骶、髋部功能障碍；三要局部与整体兼治；四要同时治疗骨性结构、脊柱连接组织和周围肌肉、韧带、神经伤病。

1.**中药外用热疗法**　用活血化瘀、祛风散寒药配外用方剂，在专用热疗床上治疗。以骶髂部位为主，兼热疗全身，充分活血化瘀、消肿祛痛，促进局部组织和全身血液循环，加速组织新陈代谢，改善微循环，增强机体免疫功能，使病变良性转化。

2.**点穴法、针灸法**　取穴以督脉和膀胱经为主，选穴治疗，以通经活络、行气活血、化瘀祛痛。

3.**理筋法**　逐部位、分主次治理，分离粘连，解除挛缩，消除炎症及对神经的挤压与刺激，理筋止痛。

4.**手法矫治法**　矫治腰骶、骶髂关节骨性结构的同时，矫治肌肉、韧带软组织。在辅助治疗的密切配合下逐渐加大矫治力度，使其逐步松解到位，恢复腰骶与髋关节的正常功能。在治疗期间，指导患者进行正确有益的功能锻炼，有条件者可同时治疗颈、胸、腰与下肢代偿性变异。即局部与整体兼治，全面提高患者的整体健康水平。

七、典型病案

尚某，男，76岁，北京市某汽车修理厂工人，2004年3月就诊。

[**主诉**] 腰骶手术后数年，以右侧腰骶髂部疼痛为重，不敢活动。

[**现病史**] 腰骶髂部疼痛并逐渐加重数十年，以右侧腰骶为重。

数年前以L_5-S_1椎间盘脱出、L_5滑脱、骶椎管狭窄行手术治疗，切除L_5-S_1椎间盘，并行骶管扩大术。术后骶部疼痛部分缓解，但腰部和骶髂部仍疼痛，活动受限，影响行走、坐卧，怕凉。用护腰带保护腰部，但腰骶部疼痛反而不断加重。

[**既往史**] 有高血压、心脏病、气管炎、糖尿病史。有常年弯腰与下蹲姿势劳作、劳累损伤和受风寒史。

[**个人史**] 已婚。

[**家族史**] 无特殊疾病史。

[**检查**]

望诊：患者腰骶部向前右侧倾斜。腰骶部有手术缝合瘢痕。

触诊：腰骶部肌肉僵硬，腰旋转活动度消失；腰骶部僵硬、广泛性触痛，以右侧第3腰椎横突部、腰骶右侧椎旁、腰背筋膜、骶棘肌至深部多裂肌、腹内斜肌髂骨端明显；髂后下棘、髂后上棘、髂粗隆、髂嵴至髂前上棘所有肌肉、韧带附着处炎性肿胀，触按呈现炎性僵硬包块；右侧骶髂关节部触按疼痛明显，骨盆分离阳性；臀大肌起始部、臀中肌上部和右侧骶髂背侧韧带炎症明显，触之疼痛、肿硬，呈条索状包块；右髋屈伸与外旋转试验可诱发骶髂部疼痛加重；右侧 L_3 横突部炎性肿胀，疼痛可放射到腰骶部及右下肢小腿外侧部；臀上、臀中皮神经触按疼痛反应敏感。右下肢病理检查阴性。

影像学检查：L_5、S_1 棘突和部分椎板缺失，L_5–S_1 椎间隙变窄，L_5 轻度移位，右侧骶髂关节骨质增生，软组织密度增高，呈钙化表现。

[**临床诊断**]

（1）L_5 前移位1°。

（2）L_3 横突综合征（右）。

[**临床治疗**]

（1）中药外用热疗法：用活血化瘀、通经散寒药，在专用热疗床上治疗。以腰骶部为主，兼全身热疗，以改善组织血液循环，增强组织新陈代谢，促进消炎、消肿，使受损伤的组织迅速良性转化。

（2）点穴法：以督脉与膀胱经为主，循经选穴治疗，通经活络，行气活血，化瘀止痛。

（3）理筋法：理治肌肉、筋膜、韧带组织，分离组织的纵向与横向粘连，松解组织挛缩，促进炎性组织良性转化，达到消炎止痛的目的。

（4）药物注射法：可选用活血化瘀止痛的注射液局部注射，以治疗损伤组织的炎症与肿块，达到消炎、消肿、止痛的目的。

（5）手法矫治法：采用顺脊柱牵引法，帮助手法矫治腰骶、骶髂关节骨性结构，理治肌肉、关节囊、韧带组织，松解周围组织，解除脊神经及臀上、臀中皮神经的挤压。临床经过60天的中药热疗，9次分部位的手法矫治，疼痛消失，腰骶部与髋部关节恢复正常活动及运动功能。

[**讨论**]

（1）根据患者腰骶部、骶髂部、臀部疼痛与功能障碍的症状、体征，进行细致检查，见右侧 L_3 横突部、下腰部、骶髂部、臀部从浅层至深层肌肉组织压痛、挛缩，腰骶、骶髂、臀部组织僵硬变性，对 L_3 部脊神经、骶髂部、臀上、臀中皮神经出现挤压与刺激症。分析病因机制，应与患者几十年从事汽车修理，职业性姿势致右侧腰骶髂部、臀部肌肉韧带及周围神经组织损伤有关。根据多部位、多组织出现的炎症、挛缩形成的肿块，可能与反复性牵拉损伤及风寒侵害组织有关。根据手术治疗前后影像学检查，术前 L_5 与 S_1 错位、L_5-S_1 椎间盘脱出、骶椎管狭窄，手术治疗切除了 L_5-S_1 椎间盘，行骶管扩大术，解决了骶椎管部分狭窄致马尾神经受累的病因。术后影像学检查，L_5 与 S_1 椎间仍有错位，L_5-S_1 椎间隙窄变。根据患者的症状、体征，认为对患者多部位、多组织的损伤、炎症和对 L_3 部脊神经与臀上、臀中皮神经的炎症，以及神经挤压刺激的病因没有得到有效治疗，是引起多部位疼痛与功能障碍的病因基础。

提示：对此类伤病患者的检查、诊断和治疗应高度关注。

（2）脊柱影像学检查，颈、胸、腰脊柱变形，可能与颈、胸、腰椎与骶髂关节同时损伤有关，或与骶髂部损伤综合征致颈、胸、腰脊柱代偿性变异有关，或上述两种伤因机制并存，相互影响所致。

提示：在临床检查与治疗时，有条件者进行全方位治疗，可有效、全面地提高患者的整体康复标准。

第二十一章　骨伤损伤综合征诊断与治疗

一、概述

　　骨盆是由骶骨、尾骨和两侧髋骨（髂骨、耻骨、坐骨）连接而成的坚强骨环，两侧髋骨和骶骨构成骶髂关节，两侧耻骨由纤维软骨构成耻骨联合，而髋臼又构成髋关节的上部骨性结构，成为髋关节的组成部分。骨盆是人体脊柱和系列组织与下肢连接的桥梁，躯干的重力通过骨盆传达到下肢，下肢的力量与震荡也通过骨盆上达脊柱。骨盆环的后半部，包括骶骨、髂骨、髋臼和坐骨结节，是人体直立或坐立负重的部位，比较发达，一般不易损伤变形；而其前部包括耻骨上、下支和耻骨联合，都比较脆弱，较易发生骨折性损伤。

　　骨盆对盆内脏器，如泌尿和生殖器官、肠管、神经、血管有很重要的保护作用。男女盆腔内的器官和功能不完全相同，骨盆的形状也有所差异，男性骨盆似漏斗状，女性骨盆似盆状。

　　骶髂的耳状关节面以凸凹的关节嵌插形式相连接，构成斜面约45°角的骶髂关节。关节面覆以纤维软骨。成人的耳状关节面长约6cm，其宽度在内侧约1.5cm，在外侧约3.5cm。耳状关节面的中心点，约在坐骨大切迹中点向上2.5cm和髂后上棘向下外约5cm处，在对骶髂关节进行治疗时可作为一个重要的标志。骶髂关节腔隙甚窄，并被关节囊紧紧地束缚着。关节囊内衬以滑膜。骶髂关节是一个微动关节，由坚强的韧带连接固定，韧带中最重要者为骶髂骨间韧带，此韧带在关节后方骶骨粗隆与髂骨粗隆的间隙内，由大量的短纤维束所组成。另外，还有骶髂后长、短韧带。骶髂后短韧带的大部被骶髂后长韧带所遮盖。骶髂后长韧带自3、4骶椎侧缘起始，几乎垂直向上至髂后上棘。此外，在关节前面尚有较薄的骶髂前韧带，以增强关节的稳定性。在骶髂关节的前面（盆腔内），有髂总血管及其分叉部。在进行治疗时均应关注。

　　髋臼位于髂前上棘与坐骨结节连线中点，其直径约3.5cm，朝向外下前方，髋臼由耻骨、坐骨及髂骨三部分构成。在儿童时期，髋臼各部分间呈"丫"形软骨相连，该软骨于12岁时开始骨化，在16岁左右才融合在一起。髋臼边缘的骨质隆起，臼窝较深，在其下部有一宽而深的切口，称为髋臼切迹，在切迹上有髋臼横韧带附着于其间，恰恰弥补此切迹；但在韧带深面与切迹底之间尚有一小孔，称髋臼孔，有髋臼血管通过。髋臼周边还围有一圈坚韧的软骨，称软骨盂缘，它加深了髋臼的深度，更有利于稳定股骨头。髋臼底的周围有一马蹄形的骨面，称月状面，覆有软骨。髋臼的中间部无软骨遮盖，为一粗糙的骨面，是股骨头韧带起始部。髋臼底中心部骨质较薄，故易在伤因机制作用下造成骨折。髋臼上部骨质较坚固，为一有力的支持部，不易发生骨折，但其后缘常因髋关节后脱位而被撞断。有先天性髋脱位时，因髋臼发育不良，髋臼变浅或髋臼方向异常，致使髋关节不稳定，即造成骨盆的部分改变与功能的失常（图3-21-1、图3-21-2、图3-21-3）。

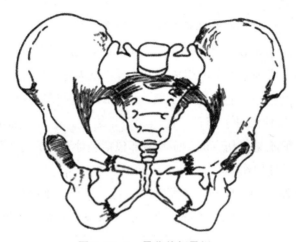
图3-21-1　骨盆前部骨折

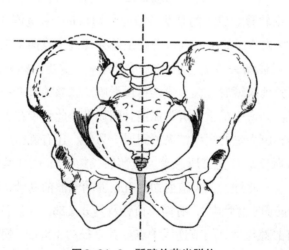
图3-21-2　骶髂关节半脱位

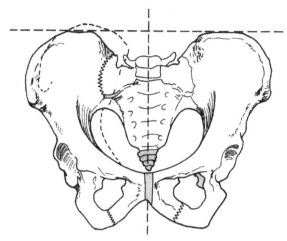

图 3-21-3　骨盆环前后骨折脱位

骨盆韧带：从前面观，包括髂腰韧带、骶髂腹侧韧带、骶棘韧带、骶结节韧带、耻骨梳韧带。从后面观，包括骶髂背侧韧带、骶尾背侧韧带。

二、分型

根据骨折部位和产生的后果不同，骨盆损伤骨折可分为下列四种类型。

1.**无损于骨盆环完整的骨折**　包括：①髂骨翼骨折；②耻骨单支骨折；③髂前上、下棘和坐骨结节撕脱骨折或骨骺分离；④骶骨横形骨折；⑤尾骨脱位或骨折。

2.**骨盆环一处断裂的骨折**　包括：①一侧耻骨上、下支骨折；②耻骨联合分离；③一侧骶髂关节脱位或一侧髂骨纵形骨折。

3.**骨盆环两处断裂的骨折（骨盆环的联合损伤）**　包括：①一侧耻骨上、下支骨折合并同侧骶髂关节脱位或髂骨骨折；②耻骨联合分离合并一侧骶髂关节脱位或髂骨骨折；③两侧耻骨上、下支骨折；④耻骨联合分离合并一侧耻骨上、下支骨折；⑤骨盆环多处骨折。

三、病因机制

1.**急性损伤**　各种外伤暴力，可直接造成骨盆骨性结构与组织的损伤，临床上多较严重，可造成骨盆多发性或严重性骨折、变形。

2.**慢性损伤**　负重劳作、慢性劳损、特殊职业强迫体位损伤脊柱、骨盆、下肢，或专业体育项目运动员运动中损伤脊柱、骨盆组织、骶髂关节、髋关节等，或重体力劳动者超负荷劳作损伤骨盆组织、脊柱，均可导致骨盆损伤综合征，牵拉、挤压、刺激神经组织，出现相应的疼痛、精神与神经等综合症状。

3.**先天性骨盆发育畸形** 先天性S_1倾斜变异、先天性骶椎裂、先天性脊膜膨出症、先天性骶尾椎发育不良、先天性髋臼发育不正常，还有先天性脊柱畸形、先天性腰椎峡部不连性椎体滑脱、先天性髋关节脱位引起骨盆变异等，也是本病的发病原因。此外，小儿麻痹症也可引起骨盆变异性改变。

4.**外邪** 风寒湿热邪毒外侵，也可导致骨盆骨性结构和软组织的一系列改变及退行性变。

5.**其他** 骨与软组织疾病对骨盆的病理性损害。

四、症状、体征

骨盆损伤综合征临床可见颈椎病、胸椎病、腰椎痛和髋关节及以下膝关节、踝关节等伤病的症状，以及周围神经和脊髓中枢神经受累的症状、体征，或呼吸功能受抑制的症状等。

骨盆急性损伤，可见骨盆骨折、变形、疼痛、出血、肿胀，不能站、坐，严重者出现休克和骨盆内器官损伤症状。

骨盆慢性损伤，可见骶髂关节、耻骨联合、髋臼等不同部位损伤的症状，疼痛和功能障碍。患者损伤侧疼痛，不敢用力，不敢活动，如被物勾住、卡住，站、坐、行走时身体重心移向健侧，手常叉在受损一侧髂部。

骨盆上方腰椎、胸椎、颈椎代偿性变异者，可出现不同的腰椎病、胸椎病、颈椎病的症状、体征，骨盆下方髋关节及以下部位出现受累症状、体征，如站立和行走时可出现"跛行"，身体向健侧倾斜，不能端正身躯。

五、临床检查

1.**骨盆急性损伤** 首先观察患者生命体征和骨盆外形，是否有出血、骨折、变形，骨盆内器官是否有损伤，骨盆骨性结构、韧带、血管、神经、肌肉损伤情况。

2.**骨盆慢性损伤** 根据伤因机制，详细检查骨盆、骶髂关节、耻骨联合、髋关节髋臼部位、骶尾椎和全身骨性结构的变化。

（1）物理学检查：主要检查脊柱轴线，即从上方头颅枕部沿颈脊柱、胸脊柱、腰脊柱、骶椎、尾椎的轴线检查，是否侧弯变形，以及上横轴、下横轴、主横轴、左右斜轴、中轴是否正常。

上横轴：为呼吸轴，是从L_5下关节至骶骨上关节形成的一条轴线带。

下横轴：其横向水平通过骶骨关节面下缘，与髂后上棘相近，髂骨沿此轴旋转。

主横轴：其横向通过S_2椎体及骶骨耳状关节的中枢点，骶骨屈伸与此轴有关，髂骨与骶骨的旋转同样沿此轴运动。

左右斜轴：此轴横向与斜向通过骶骨关节面上角，至对侧骶骨关节面下角。该轴线主要由臀大肌和梨状肌组成，在正常生理情况下运动，并在臀大肌和梨状肌的作用下，使骶骨沿两斜轴产生扭力旋转的动态平衡。

中轴：是通过骶骨嵴的垂直轴，骨盆的左右旋转即沿此轴运动。

临床上检查各轴线的情况是确定骨盆损伤与异常改变的标志性指征。骨盆骶髂关节严重损伤后，如长期得不到正确有效的治疗，则出现严重变异的情况，造成骨盆倾斜，继而累及上方脊柱和下方髋关节、下肢。脊柱和下肢失衡或病变较重，又会导致骨盆变异或变异情况加重。这是骨盆与脊柱及下肢躯体在受损伤时或以后出现相互影响的"因果"关系，也是造成骨盆损伤综合征的重要原因。

（2）常规检查：指骨科特殊检查、骨盆轴线位检查，以及对患者体位的检查。

触诊：观察骨盆后部骶髂关节周围组织、耻骨联合部和相关部位的肿痛、炎症反应，骨盆的动态活动和持重时相关部位的反应，骨盆功能、形态改变情况，脊柱和双下肢代偿变异情况，以及对神经、脊髓、椎间盘、血管、韧带、肌肉软组织的影响。注意与先天性发育异常和骨、软组织疾病相鉴别。

影像学检查：可显示骨盆形状和骨性结构的情况，骶髂关节、耻骨联合、髋关节、骶椎骨、尾骨、髂骨情况；可显示骨盆骨质疏松、骨质增生、韧带钙化增生、退行性变的情况，明确腰、胸、颈椎及双下肢骨关节代偿性改变情况。X线检查可帮助诊断与鉴别诊断。

六、临床治疗

骨盆急性外伤，无论有无休克、骨盆脏器损伤及内出血者，均应及时抢救，剖腹探查，待休克好转或生命体征稳定后再及时处理骨盆骨折和并发症。

1.**中医药治法**　根据患者的具体病情辨证论治。

（1）耻骨联合部损伤，可用活血舒筋汤（《上海中医药杂志》）。

方药：当归9g，赤芍15g，川芎9g，土鳖虫12g，红花6g，乳香9g，没药9g，落得打15g，橘叶9g，橘核9g，小茴香3g，荔枝核12g，青皮6g，陈皮6g，乌药9g。

功效：活血祛瘀，行气止痛。

用法：水煎分服。

（2）骶髂关节及髋、膝、踝关节损伤，可用扭伤散（《中西医结合杂志》）。

方药：五倍子50g，栀子30g，生草乌30g，大黄30g，南星30g，土鳖虫20g，乳香20g，没药20g，细辛10g。

用法：将上药研细粉备用。根据损伤面积大小酌量用药。一剂药可用2~3次，现用现调配，用食醋调药粉如糊状（可用温火加热搅拌，药糊更加黏稠），创伤部先用油纸再用绷带或纱布包扎，每1～2日换药1次。

功效：活血祛瘀，温通止痛。

（3）骨盆骨折

①接骨散（《江苏中医杂志》）

方药：釜脐墨、陈小粉、黄柏、乳香、没药、栀子、姜黄、参三七、骨碎补、螃蟹壳等各适量。

用法：先将釜脐墨捣碎过筛，陈小粉炒后研末，两药混匀，加适量米醋，放在勺中煎熬片刻使成糊状，冷却后加少量朱砂及余药之细末即成。在骨折部位用接骨散外敷，贴上厚纸，绷带、夹板固定，一般1周换药1次。

功效：消肿止痛，续筋接骨。

②加减十三味方（《点穴法真传秘诀》）

方药：红花去油5g，刘寄奴7g，肉桂5g，广陈皮7g，香附7g，杜仲7g，当归7g，延胡索7g，砂仁7g，五加皮10g，五灵脂7g，生蒲黄7g，枳壳5g。

用法：水煎，用酒冲服。

功效：接骨续筋，活血化瘀。

③发散下部方

方药：牛膝10g，木瓜10g，独活10g，羌活10g，归尾7g，川芎7g，川断8g，厚朴8g，威灵仙8g，赤芍8g，银花8g，甘草4g。

用法：水煎，酒冲姜汁服。

功效：活血化瘀，接骨续筋。

（4）骨盆风寒性损伤疼痛

方药：桑寄生30g，秦艽10g，羌活10g，青风藤10g，海风藤10g，独活10g，威灵仙10g，当归12g，川芎6g，白芍12g，红花10g，杜仲10g，乳香6g，没药6g，千年健10g，透骨草10g，伸筋草10g，牛膝10g，甘草6g。

用法：水煎分服。

2.**中药外用热疗法** 用活血化瘀、强筋壮骨、祛风活络药配外用方药，用专用热疗床，以骨盆骶部为主，兼热疗腰、胸、颈部和下肢。用发汗法促进局部和全身血液循环，促进骨盆骨折愈合，促进韧带、神经、肌肉软组织良性修复，改善骨盆骨性结构及韧带、肌肉组织和骨盆内器官血液循环，消肿散瘀祛痛，提高患者整体抗病能力。

3.**点穴法、针灸法** 以督脉、足三阳经为主选穴，通经活络，行气活血。根据骨盆损伤的情况和并发症循经治疗，利于患者局部和全身康复。

4.**理筋法** 以骨盆上、下、后、骶尾、耻骨联合及髋关节为主，理治韧带、肌肉组织，舒筋理筋，强筋壮骨。

5.手法矫治法　对骨盆创伤所出现的各种骨折、错位，应争取早期正确手法复位，有效外固定制动4周以上。对骨盆环完整的部分骨折，早期同样应正确地进行复位，不需特殊外固定。对骶髂关节和耻骨联合部的联合性移位，应在人工牵引下行手法矫正复位。

骨盆损伤：①骶髂关节上移。患者俯卧于治疗床上，骨盆上方用牵引扎带扎紧，并固定在牵引床上方，下方助手握住患肢踝部或膝上部向下牵引。医者站在患者健侧，一手固定健侧骶髂关节部，一手按住患侧髂部，在助手向下牵拉的同时双手上下对抗按压，稳定健侧，推患侧向下向内复位。复位后，在保护下将患者改仰卧位，休养，一般3～4周。②骶髂关节下移。患者仰卧于治疗床上，将臀部移置床头，助手托住健侧下肢，嘱患肢屈髋屈膝，使其大腿前部紧贴腹部。医者用大腿顶住患侧坐骨结节部，一手拉住健侧髂前上棘部，一手握住患侧屈曲的小腿部，双手加大腿三者合力，瞬间发力，将髂骨向上向内矫正。复位后，患侧屈髋屈膝仰卧方式休养，患侧髂前部可压以沙袋，或用专门固定器具固定制动。

骨盆分离性错位：①骨盆髂骨向左右分开。患者仰卧于治疗床上，双下肢自然放平，医者站在患者一侧，双手臂交叉（即左手拢住患者右侧髂外侧，右手拢住患者左侧髂外侧）用力向中心合拢牵拉，即可整复骨盆外翻性骶髂关节错位。②骨盆髂骨内翻者。患者仰卧于治疗床上，双下肢自然放平，医者站在患者一侧，分别用左右手按住髂骨，利用瞬间加力法，左右手向外向下矫正，即可使骶髂关节内翻错位复位。整复后可用沙袋压住两侧髂部，借以稳定骶髂关节。

对骨盆损伤综合征，总的原则是在上述辅助治疗下施以手法矫治。

提示：骨盆损伤综合征的临床治疗是一项系统工程，即以骨盆损伤变形治疗为中心，分别逐项治疗腰椎病、胸椎病，髋、膝、踝伤病，以及全身各系统相继出现的症状。笔者主张以手法矫治为主，加辅助性综合治疗，对患者十分有益。

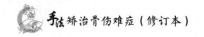

第二十二章 四肢骨关节伤诊断与治疗

四肢骨关节伤病是运动系统疾病，属于矫形外科学的治疗范畴。在中医学中，矫形外科学又称骨伤科学或正骨学。

1.手法治疗方式、方法和原则 根据人体生理解剖学和骨关节解剖学的特点、活动方式、功能特点，以及与骨关节密切相关联的关节囊、韧带、肌肉、肌腱、神经、血管组织的解剖学关系及损伤机制、病理改变的性质与程度，骨关节与肌肉软组织退行性变情况、全身健康状况等，进行治疗。

2.注意事项 严格预防因手法治疗不适宜而造成的骨关节、肌肉、神经、血管等组织的继发性损伤。如从20世纪50年代就开始强调的手法按摩所致肌肉骨化，造成肢体功能丧失。但从目前临床观察，仍有因手法治疗不当造成肌肉骨化、关节强直等医源性损伤的情况，临床教训多而深刻。

因此本书在论述四肢骨关节伤诊断与治疗时，特别强调解剖学知识的应用。

第一节　肩关节外伤凝结症

一、概述

肩关节外伤凝结症是临床上常见病与多发病，多因肩关节急性外伤或慢性劳损，或被他人强制性旋拧上肢，造成肩部关节囊、肌肉、肌腱、臂丛神经与血管等组织严重的复合性损伤所致；或因肩部骨关节与软组织损伤后肩部外固定制动时间过长，造成肩部周围组织萎缩与粘连所致；或因风寒湿热邪毒直接侵害肩部骨关节与肌肉、肌腱、神经、血管等，造成肩部组织炎性退行性变所致；也可因临床上常见的肱二头肌长腱及短腱与腱鞘粘连所致；或因长期自我保护性限制肩关节活动所致；或因其他原因造成肩部疼痛治疗不及时所致。对临床出现的肩关节凝结症，在诊断与治疗中，重要的是了解肩关节的解剖知识，完全按照解剖学组织关系来实施治疗。

［**肩关节**］肩关节由肩胛骨关节盂与肱骨头组合而成，有关节囊包围着，内有关节液。

肩关节活动度：肩前屈70°~90°，后伸40°，外展80°~90°，内收20°~40°，前屈上举150°~170°、外展上举180°、外旋位外展上举180°，水平位前屈135°，水平位后伸40°~50°，肩内旋45°~70°、外旋45~60°。

［**肩部受累的肌肉、肌腱**］

（1）胸大肌：位于肩前部，起于锁骨前面内侧半和胸前上6个肋的软骨与胸骨的连接部分，止于肱骨大结节嵴。

作用：使上臂内收内旋。当肩关节产生凝结症时，胸大肌则出现萎缩与粘连。特别是外侧部分会短缩，造成严重负面影响，制约肩关节的外展、后伸、上举及关节旋转运动。胸大肌的损伤性质和程度与伤因机制有关，与受伤时间和患者体质状况成正比。应视为肩关节凝结症中受累较严重的肌肉之一。

（2）冈上肌：位于肩关节上部，起于肩胛骨的冈上窝，走行于肩峰突根部稍上方，与关节囊相接，止于肱骨大结节的上1/3部。

作用：使肩外展，有将肱骨头稳定于肩盂内的作用。当肩关节受到损伤时可同时损伤冈上肌。在肩关节产生凝结症时，冈上肌可产生炎性粘连、萎缩及变性。

（3）冈下肌：位于肩部后上方，起于冈下窝，止于肱骨大结节。

作用：使肩外旋。当肩关节损伤时该肌肉会同时受到损伤。在肩关节产生凝结症时，冈下肌可产生炎性粘连、萎缩及变性。

（4）背阔肌：位于肩关节后部，起于背部第7~12胸椎棘突、腰椎、骶椎、腰背筋膜的后叶、髂嵴，并由外侧起于下4个肋骨，止于肱骨小结节嵴。

作用：使上臂内收、后伸及内旋上臂。当肩关节受损伤时，会同时损伤背阔肌与止点部位。在肩关节产生凝结症时，背阔肌会出现萎缩、粘连及短缩；是肩后部负面制约肩关节最大的肌肉。背阔肌的伤情、程度，与损伤机制和时间及患者身体好坏情况成正比。

（5）肱二头肌：位于肩外侧，起点有长腱与短腱，长头以长腱起于肩胛骨的盂上粗隆，越过肩关节走在肱骨结节间沟中，短头起于肩胛骨喙突。止点是桡骨粗隆，此腱分出腱叶与前臂筋膜相融合。

作用：使上臂上抬内收。当肩部受伤时，肱二头肌的长腱、短腱会同时受到损伤。在肩部疼痛症和肩周炎（五十肩症）中，均与肱二头肌长腱、短腱的炎症及腱鞘的粘连密切相关。在肩关节产生凝结症时，肱二头肌会发生萎缩，长腱、短腱与腱鞘可产生严重的粘连，是负面制约肩关节及产生疼痛最严重的肌肉组织。

（6）三角肌：位于肩上方，起自锁骨外侧1/3肩峰端及肩胛冈下缘，止于肱骨中

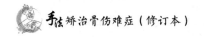

部三角肌粗隆。

作用：前部收缩时提臂向前，中部收缩时使臂外展至水平位，后部收缩时引臂向后。当肩部受损伤时，会同时损伤三角肌。在肩关节产生凝结症时，三角肌则会产生萎缩、粘连及变性。另外，临床上可见臂丛神经因受斜角肌炎症、肿胀、挤压刺激等，造成三角肌颤动与疼痛症。

（7）三头肌：位于肩外侧，长头起自肩胛骨盂粗隆，内侧头起自肱骨后面桡神经沟下部内侧和外侧肌间隔，外侧头起自肱骨后面桡神经沟以上和臂外侧肌间隔，止于尺骨鹰嘴。

作用：伸前臂。当患肩关节凝结症时，肱二头肌受累，负面制约上臂与前臂运动。

（8）肩胛下肌：位于肩部后方，起于肩胛骨下部，止于肱骨小结节部。

作用：使肩外展。在肩部受到损伤时，会同时损伤肩胛下肌。在肩关节产生凝结症时，肩胛下肌会产生炎性粘连、萎缩及变性。

（9）大圆肌：位于肩后部，起于肩胛内下角，止于肱骨结节间沟的内唇部。

作用：使肩外展。在肩关节受到损伤时，会同时损伤大圆肌。在肩关节产生凝结症时，大圆肌会出现炎性粘连、萎缩及变性。是肩关节凝结症中受累较严重的肌肉之一。

（10）小圆肌：位于肩后部，起于肩胛，止于肱骨大结节。

作用：使肩外展。在肩关节受到损伤时，小圆肌会同时受到损伤。在肩关节产生凝结症时，小圆肌会出现萎缩、粘连及变性。

二、伤因机制

多因肩部急性损伤或慢性劳损所致。有因在打斗中拧扭上肢强制性使上臂旋转，肩关节超强度、超正常活动范围被旋转、拉伸，或肩部直接遭受严重击打重创所致；有因风寒湿热邪毒的侵害，造成肩关节骨与关节囊、肌肉、肌腱、血管、神经等组织受损伤所致；或因肩关节及肩部周围组织受损伤后，外固定制动，或自我保护性制动，以及因怕疼痛而长期不敢活动，造成骨关节与肌肉软组织退行性变所致等。

三、症状、体征

临床症状、体征不一，与伤因机制及肩关节、关节囊、肌肉、肌腱、血管、神经损伤和受累程度有关；与肩关节和肩周围组织损伤后治疗方法、制动时间有关；与患者年龄、体质有关。

特点：青少年多在严重肩关节及周围组织损伤后期出现凝结症。中老年发病多较重，常与合并症有关。一般均以疼痛或剧烈疼痛为主。肩关节与上肢不能做前屈、后伸、外展、旋转、上举活动；往往因怕活动造成疼痛加重，常见患者用健侧手抱住患侧肩部；严重者可见用布带将患侧上臂牢固地扎缠在胸壁上，不敢活动或不敢用手触摸肩部。患者表情非常痛苦。

四、临床检查

检查要认真细致。首先从肩上部、肩外侧、前部、后部对肩关节、关节囊、肩部周围肌肉一一细致触摸，详细了解肌肉、肌腱与腱鞘组织的炎症、积液、水肿、粘连、萎缩、短缩情况。触诊可见肩部周围、肩胛部及上臂肌肉组织损伤与退行性变情况。特别对胸大肌、背阔肌、大圆肌、小圆肌的萎缩情况与程度，对肱二头肌的长肌腱、短肌腱与腱鞘之间的粘连程度、炎症情况，对臂丛神经受累情况，对肩肱关节、肩锁关节、肩胛胸壁关节的受累性质与程度要认识清楚，因其与本病的诊断与治疗有着密切关系。临床上所见特别严重者，可出现肩部周围肌肉组织僵硬变性。一般情况下，除出现肩部组织血液循环障碍外，上肢血液循环无明显障碍，皮肤感觉正常。

因本病多见于中老年人，偶可见于高龄患者，常合并心脏病、糖尿病、高血压等病，故应做全身检查，如心电图等。

实验室检查：血常规、尿常规。

影像学检查：拍摄肩关节正侧位片，观察肩关节位置、骨质、肌肉、肌腱情况。

五、诊断要点

1.肩关节骨质疏松、退行性变。

2.肩部周围肌肉萎缩、粘连、变性。

3.肩关节外伤凝结症。

六、鉴别诊断

应与骨结核、骨肿瘤、转移瘤、氟骨病和化脓感染性疾病等鉴别。

七、临床治疗

肩关节凝结症临床治疗比较困难，特别是伤情严重或后期出现骨质疏松、关节囊萎缩粘连严重，肌肉、肌腱及腱鞘萎缩、粘连严重者，合并心、脑血管等疾病者，治疗极为困难、风险高。因此，应根据患者年龄、伤情、骨关节与肩周围具体组织退变及臂丛神经的影响情况与程度来决定治疗原则、方案和程序。

1.点穴法、针灸法　以手三阴经、手三阳经、肾经与膀胱经、胆经为主，循经选穴治疗。以畅通经络气血运行，温经散寒、祛痛、祛瘀化滞为治法。

2.**理筋法**　理治肩部和周围肌肉、肌腱、腱鞘组织，按部位进行，并从浅表肌肉组织至深层肌肉组织分别理治，松解肌肉与肌肉之间、肌束之间至肌纤维间的粘连，松解肌腱与腱鞘之间的粘连。理治组织间的炎性肿胀与淤滞肿块，以利于组织吸收与良性修复。在理治中不可用力过强，防止肌纤维撕裂伤或破坏肌细胞，防止出血、水肿加重，防止出现骨化肌炎。

3.**中医药内治法**　主要是从全身辨证施治，以活血化瘀、疏肝、健脾、补肾、祛痛、生肌为主，配药立方。

4.**中药外用热疗法**　指用中药外治法。以局部为主，兼热疗全身，以加速全身血液循环带动改善局部血液循环，加速排出体内毒素和有害物质。消肿、化滞、祛痛，解决疼痛和化学物质的不良刺激，将逐步解决患者精神问题、局部疼痛问题及肩关节运动障碍等。通过上述辅助性治疗，增强患者机体免疫力。

5.**手法矫治法**　可分别取坐位、俯卧位、仰卧位，对高龄患者和体弱患者，多采取俯卧式和仰卧式进行治疗。

医生一手握住患者腕部，另一手紧贴肩关节部，并注意保护骨与关节。以肩关节正常活动方位为依据，由轻到重、由缓到快地进行施治。可分别将肩关节外展、前屈、后伸、旋前、旋后、前屈上举拉伸和外展上举拉伸。要根据肩关节和肩周围肌肉、肌腱不断改善的具体情况和适应情况，决定手法矫治力度与进度。对肩前部胸大肌的粘连、短缩，背阔肌的粘连、短缩，肱二头肌的萎缩，肱三头肌长腱、短腱与腱鞘的粘连，对关节囊的萎缩与粘连等，重点进行松解矫治，直至将肩关节松解到位，使肩关节恢复正常运动功能。同时松解胸壁关节和周围关节，解除肩关节所有负面制约机制，使患者全面康复。

第二节　肘关节拉伤

一、概述

1.**直接外伤性**　如肘部外伤骨折、关节脱位，肌肉、韧带、血管软组织损伤等。

2.**间接损伤**　一般指临床治疗肱骨、尺桡骨骨折时，必然要屈曲肘关节90°位外固定制动，使肘关节长时间处在屈曲位，使肘部肌肉、韧带、关节囊萎缩、粘连在肘关节屈曲位。

3.**强制拉伸性损伤**　指在上述各种情况下，肘关节僵直在屈曲位时间过久，肌肉萎缩与短缩较严重，韧带、关节囊在肘关节屈曲位粘连较牢固，导致肘关节不能做伸展与旋转运动。在临床治疗中，又缺乏对屈肘肌肉、韧带、关节囊伤情的认识，实行强制性拉伸法治疗，势必造成肌肉、肌腱、韧带、血管、神经、关节囊同时出现撕裂性损伤，使肘关节与周围组织产生内出血、水肿，导致组织间内压增高，形成对组织的挤压性损伤，出现肘关节周围组织损伤综合征。在这种情况下如得不到正确有效的医治，必然会加速组织细胞缺血、变性，肌肉组织僵硬，导致肘部疼痛剧烈，肘关节功能丧失。还可见更严重者，伤后请人按摩治疗，上臂和肘部肌肉组织骨化，造成肘关节不易逆转的严重损伤。

肘关节由肱骨鹰嘴窝、肱骨滑车与尺骨鹰嘴、滑车切迹、桡切迹和肱骨滑车外侧与桡骨头关节凹构成。桡骨小头有关节囊包围，内有关节液。前方有尺侧副韧带、桡侧副韧带连接，有桡骨环状韧带将桡骨头与肱骨、尺骨连接。

肘关节活动范围：屈曲135°～150°，超伸10°，旋前80°～90°，旋后80°～90°。

二、肘关节伤主要受累肌肉、韧带

1.**肱二头肌**　位于肘部前上部，起于肩胛骨的盂上粗隆和肩胛骨喙突，止点肌腱在桡骨粗隆部，此腱分出腱叶，与前臂筋膜相融合。

作用：使肘关节屈曲。当肘部受到损伤时，肱二头肌和止点部的肌腱、腱叶与前臂筋膜会同时受损伤。在肘关节强制拉伸性损伤中，肱二头肌纤维组织和止点部肌腱与分出的腱叶及前臂筋膜必然会出现较严重的撕裂性损伤。

2.**肱桡肌**　位于肘部外侧，起于肱骨下1/3外缘和外侧肌间隔，止于桡骨茎突稍上方。

作用：屈前臂并旋前。在肘关节损伤时，肱桡肌易同时受损伤。在肘关节强制性拉伸中，肱桡肌必然会受损伤。

3.**桡侧腕长伸肌**　位于肘部外侧，起于肱骨下1/3外缘、外侧肌间隔和外髁，止点以长腱止于第2掌骨基底背侧。

作用：伸腕及手外展。在肘关节损伤时，桡侧腕长伸肌的上端起始部易受到损伤。在肘关节强制性拉伸时，该肌肉上端易受损伤。

4.**旋后肌**　位于肘部前方，起自肱骨外髁和尺骨旋后肌嵴，止于桡骨上1/3的后外侧前方。

作用：使前臂旋后。在肘关节强制性拉伸时，旋后肌多被损伤。

5.**旋前圆肌**　位于肘部前侧，浅头起自肱骨上髁，深头起于尺骨冠突，止于桡骨中部的前外侧面。

作用：使前臂旋前并屈曲。在肘关节被强制性拉伸时，旋前圆肌的上端即浅头与

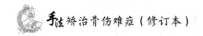

深头部易受严重损伤。

6.**桡侧腕屈肌**　位于肘部内侧，起自肱骨内上髁，止于第2、3掌骨基底前面。

作用：屈腕。在肘关节被强制性拉伸时，桡侧腕屈肌上端易受损伤。

7.**指浅屈肌**　位于肘部前面，肱骨头上端起自肱骨内上髁、尺骨冠突，桡骨头起自桡骨上半部掌侧，四个肌腱止于第2～5指基底部之两侧。

作用：屈指。在肘关节被强制性拉伸肘，指浅屈肌上端易受损伤。

8.**拇长屈肌**　位于肘臂前部，起自桡骨中部掌侧及肱骨内上髁，止于拇指基底部。

作用：屈拇指。在肘关节被强制性拉伸时，拇长屈肌上端易受损伤。

三、伤因机制

（一）早期损伤

1.**直接外伤**　临床多见肘关节部直接外伤造成骨折、关节脱位和肘部肌肉、韧带、关节囊等软组织损伤。因伤后或治疗后多采取屈曲肘关节外固定制动等，常导致参与屈曲肘关节和转动作用的肌肉萎缩、粘连。组织萎缩、粘连及退变程度与伤情、制动时间和身体状况有关。

2.**间接外伤**　临床肘关节部也可因间接外伤受损。如肱骨或尺桡骨骨折，屈曲肘关节固定制动时间过长，造成肘关节的肌肉、韧带、关节囊等组织失用性萎缩与粘连。

（二）晚期损伤

上述多种原因强制性造成肘关节屈曲时间过长，肘关节骨质脱钙，关节囊和肘部屈伸肌萎缩、粘连。在这种状态下，如果将患者屈曲变形的肘关节强制性拉伸，势必使肘关节肌肉、肌腱，以及萎缩、粘连的韧带、关节囊等组织严重撕裂，造成血管和部分神经纤维断裂或拉伤，导致肘部内出血、水肿，组织细胞破坏、组织内压增大的挤压综合征，加速组织缺血、炎性变与组织变性。如不及时处理，将加重受损肘关节的病变，使肘部神经、血管组织严重受累，导致局部严重的挤压综合征，造成肘关节疼痛加剧、功能障碍。

四、症状、体征

患者肘关节屈曲位固定，局部肿胀明显，肘部疼痛，强制活动或震动疼痛加重，患者用健侧手抱患侧肘部，不让别人触摸，疼痛24小时发作，特别是夜间自觉疼痛加重。腕部及手指活动受限，手不能持物。

五、临床检查

望诊：患者多呈痛苦或失望的表情。患者肘部肿胀，呈屈曲固定位，不敢做屈或伸运动，前臂不能做旋转动作，手腕、手指活动受限。

触诊：可触及肘关节周围组织肿胀、硬化变性、皮肤与深部组织粘连；上臂、前臂肌肉明显萎缩，肌张力大、肌肉弹性差；触痛明显，局部血液循环较差。

影像学检查：肘关节侧位片可显示骨关节骨质密度明显减低，肌肉软组织密度增高。

六、诊断要点

1.肘关节损伤。

2.肘关节周围组织损伤。

3.肘关节屈曲僵直。

七、临床治疗

根据肘关节肌肉、韧带、血管、神经等遭受损伤的情况，或已经产生的病理性改变，如水肿、急性期出血情况等，决定临床治疗原则、方案。

1.**一般治疗**

（1）早期：以冷冻方式进行止血，加用中西医止血药内服或泡洗；临时制动保护；止痛、抗炎，如用激素类药口服或输液，以减轻局部疼痛和炎性渗出，减少不良刺激。

（2）损伤一天后，检查无活动性出血，即可停止服用止血药，改用活血化瘀中药内服，同时可加用活血化瘀祛痛类中药外用。可用药物蒸熏法或药液泡洗法，使药物直接作用在肘关节及其周围；或进行全身性热疗，以活血化瘀，加速血液循环，促进血肿、水肿消散、吸收与排泄。

（3）后期：采用中药内服和外用，以活血化瘀、消肿止痛。同时选用软坚通络、补肾壮筋的中药，以促进骨与肌肉组织生长。

2.**点穴法、针灸法** 以手三阴、手三阳经为主选穴治疗，以畅通经络气血运行，祛瘀化滞止痛。可数法并用，提高疗效。

3.**理筋法** 手法轻柔，以祛除肌肉组织粘连，理散血肿与水肿，理治受损伤的肌肉组织，利于组织吸收和良性修复。切不可损伤血管和神经，并要防止肌纤维撕裂性损伤。

4.**手法矫治法** 在上述辅助治疗下，有针对性地逐部位矫治，即以松解粘连、矫治肌肉、韧带、关节囊和软组织的萎缩为主，逐渐加大肘关节的屈伸度和前臂旋前、旋后度。以肘关节的正常活动功能作为矫治的根据，逐渐加大肘关节正常活动范围，直至肘关节伸屈和前臂旋前、旋后到位为止，使肘关节达到正常活动度，恢复其正常运动功能。

八、典型病案

军某，男，46岁。

[主诉] 上臂骨折，屈肘90°位固定100余天后强制性拉伸受伤，肘部肿痛数月。

现病史：患者于1993年春不慎摔伤左上臂，在当地省医院诊断为"左肱骨上端骨折"，并给予闭合复位屈曲肘关节90°位石膏外固定治疗。因骨折对位不好，先后3次正骨，肘关节被屈曲90°固定100余天。肱骨愈合，拆除固定后，肘关节不能屈曲与伸展，即请当地医生治疗。治疗中强制性拉伸时，肘部出现撕裂声，患者感觉疼痛剧烈，不敢活动，随之肘部迅速肿胀。经强制性治疗后，肘关节仍不能屈曲与伸展活动，在屈曲90°位僵直，且肘部疼痛不断加重，夜间痛甚，服用止痛药只能暂时缓解。后患者到北京某部队医院求治，决定手术松解。切开皮肤后，因肘部组织损伤严重，只做了尺神经向前方移位术。术后尺神经受挤压症状好转，但肘部肿痛未减轻，关节仍不能活动。后转笔者处进行治疗。

[检查]

望诊：患者右手托左侧肘部，肘关节不敢屈曲与伸展。左肘部明显变粗，表皮发亮。

触诊：上臂、前臂肌肉明显萎缩，肌张力大、弹性差，肌肉硬化，可触及捻发样感。左肘部明显肿胀，肌肉软组织僵硬、无弹性。触按时疼痛敏感，肘部表面触之有凉感。前臂与手部血运正常。肘关节屈曲90°位，强制性检查仍不可增加屈曲与伸展度，前臂不能向前与向后旋转。左手无力。

X线检查：肘关节侧位片，见关节位置尚好，骨质密度明显减低，软组织阴影见密度增高。

[临床诊断]

（1）左肘关节强制性拉伸损伤。

（2）左肘部肌肉韧带损伤（严重）。

（3）左肘关节屈曲90°位僵直。

[临床治疗]

（1）点穴法：取手三阴、手三阳经选穴点治，以畅通手三阴、手三阳经络，促进气血运行，活血祛痛。

（2）理筋法：主要理治上臂、前臂肌肉组织，分别理治肌肉之间、肌束间、肌纤

308

维组织间的粘连、萎缩。手法要轻柔，防止用重手法造成出血或肌纤维组织损伤。

（3）中药外用热疗法：用热疗床，以左肘部为主，兼热疗全身，以活血化瘀，消肿止痛，促进局部代谢，加快组织良性修复。

（4）手法矫治法：根据肘关节正常的屈曲度、伸展度、旋前与旋后度实施矫治手法，以轻缓的手法逐渐加大肘关节活动度，根据局部肌肉、韧带、关节囊的情况和患者的耐受性，逐步加大手法矫治的力度与范围，直至将肘关节屈曲与伸展到位。同时指导患者用手提重物1kg，做自然牵引练习，辅助治疗。

[点评] 肘关节强制性拉伸损伤的伤因机制较明确，一是在肘关节被强制性固定90°位时间过长，肌肉、韧带、关节囊等软组织严重萎缩和退变，弹性减低；二是患者或医生急于求成，但治法不当。笔者主张在临床治疗时，医生要坚持原则，严格科学操作，患者或他人的意见只可作为参考。

本病例的教训在于以下几个方面。

（1）对此种类型关节损伤，未预见外固定制动100天后的生理与病理改变。

（2）在肘关节强制性拉伸中，对肌肉、韧带、关节囊等软组织实施的方法不当。

（3）出现严重的肘部软组织损伤后，未能进行及时有效的处理，造成肘关节肿痛与屈肘位僵直变形。

笔者在接收此例肘关节继发性严重僵直症后，按照手法矫治法加辅助治疗法进行治疗，疗效满意，治疗方法得到同行认可。

第三节　腕关节损伤

一、概述

腕关节由尺骨、桡骨远端和掌骨第1、2、3、4、5的近端，以及腕骨、大多角骨、小多角骨、头状骨、钩骨、舟骨、月骨、三角骨、豌豆骨组成。尺桡骨端有关节盘，由腕尺侧副韧带、桡腕背侧韧带、腕桡侧副韧带和腕骨间韧带相互连接构成。周围屈腕肌腱、屈指肌腱、伸腕肌腱、伸指肌腱，通过腕关节的掌面、背面和两侧。上部有旋前方肌，支持韧带，并有血管、神经和淋巴管通过，共同构成腕管状通道。

腕关节活动范围：腕掌屈50°~60°，背屈35°~60°，桡侧屈25°~30°，尺侧屈30°~40°。

腕关节损伤，临床上指骨折、脱位、韧带损伤、肌腱伤、关节囊损伤和继发的腕关节创伤性炎症、粘连及骨质疏松症、腕关节僵直症、强直症、变形症，以及腕管综

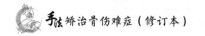

合征。

腕关节伤病是临床的常见病、多发病，可由直接外伤、间接外伤或前臂、手掌、手指损伤造成。治疗时常需将腕关节与指端一起固定制动。

二、伤因机制

1.**直接外伤** 如腕掌部着地摔伤、撞击伤、扭挫伤、扭打伤、拉伤、挤压伤等造成骨折、脱位、肌腱伤、韧带伤、肌肉伤、骨膜伤、关节伤、关节囊伤、腕管伤等。可合并血管、神经、淋巴管损伤。

2.**间接外伤** 多因前臂或手部损伤后，长期外固定制动腕关节所致的继发性损伤。此外，还有风湿、类风湿、青春性脊柱炎造成的腕关节疾病和因感染所致的后遗症也可导致本病。

三、症状、体征

腕关节部肿，不敢或不能活动，关节变形，腕部疼痛，功能障碍。

四、临床检查

腕部肿胀、变形，不能活动或活动度减小，甚或完全障碍。手掌部肌肉萎缩、无力。出现腕管综合征者或病情严重者，可见腕部及掌指部水肿、腕指功能丧失。

触诊：腕部触按疼痛明显，严重者腕部组织与关节僵硬，活动度消失，或见关节肿大变形。

影像学检查：腕关节正侧位片可显示骨折、腕骨撕裂与脱位、骨质改变及软组织钙化情况。应与骨结核、骨肿瘤、氟骨病、骨髓炎等病鉴别。

五、临床治疗

1.**腕关节急性损伤** 骨折、关节错位应按骨外科治疗原则进行正骨复位、消炎止痛。腕关节损伤后遗留肿胀、关节粘连或骨关节、软组织退行性变所致僵直症，或风湿、类风湿、青春性脊柱炎所致腕关节强直症，要掌握因伤、因病、因人而治的原则，根据各自的病因进行治疗。

2.**腕关节损伤早期** 骨折、脱位与软组织损伤，应正确进行正骨复位、固定，腕部固定制动一般为4周。骨折不能如期愈合者应查明原因，采取动静相结合的原则，改善腕部血液循环，补充钙剂，增加营养，内服壮骨生肌、通经活络、活血止痛的药物，促进腕部组织良性修复。

3.**腕关节晚期损伤** 肿胀、疼痛、功能障碍、关节僵直可选用以下几种方法。

（1）点穴法、针灸法：以手三阴、手三阳经为主，配脾经、肾经选穴治疗，在腕部以灸法配合针法和点穴法治疗，以畅通经络气血，化滞祛瘀，活血止痛。

（2）理筋法：主要理治腕关节周围的肌腱、韧带和近端与远端的肌肉组织，松解其横向及纵向的组织粘连。

（3）手法矫治法：以腕关节的正常活动范围、活动度为依据实施手法矫治，松解腕部骨与骨之间、肌腱与肌腱之间、肌腱与腱鞘、韧带之间的粘连，以及对血管、神经的压迫。腕关节外伤后固定制动所致的僵直症，可通过矫治法将其松解到位；风湿、类风湿、青春脊柱炎引起的腕部肿胀、疼痛、粘连应逐步松解，以有效减少疼痛，促进手腕部功能的恢复。

（4）中医药内治法：辨证施治。以活血化瘀、化滞祛痛药为主，配健脾补肾、疏肝理气、补血药物内治。

（5）中药外用热疗法：用药膏贴于腕部，或将中药装在布袋里，加热后敷在腕部周围治疗；或用专用热疗床，以腕部为主，兼热疗全身，特别对体弱多病，有风湿、类风湿、青春性脊柱炎者效果较佳。

第四节　股骨头坏死

一、概述

股骨头坏死症是非创伤性骨坏死，为临床常见病。据统计，每年新发病例在300万人以上。中医学认为早期属"痹证"范畴。

股骨头坏死的分期分型方法有多种，按国际骨循环学会所制订的标准是指0期和V期。

0期：X线、MRI、CT检查时均较正常，只有在取出股骨头内的组织进行切片检查时才发现骨坏死。

Ⅰ期：X线、MRI、CT检查可发现异常。

Ⅱ期：X线、MRI、CT检查均可发现异常，但股骨头外形正常。

Ⅲ期：X线片显示股骨头有轻度塌陷。

Ⅳ期：X线片显示股骨头塌陷变平。

Ⅴ期：X线片显示髋关节间隙变窄。

股骨头坏死应早期诊断，对前来就诊的患者要想到股骨头坏死的可能性。因为在股骨头坏死早期，X线检查不易发现有明显改变；实验室检查，包括血沉、C-反应蛋

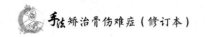

白、白细胞计数等均无明显改变。

早期治疗可有效阻止股骨头坏死症加重，或能减轻患者疼痛，保住髋关节活动功能，减少伤残率。

二、伤因机制

多因风寒湿热邪侵害，使供应股骨头的动脉、静脉血管痉挛或阻塞，导致缺血或血液循环障碍所致。或因风寒所致髋部疼痛后，服用激素或含有激素类药物等所致。

三、症状、体征

患者自感腰骶、髋部至下肢发凉怕凉，吹冷风后或阴天、寒冷、潮湿时疼痛加重，活动功能受限。患者站立、行走或端坐时疼痛加重，平卧、热天、身体出汗时疼痛减轻。患病早期即可发现患侧有出汗或不出汗现象，常合并腰骶部风寒表现。

四、临床检查

触诊：单侧或双侧患病者可触及骶部至髋部发凉，肌肉软组织炎性改变，髋部肌肉痉挛、粘连、萎缩、僵硬，触按疼痛明显。站立、行走或端坐，压迫髋关节或牵动髋部肌肉、韧带、关节囊时，出现疼痛或疼痛加重。关节稳定性差，接受压力、应力性差，特别是髋关节向内向外旋转活动时疼痛加重，活动受限或完全性障碍，平卧垂直叩击脚底，髋部疼痛加重。

影像学检查：早期X线、MRI片、CT片均不易发现髋关节骨质异常改变，可根据X线、MRI、CT片显示股骨头改变程度，按国际骨循环学会所制订的相应分期标准诊断，并与骨结核、骨肿瘤等疾病进行鉴别。

五、临床治疗

股骨头坏死的临床治疗，要同时选择有效的方法和药物，并与养生和自我保健相结合，以增强自身免疫功能，促进全身和骨关节康复。这对于提高人们的生活及生存质量、维持关节功能均有着较好的效果。改变患者自身不良的生活习惯，适当的体育锻炼，减轻体重，增加肌肉活性、力量，有助于减轻患者关节疼痛症状，延缓自身衰老与骨关节退行性变。

1.**点穴法、针灸法** 取足三阴经、足三阳经选穴治疗，以畅通经络，促进气血运行，祛除风寒湿邪毒，止痛化滞。

2.**理筋法** 用手法理治骶部、髋部肌肉软组织，消除粘连与萎缩，舒筋活血止痛。

3.**中医药内治法** 以活血化瘀、祛风活络、健脾补肾、强筋壮骨药物为主治疗。

4.**中药外用热疗法** 采用专用热疗床，以双髋部为主，兼治全身，进行充分有效的中药热疗。本法可使患者大汗如雨，利用皮肤汗腺来排出风寒湿邪毒，改变髋关节及其周围组织血液循环，同时改善股骨头供血，建立起髋部良好的血液循环，促进新陈代谢，增强免疫功能。此外，增加营养，可促进髋关节、股骨头和关节囊与周围肌肉、韧带组织的良性修复。

5.**手法矫治法** 重点是松解髋关节囊与关节周围肌肉、韧带组织的炎性粘连与萎缩。依据髋关节正常的活动范围逐步进行手法矫治，安全有效，可尽快解除髋关节因炎症与粘连、萎缩造成的血管挤压，利于化解和清除血管内栓塞物质，改善髋关节血液循环，促进骨关节良性修复，恢复髋关节功能。对已经采取手术治疗的患者，同样需要对髋关节周围肌肉、韧带组织施以松解性治疗，以减轻术后遗留的疼痛与功能障碍，提高手术治疗效果。

第五节　膝关节退行性变

一、概述

本节主要论述老年性膝关节疼痛与屈伸功能障碍，多与家族遗传因素有关，或因劳损所致。此类患者75%以上患有膝关节良性关节炎、膝关节疼痛症。当患者进入老年后，常因不正确的锻炼和保护使膝关节出现僵直。

二、伤因机制

家族遗传因素；外伤；寒湿热邪毒侵害；不爱好运动，不参加适当的体育活动，不知道正确锻炼双膝功能；膝部疼痛未及时正确治疗等。

三、症状、体征

关节肿痛、无力，屈曲和伸展困难，平路行走出现鸭步现象。上下台阶困难，大腿、小腿肌肉相继退变萎缩，或常常抽筋（肌肉痉挛）。

触诊：膝关节肿胀，膝关节周围组织炎性改变，韧带弹性差，肌张力大，大腿与小腿肌肉萎缩，髌腱粘连挛缩，强制性活动膝关节可见上、下方肌肉出现疼痛与痉挛；膝关节前方可触及股四头肌粘连、萎缩，髌骨下方、髌腱、髌下囊萎缩粘连明显；髌骨周围组织粘连，髌骨上下与左右活动障碍，严重者髌骨紧贴股骨与胫骨前

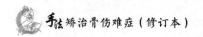

方，髌骨上下与左右活动度完全丧失；膝关节两侧触痛明显，内侧副韧带、外侧副韧带弹性减弱。内侧与外侧分离试验阳性，旋转试验活动度消失；膝后方、股二头肌、股薄肌、半腱肌肌腱粘连、挛缩，出现炎性肿胀，触按腓肠肌（膝部内侧）肿胀、疼痛明显。

影像学检查：膝关节正侧位片，见关节间隙窄变、骨质密度减低，骨性增生，膝关节周围组织阴影密度增高。可出现髌骨上方及下方骨刺或骨化物影像。

四、诊断要点

1.膝关节骨性关节炎。

2.膝关节周围组织炎性变。

3.膝关节活动功能障碍。

五、临床治疗

1.**点穴法、针灸法**　以足三阴、足三阳经为主选穴治疗，目的是畅通足三阴、足三阳经气血，活络止痛。

2.**理筋法**　理治膝关节周围与大腿、小腿部肌肉、韧带组织，分离横向、纵向粘连，解除瘀肿。

3.**中医药内治法**　以补肾健脾、通利关节中药为主，并辅以活血化瘀、行气化滞、消肿止痛中药，可促进骨关节、肌肉、韧带组织良性修复。

4.**中药外用热疗法**　以双膝关节为中心，兼热疗全身，以活血化瘀，改善双膝部骨与软组织和全身血液循环，排出毒素及代谢产物与不良化学物质，减少炎性物质对组织的不良刺激，增加组织的弹性，增强机体免疫功能，祛除邪毒。

5.**手法矫治法**　松解髌骨周围与膝关节周围组织的粘连，治疗萎缩。根据具体病情和患者耐受程度，分次用手法逐步矫治，直至将髌骨与膝关节周围组织完全松解，使膝关节恢复正常活动与运动功能。目的是全面提高患者的健康水平、生活与工作能力及生存质量。

第六节　膝关节外伤后遗症

一、概述

膝关节创伤后，未得到及时正确有效的治疗，未进行正确有效的自我保护与锻炼，引起下肢肌肉萎缩、无力，膝关节稳定性减弱，复因外伤（如摔倒）造成髌骨骨折和髌骨脱位，膝关节失稳而移位，而使膝关节内组织、十字韧带、半月板、关节囊和膝周围肌肉、韧带组织损伤相继加重。

二、伤因机制

直接外伤，如创伤、摔伤、损压伤；或伤后因疼痛、自我保护，不敢活动、用力，造成下肢肌肉失用性与进行性萎缩，或反复多次严重损伤，造成髌骨骨折、脱位，膝关节损伤、关节囊和周围肌肉、韧带损伤。

三、症状、体征

膝关节僵直性改变，关节疼痛，夜间较重，关节不能屈曲，小腿不能左右摆动和旋转活动，大腿与小腿肌肉严重失用性萎缩，髋关节、踝关节因活动受阻，相继出现疼痛及功能受限；患者站立时明显倾斜身躯，行走困难。

四、临床检查

患者下肢肌肉明显萎缩、无力；髋关节、踝关节活动受限，膝关节周围明显肿胀（手术治疗者可见术后缝合痕迹）；髌上股四头肌萎缩粘连，触按疼痛明显。髌腱萎缩、粘连严重；膝关节皮肤与皮下组织和深部组织粘连较紧，触按疼痛明显；膝后两侧屈肌腱，内侧股薄肌、半腱肌、半膜肌，外侧股二头肌、髂胫束止端，均触及明显炎性肿胀、疼痛敏感；腓肠肌上端起点部肿胀明显、疼痛敏感；膝关节不能屈曲，膝内翻与外翻试验阳性，小腿内外旋转功能丧失。

影像学检查：膝关节正侧位，可见髌骨、膝关节骨折与脱位情况，可见骨密度明显减低、软组织钙化密度增高的影像。

五、诊断要点

1.膝关节外伤后遗症（极重型）。

2.膝关节僵直退行性变。

3.下肢肌肉萎缩（严重）。

六、临床治疗

1.**点穴法、针灸法** 以足三阴、足三阳经为主选穴治疗，可畅通经络气血，活血祛痛。

2.**理筋法** 以膝关节周围肌肉、韧带组织为主要部位，按肌肉、韧带的解剖位置，横向与纵向分离粘连，改变粘连、萎缩严重负面制约膝关节运动的机制。

3.**中药外用热疗法** 以膝部为主，兼热疗患侧下肢与全身，以活血化瘀、消肿止痛，清除血肿与水肿，促进骨关节、肌肉、关节囊、韧带、软组织的良性修复。

4.**中医药内治法** 以活血化瘀、补肾健脾、强筋壮骨中药为主，促进骨质正常生长，以及韧带、肌肉软组织的良性修复。

5.**手法矫治法** 患者取仰卧位，依据髌骨和膝关节正常活动范围，逐步进行左右对称性松解，直至髌骨与膝关节松解到位，达到正常活动范围，恢复正常活动度，达到正常运动功能。

临床治疗与功能锻炼相结合，可提高疗效。

七、典型病案

王某，女，28岁，技术员，河南省濮阳市人，2003年7月就诊。

[**主诉**] 1996—2003年，右膝部曾3次跪地摔伤，髌骨骨折脱位，经手术治疗后关节仍疼痛，并出现僵直型改变。

[**现病史**] 患者于1996年年初在行走时不慎滑倒，右膝跪地摔伤。伤后关节疼痛，但可勉强活动，因肌肉萎缩无力，又于1997年和2002年两次跪地摔伤。伤后经北京某医院检查，诊断为右膝髌骨骨折脱位，给予手术切除髌骨碎骨块，进行髌腱向胫骨结节内侧下方移植，修复髌骨内侧韧带组织。手术后进行制动。去除外固定后，右膝关节肿痛，呈现完全僵直性改变，膝关节屈曲功能完全丧失。于2003年6月初在该医院康复中心治疗1个多月，效果不明显。该医院专家决定进行右膝关节手术松解治疗。

[**既往史**] 无特殊疾病史。

[**个人史**] 已婚。

[**家族史**] 家人健康，无特殊疾病史。

[**查体**] 患者站立位，身体向右倾斜，行走跛行，痛苦面容；头颈、胸腹部未查见异常；脊柱有倾斜，双上肢与左下肢未见异常，右下肢明显细变，大腿前后与小腿部肌肉明显萎缩，肌肉与软组织出现粘连与广泛炎性变；右膝关节部髌骨外上方与外下方有做关节镜遗留的手术瘢痕；髌骨内侧上方至胫骨结节有一长约11cm手术后缝合产生的瘢痕；膝部皮肤与深部组织牢固粘连，触之僵硬。

右膝前上部：股直肌、股外侧肌、股内侧肌明显萎缩；肌力较弱，不能驱动髌骨，肌腱均呈现萎缩及炎性粘连，牢固制约住髌骨上部，并与皮肤、皮下组织粘连，制约髌骨；在膝髌骨前下部，髌韧带经手术向胫骨结节内下方移植，见髌韧带被牵拉较紧，并出现硬化变性与萎缩，以及与该部皮肤、皮下组织粘连；翼状襞出现粘连萎缩。右膝髌骨外侧支持带、腓侧副韧带明显萎缩，皮肤与外侧支持带及深部组织粘连并产生硬化改变；右膝内侧支持带、胫侧副韧带明显萎缩，皮肤和内侧深部组织粘连与硬化改变。

右膝后部上方：内侧半膜肌、半腱肌、股薄肌均明显萎缩无力，肌腱组织出现炎性肿与硬化改变；外侧股二头肌明显萎缩无力，长短头肌腱组织粘连，并出现炎性肿与硬化改变，功能丧失。

小腿腓肠肌明显萎缩无力，内外两侧腱部炎性肿出现硬化改变。

右膝关节间隙出现明显紧缩，因周围组织粘连、萎缩与变性，紧紧绞锁，制约膝关节与髌骨运动，导致右膝关节僵直，丧失活动度与运动功能。

右下肢皮肤感觉正常；病理试验阴性。

影像学检查：正位片显示髌骨与膝关节位置正常，关节间隙窄变。髌腱止点移植在胫骨结节内下方，植入髌腱骨块与切骨槽周边间隙仍清晰，骨痂少，有螺钉一枚内固定。髌骨密度明显减低，膝关节骨质稀疏改变，均显示骨组织明显脱钙现象。

实验室检查：正常。

[**诊断**]

（1）右膝外伤（严重）。

（2）右膝关节手术后粘连僵直。

（3）右下肢肌肉萎缩退行性变。

[**治疗**]

（1）手法矫治：对髌骨与膝关节上方、下方、左右两侧、前与后部位组织进行对称性松解，使髌骨与膝关节逐渐活动开，使其达到正常伸屈度。

（2）辅助中药热疗：以右膝部为主，兼热疗全身，以全身治疗带动膝关节局部修复，又以局部愈合促进全身康复。活血化瘀，畅通经络和气血运行，消炎祛痛，促进局部新陈代谢，强化自身修复功能，逐步恢复右下肢和膝关节运动功能。

（3）口服药：服用钙剂，促进右膝关节、髌骨、股骨、胫腓骨对钙的吸收和利用，使骨质增强，肌肉、肌腱生长修复，使髌腱移植部位骨组织生长愈合。

（4）指导患者进行右下肢功能练习，促进下肢肌肉生长，保持住每次经手法治疗所达到的膝关节活动度。同时治疗右髋关节与踝关节因膝关节伤痛所造成的关节周围粘连。练习行走、跑步、跳跃、上下台阶等逐渐加大关节活动度、增强肌肉与韧带力量的运动方式。对患肢进行有计划的强化训练，并纠正心理障碍，使全身与患肢协调一致，运用肢体自主训练配合临床治疗。

先后经过临床3个月共20次的手法治疗，患者康复。

复查：患者下肢肌肉生长较快，右膝关节伸屈自由，膝关节稳定功能正常。

影像学检查：右膝关节正侧位片显示，髌骨位置与膝关节正常。骨质密度明显增强。

[点评]

（1）伤情与特点：此例右膝关节外伤，从1996年年初第1次不慎跪地摔伤后，因右下肢只能勉强活动，造成右下肢失用性肌肉萎缩，右膝活动度和持重能力减弱，功能逐渐减退，故造成第2次和第3次的跪地摔伤，并出现髌骨骨折脱位，膝关节呈现内翻改变。经北京某大医院骨科进行关节镜检查，于右膝髌骨内侧上方至胫骨结节部切开，取出髌骨碎骨块，同时将髌腱向胫骨结节内下方移植，修复髌骨内侧组织，使髌骨位置恢复到位。又经外制动治疗，导致右下肢肌肉进行性萎缩，髌骨周围与膝关节周围组织均形成牢固的粘连、萎缩并出现硬化变性。膝后部半腱肌、半膜肌、股薄肌和股二头肌腱与腓肠肌上部肌腱产生粘连，炎性肿与退行性变明显而且严重。

（2）临床运用触诊检查，见其上述组织在伤后出现退行性变，严重负面制约髌骨与膝关节上下及周围活动，造成右膝关节呈现僵直状况。患者自我感觉是右膝关节像被什么东西紧紧锁住一样，疼痛但不能活动。同时右下肢无力，髋关节、踝关节继发性退行性变，活动受限。患者虽年轻，但心理上已产生了悲观失望的情绪，对各种治疗均不抱好的希望，认为越治疗关节越疼痛而又不能活动。其痛苦非常，认为自己成了残疾人，还受着疼痛的折磨。

（3）临床提示：此例右膝关节外伤出现僵直症，经北京某大医院康复科强化治疗1个月多，均不见明显效果，髌骨周围与膝关节周围、皮肤与皮下深部组织粘连仍很牢固，不难看出膝关节上下与前后周围组织硬化退行性变程度。根据X线资料观察，骨质密度明显减低，髌腱移植部位其周围骨间隙仍比较清晰，导致骨生长愈合较差，靠螺钉固定维持。故在治疗时要防止损伤髌腱移植部，治疗难度非常之大。对运用老虎凳式强制屈曲法治疗要慎重考虑，防止造成膝关节周围组织不应有的损伤。这在临床治疗关节陈旧性外伤与出现僵直性变异症中显得很重要。不适宜的强制治法会造成软组织和血管与神经损伤，后果常常不可逆转。骨科专家之手法治疗中常常出现此手法，应引起关注。

[提示]要正确认识关节骨与软组织伤；认识组织在受伤过程中量与质的改变。在治疗上应不断创新出更安全可靠的方法与手法，是新时期手法治疗和新医学发展的唯一途径。

作者对此类型关节伤患者，运用自己创立的手法矫治方法，多年来治愈数百例，无一例失败，均达到临床消除疼痛，使关节恢复正常运动功能，达到患者关节与全身康复的高标准。但对从事治疗此类关节伤的医生要求较高，要有精益求精的治疗技术与技能，要具备人文医学所要求的救死扶伤的高尚道德，要有坚韧不拔的毅力，要有科学的医治方法，这一切均是笔者主张的运用手法矫治的关键。临床治疗中的成功与失败，往往出现在一瞬间的治疗实践中，故提示从事手法治疗者要慎重。经临床治疗，使患者关节与全身均获得高标准的康复效果，这对临床减少肢体伤残，对患者家属和社会均有益。

第七节　胫腓骨下1/3骨折不愈合

一、概述

胫腓骨下1/3骨折不愈合治疗进行外固定制动，一般都用从大腿至脚的长石膏固定；当胫腓骨下1/3骨折出现骨不生长、骨不愈合，多会反复进行外固定制动治疗，多的长达数月之久。因此胫腓骨下1/3骨折主要受累的部位是从髋关节开始至脚趾部的肌肉和软组织，主要受累的关节是膝关节、踝关节，主要受损伤的肌肉软组织在小腿，特别是胫腓骨下端至踝部。

对临床某大医院门诊胫腓下1/3骨折闭合复位后外固定治疗病例进行观察，研究其组织损伤与相继出现的退行性变化的实际状况。资料显示，胫腓骨脱钙严重是骨不生长、骨不愈合的主要原因；出现全身无力、烦躁、不思饮食、失眠与频发心脏病和胃肠功能减弱等情况，说明其与部分组织坏变产生的内毒素对身体的影响等情况有关。

二、伤因机制

早期损伤多因局部创伤、摔伤、单下肢支撑身体的情况下进行躯体旋转运动，使小腿与脚之间产生剪折应力，造成胫腓下1/3骨破碎、骨折与移位，小腿周围肌肉、肌腱、神经、血管等软组织同时被严重损伤。与创伤的严重程度有关，也与骨质脱钙有关。

晚期因石膏外固定较紧、时间过长等原因，严重阻碍了下肢和局部血液循环，出现因挤压所带来的损伤。或脾胃功能减弱，直接影响局部和全身健康，出现对营养物质和药物的吸收障碍，导致骨不生长或受损伤组织得不到必需的营养，而不能进行良性修复。加上下肢膝关节、踝关节、趾关节与肌肉组织长期不能运动，在产生失用性、退行性变的基础上，又不断受更换的石膏挤压，造成下肢复合性损伤，并带来全身不良反应。

三、症状、体征

临床见患者体质衰弱，痛苦病容，下肢石膏固定，脚趾水肿变粗大。当去除石膏，见石膏固定区域皮肤紫暗，有多处被挤压，表皮破损，流出带腥味的液体。膝、踝关节僵直，骨与关节周围肌肉组织萎缩，脚部未受石膏挤压区域和五个脚趾严重水肿和僵直，出现下肢与脚趾均不能活动与疼痛等症状、体征。下肢静脉血液在直立下出现明显倒流，血液循环出现明显障碍。

四、临床检查

临床所见下肢皮肤呈紫暗色改变，皮肤有被挤压损伤，多处表皮破损，并流出黄色液体。石膏固定区域皮肤与皮下组织萎缩、粘连，弹性减弱。肌肉组织从髋关节至脚部呈现进行性退变加重，触之较硬，如石膏样固定在骨周围；膝、踝关节周围组织均出现僵硬改变，关节活动度消失。小腿部，特别是下1/3至踝关节，肌肉组织僵硬变化明显，弹性消失，如板状粘连在骨折端周围，触摸疼痛明显。足背动脉搏动可触及，但较弱；下肢静脉在脚部处于低位时明显出现倒流，说明静脉与静脉瓣受损伤较严重。神经系统检查未见明显异常。

影像学检查：股骨、膝关节、胫腓骨骨质密度明显减低，髌骨影像显示密度明显低。胫腓骨下1/3骨折端不见骨痂生长。在X线透视下做骨端牵拉试验，见骨折端可分离，放松牵拉后骨折端仍可回复原位。

五、诊断要点

1.胫骨下1/3骨折不愈合。

2.下肢皮肤、肌肉软组织损伤。

六、临床治疗

1.去除下肢石膏，保护骨折端，不使其发生折屈。解除下肢周围组织的被挤压状况。

2.**中医药内治法**　健脾补肾、疏肝理气、活血化瘀。

一是用治疗脾胃、改善胃肠功能的药物。

二是用活血化瘀、化滞、消炎、止痛、解毒药物，利尿、排毒素的药物。

三是用促进骨生长和生肌药物。

3.**中药外用热疗法**　部位以患者下肢为主，兼热疗全身，充分活血化瘀、消炎、祛痛。利用局部和全身出大汗的热疗方法，加速从汗腺途径直接排出毒素和组织代谢产物及不良化学物质。逐步减轻和消除疼痛刺激因素，增强全身与局部血液循环，补充水分和营养物质，加速全身与患肢新陈代谢机制，增强自身免疫功能。

4.**理筋法**　分期、分部位理治皮肤、肌肉软组织，分离粘连，改善皮肤、肌肉组织血液循环。

5.**点穴法**　以足三阴、足三阳经为主，选穴点治，目的是畅通足三阴经、足三阳经的气血运行，促进下肢良性修复。

6.**手法矫治法**　先行松解大腿部肌肉组织，松解髌骨周围和膝关节周围的粘连。松解脚趾关节的粘连。在胫腓骨下1/3骨折端生长牢固后，再重点松解小腿肌肉组织与踝关节。

根据下肢关节应有的活动范围实施矫治，在治理关节的同时矫治肌肉、肌腱、韧带组织。使关节活动到位，并恢复正常运动功能。

7.指导患者分期进行下肢功能锻炼，纠正心理障碍和肢体功能障碍，达到全面康复。

第八节　骨质疏松症

一、概述

骨质疏松症是常见病和多发病，多发生于体质弱、伤病多、少动多静者，脑力劳动者多于体力劳动者。骨质疏松症也是引起颈、胸、腰骶椎病和四肢骨关节病以及导致骨折的常见原因，如引起颈、胸、腰椎压缩性骨折，导致脊柱或相关组织损伤，直接影响中枢神经系统、脊髓神经系统和人们的生活、生存质量。

二、病因机制

1.原发性骨质疏松症，如早产儿和足月产儿于出生时即有佝偻病者，在临床上屡见不鲜。

2.缺少正常的体育活动和体能锻炼，骨骼系统得不到有益的锻炼而发生退化性衰变。

3.性激素分泌减少，脏腑功能减弱，对有利于骨骼生长的物质如钙、维生素D和蛋白质的摄入量过少，吸收利用功能减弱等。

4.局部性骨质疏松症则多与损伤后制动方式和制动时间、失用性或未能很好地"动""静"结合治疗有关。

三、症状、体征

骨质疏松症患者多患有不同程度的颈、胸、腰骶椎伤病和四肢骨关节伤病，或出现骨折后骨不生长、不愈合及运动系统功能障碍症等。

1.**全身表现** 行动迟缓，躯体与四肢活动无力、易疲劳、怕寒冷、怕劳累。

2.**运动功能障碍** 表现为肌肉萎缩、松弛、无力，韧带组织薄弱、弹性差等退行性变，患者多出现过早衰老的体征。

3.**并发症** 骨质疏松症患者常易发生颈、胸、腰骶椎与四肢骨关节伤病，且往往较重，多为难治之症。如骨折后出现骨不生长、不连接现象。笔者在临床治疗中发现，运动员骨折手术接骨时，用手摇骨钻打孔很困难，常需用电动钻打孔进行骨折块固定，骨质显示出特别的强硬度。而骨质疏松症患者的骨折块和骨组织，有的用手触之即出现丝瓜瓤样松软改变，完全不用骨钻打孔。由此可见，骨质疏松症与骨折在临床治疗中的特殊性。

四、临床检查

颈、胸腰椎与四肢关节活动度减少，严重者可出现僵直性改变与疼痛症状。肌肉软组织可触及广泛性炎性反应，往往出现颈、胸、腰椎和四肢关节功能障碍。

影像学检查：可显示骨量减少，骨质密度低，骨小梁细变和稀疏，关节面软骨变薄，韧带软组织易出现钙化、密度增高等影像。

五、诊断要点

1.脊柱、四肢骨质疏松改变。

2.骨与软组织退行性变。

六、临床治疗

骨质疏松症患者治疗时，应对相关伤病（如颈椎病、胸腰骶椎病及四肢骨关节伤病）同时进行治疗。因其关系密切，同时治疗有相互促进作用，可解决相互影响和不良制约因素，有益于治疗。

1.**中医药内治法** 辨证施治，以健脾和胃、益肝补肾、益气补血为主，辅以强筋壮骨、活血化瘀，促进全身血液循环，畅通全身与局部经络，增强对钙离子、维生素D、蛋白质等物质的吸收和利用，促进骨组织骨量和骨质的良性生长。

2.**中药外用热疗法** 以局部为主，兼全身热疗，可增强机体免疫功能，利于钙离子、维生素D、蛋白质等物质的吸收与利用；促进局部和全身骨骼系统、运动系统及神经系统等的良性转化；促进体内新陈代谢，排出毒素和有害物质；促进骨的正常生长。

3.**点穴法、针灸法** 以活血祛瘀化滞、疏通经络为主，可促进气血运行，利于骨生长，改善运动系统功能。

4.**手法矫治法** 在临床上主要是针对骨质疏松症所导致的颈、胸、腰骶椎病和四肢骨关节伤病进行治疗。应因人因伤情而治，手法要轻、稳、准，确保不损伤骨组织与关节、韧带、肌肉、血管、神经组织。

5.指导患者参加有益的体育活动，进行体能锻炼。鼓励患者多参加劳动锻炼，可提高患者的生存质量，有效防治颈、胸、腰骶椎和四肢骨关节伤病，同时也是从根本上治愈颈、胸、腰骶椎病和四肢骨关节伤病的一项重要保障。

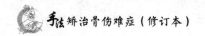

第二十三章　四肢骨关节重伤治疗医案

病例1：朱某，男，55岁，干部，1999年8月就诊。

[主诉] 左小腿下1/3粉碎性骨折，石膏固定5个月，骨不生长。

[现病史] 患者于1999年2月20日在打保龄球时因用力转身，突然感觉左小腿剧烈疼痛，身体向左倾倒，压在左小腿上。被人挽起后见脚的位置被扭转，小腿变形。急送某附属医院，医院诊断为左小腿胫腓骨下1/3粉碎性骨折，并给予闭合手法复位。复查X线片见骨折端复位良好，使用下肢石膏外固定。当日晚6时，患者自觉外踝部剧烈疼痛。托人将笔者请去，经观察确认外踝部石膏干燥后过紧，压迫外踝，当即给予局部开窗松解，外踝部疼痛消失。在家卧床休息1个月后去医院复查，见骨折位置良好，继续用石膏外固定，以后每月一次更换石膏复查，直至5个月仍不见骨生长。该医院又继续石膏固定6周作治疗观察。患者因为左下肢肿痛严重，心房纤颤频繁发作，吃不下饭、睡眠差，全身不良反应加重，服用多种接骨丹、丸药不见效果，托人求笔者治疗。

[既往史] 有长期没参加锻炼、缺钙、骨质疏松史，有双膝关节及颈、腰部疼痛史，有心房纤颤病史。

[个人史] 已婚。

[家族史] 无骨病史。

[检查] 患者神志清，面部表现灰暗色，表情十分痛苦；头颈外观未见异常。胸无畸形，心率110次/分，心律紊乱，心音较弱；双肺未闻及异常。腹部、胃部触按疼痛；肝脾未触及；脊柱、双上肢、右下肢未见明显异常；左下肢从大腿至脚石膏固定，左脚背趾水肿发亮，不能自主活动，疼痛剧烈。去除下肢石膏后见左下肢僵直细变，皮肤灰暗，大小腿部有四处皮肤溃烂流水，查足背动脉可触及搏动，皮肤感觉存在；左髋关节活动受限，有疼痛感。膝踝、脚趾关节僵直，小腿外形尚好。体温37.5℃。

专科情况：左下肢皮肤血液循环障碍，四处皮肤溃烂流水，呈5分硬币大小。左髋关节活动受限、疼痛。膝、踝、趾关节僵直、胀痛。皮肤肌肉粘连，特别是在左小腿骨折端上下，皮肤、肌肉紧紧与骨粘连。肌肉萎缩僵硬。脚背、脚趾水肿发亮，不能自主活动，足背动脉可触及搏动，皮肤感觉尚好。下肢静脉血倒流现象在小腿放低时明显，静脉瓣功能不全，小腿与下肢抬高后静脉回流尚好。

X线检查：左胫腓骨正侧位片见胫腓骨下1/3粉碎性骨折，骨折端对位、对线良好。未见骨痂生长，骨折间隙清楚可见。骨质密度明显减低，右膝关节X线片见髌骨影像模糊不清。

X线透视下做骨折端顺牵和向侧方折动试验，均见骨折处移动，证明骨折端未连接。

[分析]因皮肤肌肉僵化，并与骨紧紧粘连在一起，肌肉无收缩性能，膝、踝、脚趾关节僵直，相对使骨折端稳定，故去除石膏后小腿仍保持在僵直状况。应加枕垫保护，以方便治疗和观察。

心电图检查：心房纤颤。

实验室检查：血糖、尿糖高于正常值。

[诊断]左下肢胫腓骨下1/3骨折不愈合。

[治疗]

（1）中药热疗：以左下肢为主，兼热疗全身，以活血化瘀，排毒消肿，改善局部和全身的血液循环，加速患肢和全身新陈代谢，促使组织良性转化。同时改善心脑供血，增强免疫功能和抗病能力，促进全身骨关节对钙离子的吸收和利用，加速骨折端生长愈合。

（2）内服中药：辨证施治，以活血化瘀、补肾固本、强心壮骨、健脾排毒为主，结合外治，使局部的骨折愈合，促进全身的健康，又以全身的健康带动局部的骨生长，加速患肢修复，完善肢体功能。

（3）手法治疗：分别选用点穴法、理筋法进行治疗，以松解皮肤与肌肉组织的粘连和挛缩，松解肌腱与腱鞘之间的粘连，消除组织和细胞水肿，治疗肿胀和疼痛，解除神经、血管受压损伤，促进血液循环，加强对渗出物的吸收、毒素的排出，防止肢体组织坏变，加速组织自行修复的功能。

（4）指导患者进行肢体自主运动及有益的全身锻炼。如自行站立行走练习法、床上练习法、拄拐练习法，逐渐加大运动量，使身体出汗，排出毒素，减轻心、肝、肾的负担，通利筋骨关节。

经临床治疗，患肢迅速好转，骨折端生长迅速，同时改善了患者精神面貌、心情和胃肠、肝肾功能，加速了患肢和全身康复的时间、进程。

疗效观察：经治疗1个月，X线复查见骨折端骨生长迅速，皮肤、肌肉、血管修复明显改善。关节从开始解除僵直到活动度逐步增加，变化明显而迅速。静脉血倒流现象明显改善。左脚背、脚趾肿胀明显减轻，疼痛缓解。心脏病少有发作，患者精神和心情均获得良好转变。

经治疗2个月，X线复查骨折端生长迅速，骨愈合，左下肢骨密度明显增强。肌力恢复迅速，可以用患肢单腿站立，并可自己行走，全身健康状况恢复良好。心房纤颤没有再发作。出院正常参加工作，同时加强下肢锻炼和自我保健。

[讨论]

（1）小腿血运主要有几个来源，一个来自胫腓骨滋养动脉的终末分支（分布到胫腓骨下端，相当于干骺部）；一个来自胫腓骨下端周围进入的动脉支，这些动脉支主要是胫前、胫后动脉，腓动脉，以及外踝前、内踝前动脉的细小分支，直接由周围韧带、关节囊的附着处穿过骨膜，进入胫腓骨远端，与来自干骺部的终末分支吻合，构成腓胫远端的动脉网。

（2）此例胫腓骨下1/3粉碎性骨折是因为打保龄球，右手送球，用力旋转身体，使身体重量完全落在左下肢时，身体向左侧旋转和重压，身体的冲击力加旋转应力同时作用在左小腿下端，造成胫腓下1/3旋转粉碎性骨折。

（3）骨折后进行闭合性手法复位，X线显示对位良好，大腿石膏外固定。当日石膏固定（外踝部）过紧，早期发现并局部开窗松解。

此例骨折先后经5次复查，每个月1次，从复查X线资料观察，骨质一次比一次疏松，肢体一次比一次退行性变加重。5个月骨不生长，服用钙剂和最好的接骨丹、丸药均无效。该医院处理即再用石膏固定6周观察，而此时患者左下肢和全身情况不好，心房纤颤每日的发作次数增加，患者精神抑郁，心律紊乱，胃肠功能减退，失眠、烦躁、局部肿痛等，均严重影响着患者。

去掉石膏观察，左下肢血运障碍，皮肤溃烂，肌肉、关节退变，脚背、脚趾水肿胀痛严重，说明较长时间的石膏固定对肢体远端骨折除仍有稳定骨折端的作用外，已影响了伤肢的血液循环和组织的正常代谢，造成骨折不愈合，且整个下肢骨质脱钙，X线平片有所显示。

（4）骨折后用药。患者在骨折后5个月中，虽服用了大量的钙剂、接骨药，但因伤肢血液循环受阻碍，不能吸收利用，反而伤胃，影响了消化功能，造成严重的营养失调。同时也影响了钙剂和接骨药的吸收，形成了恶性循环，加重了病情。

（5）骨折后骨不生长、不连接与患肢血运障碍（疼痛、严重肿胀）和全身衰变的关系应深入研究。伤肢局部与全身，是人体生命的统一体，时时刻刻都相互影响，互相作用，局部的伤病必然影响到全身的健康，全身的衰变又必然严重影响伤肢局部正常修复，因此应当观察和研究。

（6）去除石膏外固定。患者治疗当日首先去除石膏外固定的原因：一是认为石膏挤压患肢组织、阻碍血液循环，利少弊多。二是开放患肢，便于观察。三是利于中药局部和全身热疗，利于局部血液循环，利于新陈代谢，利于骨折生长及软组织修复，即以全身带动局部的治疗。四是有利于手法治疗，如点穴（通经络、畅通气血运行）、理筋（理治皮肤、血管、肌肉、腱鞘、骨关节），以舒筋活血，消肿止痛。

　　附：影像学检查资料（图3-23-1、图3-23-2、图3-23-3、图3-23-4）

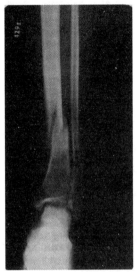

图3-23-1　治疗前，胫腓骨下1/3骨折5个月，X线正位片显示，骨不生长、不连接等情况

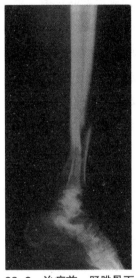

图3-23-2　治疗前，胫腓骨下1/3骨折5个月，X线侧位片显示，骨不连接等情况

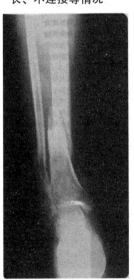

图3-23-3　治疗后，胫腓骨下1/3骨折，X线正位片显示，骨生长和骨质好转情况

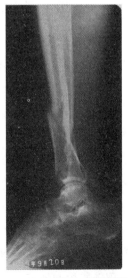

图3-23-4　治疗后，胫腓骨下1/3骨折，X线侧位片显示，骨生长和骨质好转情况

病例2：杨某，男，18岁，北京丰台区某乡村民，1979年9月20日就诊。

[主诉] 左下肢摔伤，股骨上1/3骨折错位45天，疼痛和水肿加重。

[现病史] 1979年9月20日，患者左下肢摔伤后急送某医院，经X线检查诊断为股骨上端骨折重叠错位，决定手术治疗，因患者家属拒绝手术，转北京某大医院，又因家属拒绝手术而回到农村家中，后请江湖游医烧香拜神和用柳枝加药膏治疗，45天后下肢疼痛剧烈、水肿严重，再送北京治疗。经医院检查，决定行下肢截肢手术。为保住家中唯一男孩的腿，经介绍找本人求治。

[既往史] 无急慢性传染病史。

[个人史] 未婚。

[家族史] 无特殊病史。

[检查] 患者仰卧于木板上，神志清，痛苦面容。头颈部、胸腹部、双上肢、右下肢未见异常，心率每分钟85次。左侧大腿明显变粗且短，下肢皮肤暗紫，水肿从上至下逐渐加重。左脚背动脉搏动较弱，皮肤感觉迟钝。

专科情况：左大腿粗短，股骨骨折端上下移动明显，疼痛剧烈，左下肢至脚趾严重肿胀，血循环障碍。

X线检查：平片显示股骨上1/3骨折重叠，不连接。

[诊断] 左股骨上1/3骨折错位，不连接。

[治疗] 局麻，手术切开，特制不锈钢板内固定，手术顺利。

术后送回病房，在床上和床下主动活动左下肢，并在当日扶拐下地，缓慢练习行走。左下肢血液循环迅速改善，下肢水肿和胀痛逐日明显减轻。3周后肿胀基本消失，4周后完全丢掉拐杖做行走锻炼。出院。

出院后20年，X线复查左下肢股骨内固定钢板稳定，患者不同意取出钢板。左下肢功能正常，不影响患者所从事的拳术运动。行走正常，参加重体力劳动不受影响。

[讨论] 观察患者患肢，脚背动脉搏动可触及，说明血液循环没有完全阻断。虽患肢疼痛、水肿严重，但因年轻，下肢神经支配存在，心肺功能较好，只要能利用有效的内固定，手术后加强功能锻炼，仍可挽救患肢。故决定急诊手术治疗，术后当日即开始进行安全有效的锻炼，使患者迅速康复。

病例3：孙某，男，63岁，山东人，某政府部门干部，1986年11月就诊。

[主诉] 左肩被人强制性扭打受伤，局部疼痛，不能活动18年。

[现病史] 患者于20世纪60年代数次被人强扭双臂极度向后，即挨打致伤，又较长时间居住在潮湿寒冷的地方，使肩部疼痛不断加重。曾到多家医院求治，虽当时疼痛有所减轻，但因未解决根本问题，肩部仍疼痛、不能活动，长期保持在屈曲位（前臂抱于胸前），且日益加重，自感痛苦不堪，致心脏病发作并加重，生活不能自理。

[**既往史**] 从少年起一直练习太极拳。伤后出现冠心病、气管炎。

[**个人史**] 已婚，爱人、孩子健康。

[**家族史**] 无特殊病史。

[**检查**] 患者神志清，能自诉病情，痛苦面容。心理素质较好，求治愿望高。头部五官端正，颈部未见明显异常，胸外形正常。心律不齐，每分钟78次，呼吸每分钟24次，血压140/92mmHg。呼吸音粗，有少量干鸣音。腹部平坦、软，肝脾未触及，肠鸣音正常。脊柱、双下肢未见明显异常。左肩部三角肌、胸大肌、冈上下肌、大小圆肌、背阔肌明显萎缩，触及炎症反应，肌张力增大，肌纤维弹性差，有僵化表现。肱二头长短肌腱部肿胀，触及硬条索样改变，触痛敏感。肩关节活动度为零，肱二头肌、肱三头肌明显萎缩，左肘关节周围触压痛明显，左肘屈曲在90°位，强制性活动100°，不能内外旋转。左腕指关节活动受限，但可自主活动。握力左手＜右手。右肩部疼痛但较轻，前屈60°，后伸20°，外展60°，上举110°，内旋40°，外旋40°。右肩与上臂肌肉弹性尚可。双上肢感觉和血运正常。

X线检查：平片显示左肩、肘骨性结构正常，骨质密度低，有明显骨质疏松改变。

实验室检查：血沉、血常规、尿常规正常。

心电图检查：冠心病。

[**诊断**]

（1）左肩外伤性功能障碍。

（2）左肩周软组织退行性变。

（3）左肘关节软组织损伤。

[**治疗**]

（1）中药外用热疗法：选用活血化瘀、消炎止痛中药，以左肩肘部为中心热疗，以促进血液循环，加速组织的新陈代谢。辅助手法矫治肩肘关节。内服治疗冠心病药物。

（2）理筋法：理治肩部周围肌肉、肌腱，治理炎性肿胀与粘连。

（3）点穴法：疏通经络，以手三阳、手三阴经为主循经点治，以促进组织气血运行，活络止痛。辅助手法矫治。

（4）手法矫治法：患者仰卧位（因为患者伤情较重，又有冠心病，为防止因疼痛刺激出现休克或心脑血管意外而采用此体位），背部加10cm高软垫。嘱患者放松。在治疗中注意观察患者的面部表情，保持与患者对话，根据患者的承受能力和适应情况，随时调整矫治手法力度。原则是逐渐松解，逐渐加大肩关节活动度。分次分量解除胸大肌和大、小圆肌及背阔肌的严重粘连，解除对肩臂的制约。治疗6次共18天，肩、肘活动到位，疼痛消失，双肩与上肢功能恢复。

[复查]

（1）X线平片，未见骨性异常。

（2）双肩、双肘、双腕、双手活动自由，功能正常。临床治愈。

[小结] 此例是以左肩外伤所致凝结肩为主的伤病，为陈旧性外伤。患者年老，有冠心病和气管炎。以往治疗只能暂时缓解疼痛，没能使其康复，原因较多，不再赘述。

笔者治疗采用局部与整体兼治，临床治疗与患者主动锻炼相结合，中药热敷和内服药并用，兼治并发症，活血化瘀，消肿止痛，为手法矫治创造条件。在有利于患者全面康复的前提下，治疗急慢性外伤所致躯体脊柱与四肢关节功能障碍。运用理筋法、点穴法辅助治疗，进一步活血化瘀、消除炎症、去除粘连。

病例4：何某，女，64岁，海南人，2001年11月就诊。

[主诉] 双膝关节不能屈，疼痛加重3年。

[现病史] 患者从未参加过体力劳动，很少参加体育活动。50岁以后出现以双膝为主的下肢疼痛，双踝部、髋部疼痛较轻，活动受限。近年来加重，白天黑夜双膝均疼痛肿胀，不敢活动，时轻时重。先后经多家医院按摩、理疗、外敷中药膏治疗，症状虽可临时减轻，但日后复又加重。行走极为困难，上下楼要请人背着，生活自理困难。患者想治好，但又特别怕痛。

[既往史] 有冠心病、糖尿病史。

[个人史] 已婚，爱人、孩子健康。

[家族史] 父母有膝关节疼痛史。

[检查] 患者神清，体胖，五官端正，自诉一般情况较差。站立困难，行走如鸭步。面部两眼周围皮肤暗紫，血压偏低（110/70mmHg），说话时气喘。头颈胸部未见异常。心率76次/分，律齐。呼吸24次/分，双肺呼吸音粗，可闻及少量干湿啰音。腹部较大，腹壁柔软，肝脾未触及。脊柱未见明显异常。右肩关节活动疼痛，检查肩关节后伸10°，外展上举95°，明显受限。右肩周肌肉广泛触痛，肱二头长短肌腱部肿胀粘连。双髋关节屈曲90°，明显受限，强制屈曲和内外展，疼痛但不严重。双膝关节僵直，周围肿胀。股四头肌、股二头肌、半腱肌、股薄肌、腘肌、腓肠肌明显萎缩，弹性较差，触痛。髌骨固定，上下左右活动功能丧失。双踝关节疼痛，左右脚背屈15°，跖屈20°，内外翻各约10°。四肢感觉和血运正常。病理检查阴性。

X线检查：膝关节间隙窄变，髌骨上下缘骨性增生。股骨、胫骨、髌骨骨质密度减低，呈骨质疏松表现。

实验室检查：血沉正常，血常规、尿常规正常。

［**诊断**］双膝关节骨性关节炎。

［**治疗**］

（1）中药治疗法：中药内外治相结合，活血化瘀，消炎止痛，疏肝理气，补肾健脾。外治用专用热疗床，以双膝部为主，兼热疗全身，以促进局部和全身血液循环，增强新陈代谢，排出毒素，改善血液黏稠度，改善血管壁弹性，增强免疫力。

（2）理筋法：理治以双膝关节周围为主的肌肉、韧带等组织，和肩部、双髋、双踝及脚趾各关节与周围软组织。

（3）点穴法：以十二经顺经点穴为主，可疏通经络，消肿止痛，促进气血运行。

（4）手法矫治法：在上述辅助治疗下行手法矫治，每3日1次，以使组织消炎、自行修复。手法矫治以松解双膝关节与双髌周围为主，兼治疗四肢有关部位，并促使患者自己锻炼，逐步加大全身运动量。经6次手法矫治，双膝关节屈曲到位，疼痛消失，可自行上下三层楼梯，生活自理，全身轻松。

［**复查**］

（1）X线检查：双膝关节间隙增宽。

（2）双膝关节、髋关节、踝关节、肩关节活动自如，自己进行练习活动自由有力。生活无障碍，可参加体育锻炼。

（3）心脏状况有明显改善，并有了生活的勇气。获得临床治愈。

病例5：刘淑琴，女，24岁，农民，河北廊坊人，1986年12月就诊。

［**主诉**］右膝部跪地摔伤，肿痛1周。

［**现病史**］1986年12月，患者来昆明探亲，在上楼梯时不慎跪倒在水泥台阶上。伤后右膝肿痛，急送昆明市某医院。经检查，以右髌骨粉碎性骨折收入住院，决定手术治疗，后因患者不愿手术而出院。

［**既往史**］无急慢性传染病史。

［**个人史**］未婚。

［**家族史**］无特殊病史。

［**检查**］患者神清，自诉病情。望诊：头颈部未见异常，胸无畸形，心肺、腹部、脊柱与双上肢、左下肢未见异常。右下肢膝部肿胀明显，触痛，膝关节不敢屈伸。活动右下肢，皮肤感觉和血运正常。

专科情况：右下肢膝关节前部摔伤，髌骨前部肿痛，右膝活动受限。

X线检查：右膝关节正侧位片显示右侧髌骨粉碎性骨折，并见骨块移位。

［**诊断**］

（1）右膝髌骨粉碎性骨折。

（2）右膝髌骨前部皮肤外伤。

[治疗]患者仰卧。医生一手掌以掌心对准髌骨中心位，拇指与四指分别握住髌骨内外侧缘；另一手握住患者小腿下端，缓缓屈曲患膝关节，双手配合，在膝关节屈曲至100°时，按手随着髌腱与股四头肌的缓缓牵拉灵活按压整复，手感碎骨移动复位，同时发出"嘎叭叭"响声，直到髌骨再无移动表现，即已复位。保持其位置，用脱脂棉和纱布包扎，前后石膏托固定。患者自觉伤部疼痛明显减轻。嘱患者卧床休息并做脚趾伸屈活动，以防止趾关节粘连或肿胀，减轻下肢肌肉萎缩。

4周后去除石膏外固定，见髌骨部皮肤愈合良好。复查膝关节X线片，见髌骨对位和生长均良好，髌骨内面平整，达到解剖平面水平。

[处理]①热水洗浴，促进局部血运，活血化瘀，消炎止痛。②下地行走锻炼。1周后，患者右下肢膝关节屈伸活动到位，疼痛消失，功能正常。

临床确定为高标准治愈。

[讨论]对此例髌骨粉碎性骨折，选择手术治疗本身无可指责。但钢针平行穿髌骨内固定，从实际临床观察，要求技术性较高。从部分髌骨粉碎骨折错位处连接，造成髌骨内面台阶样改变者不少，而且一旦发生，即会影响髌骨和膝关节屈伸，后果往往严重。关于对治疗方法的认可和选择有争议是正常的，也是负责任的。在此提出，作为对治疗方法的研究和探讨，仅供参考。

病例6：向某，男，20岁，北京市丰台区长辛店某乡村民，1980年4月就诊。

[主诉]右肘部摔伤，屈曲畸形，疼痛一年半。

[现病史]患者在一次马车翻车中右手扶地，摔伤肘部。伤后局部肿痛逐渐加重，肘不能伸，但未去医院治疗。后疼痛虽慢慢消失，但因肘不能伸直，功能受限，影响劳动，遂来就诊。

[既往史]无传染病史。

[个人史]健康。

[家族史]无骨病史。

[检查]患者神志清，自诉病情。

望诊：头、颈、胸、腹未见异常。脊柱、左上肢、双下肢未见异常。右上肢肩、腕、指未见异常。右肘屈曲90°位，前臂旋前位固定变形，肘关节不能伸屈。前臂至手血运、感觉良好，手腕、手指活动灵活、功能正常。

X线检查：右肘关节正侧位片，见肘关节肱骨外上髁骨折，但已愈合，桡骨头移位旋转。

[诊断]右肘关节陈旧性骨折。

[治疗]手术切除桡骨小头，适当松解关节粘连，术后用自行悬吊式牵引拉伸屈肘肌。手术在臂丛神经麻醉下进行，常规消毒、铺单，上气囊止血带，取肘外侧切口

进入。见桡骨头移位并旋前，用线锯将桡骨小头切除，用骨锉修好残端，并适当松解粘连。检查肘关节可屈伸，但因屈肘肌短缩而活动受限。手术缝合，包扎，去止血带。

术后10天拆线，切口一期愈合。2周后让患者用右手提沙袋自然摆动，牵拉肘关节屈肘肌，目的是使肘关节逐渐直伸。经3周牵引，明显好转。嘱其继续牵引治疗。但因患者着急，即到北京某按摩诊所请人按摩。3个月后因上臂、前臂疼痛逐渐加重，肘关节不能屈伸活动，又来我处就诊。

触诊检查：上臂和前臂肌肉硬如骨，失去收缩功能。

X线片复查：上臂、前臂肌肉骨化严重。

带患者去某大医院检查，该院专家指出，此类肌肉骨化症早在20世纪50年代教科书上就有描述（注明肌肉可被按摩成骨化肌炎），表示很遗憾；同时指出手术做得很好，但可惜白做了，是患者自己不懂医学原理造成的。真可惜了！此作为典型病理，以供参考。

病例7：赵某，男，58岁，兰州市工人，1998年5月12日就诊。

[**主诉**] 右脚剧烈疼痛30多年，红肿加重1年。

[**现病史**] 患者30多年前做工时无原因（无外伤和感染）右脚疼痛，不肿不红。后疼痛逐渐加重，呈游走性，不能站立和行走。夜间加重，每每痛醒，用止痛药无效，曾想到自尽以了却痛苦。后发现脚背红肿发烫，医院给予静脉输注大量抗生素治疗，但效果不明显。换医院输地塞米松，疼痛减轻，但几天后又发作，疼痛同前。后改泼尼松（强的松）10mg，每日3次，口服多年，出现面部改变。后换医院诊断为脚外侧骨关节病，行手术切除跟骨与骰骨关节，做关节融合。术后无效，又换医院检查，认为是腰椎间盘脱出引起神经根性脚痛，手术切除$L_{4\sim5}$椎间盘，术后仍脚痛如前。又用中药泡脚，并外敷中药，但因皮肤过敏而停止治疗，改用手法按摩治疗，仍无效。又行脚周封闭治疗，仍觉无效，特来北京某大医院就诊，诊断为白塞病，并用酚麻美敏（泰诺）、硫唑嘌呤、双氯芬酸钠/米索前列醇（奥斯克）、阿仑膦酸钠（福善美）等药物治疗几周仍不见效，出院。脚部疼痛24小时不定时发作。

[**既往史**] 无其他伤病史。

[**个人史**] 已婚。

[**家族史**] 无此类似病史。

[**检查**] 患者神清，面部灰暗，满月脸，表情痛苦。颈部未见异常，胸无畸形。心肺未闻及明显异常。腹部未见异常。脊柱腰部、右脚有手术瘢痕。脚背外侧皮肤肿胀、发红，触之发烫。脚底部肿胀、触压痛广泛、明显，并有积液和捻雪样炎性表现。四肢除右脚外，右下肢肌肉明显萎缩，其他均未见异常。体温37℃，巴宾斯基征

阴性。

专科情况：右脚外侧有手术瘢痕，脚部上外侧皮肤红肿发热。体温正常。脚底部足底方肌、小趾展肌、小趾短屈肌、蹞收肌横头，骨间足底肌、蹞收肌、蹞展肌、蚓状肌、趾短屈肌、足底腱膜，以及跖趾关节部均有明显肿胀和触按痛。屈趾肌腱有明显积液；五趾端无明显变异。趾关节活动度尚可。

X线检查：见跟骰关节被切除部分骨融合。其余骨关节除有骨质疏松外，未见明显异常。

[**诊断**] 右脚部淋巴管炎。右脚组织炎性肿痛。

[**治疗**] 停用泼尼松、止痛药、安眠药及治疗白塞病的所有药物。

（1）用抗生素——青霉素治疗淋巴管炎。

（2）中药热浴脚部。

（3）分先主后次按部位局部封闭，加手法理治。

（4）让患者以右脚为主踩地、行走、跑步锻炼。经1个月分次分部位治疗，右脚肿胀明显消除，脚痛逐渐减轻，夜间疼痛消失。虽行走时脚还有疼痛感，但不受影响，右脚功能恢复，临床治愈。

参考文献

［1］潘之清.实用脊柱病学［M］.济南：山东科学技术出版社，1996.

［2］沈阳医学院.人体解剖图谱［M］.上海：上海人民出版社，1973.

［3］黄帝内经素问［M］.北京：人民卫生出版社，1994.

［4］陈新谦，金有豫.新编药物学［M］.北京：人民卫生出版社，2001.

［5］王亦璁.骨与关节损伤［M］.北京：人民卫生出版社，2001.